細胞の基本構造と機能	1
個体調節機構とホメオスタシス	2
神経による情報伝達	3
筋肉の構造と機能	4
神経系の構造と機能	5
感覚の生理学と感覚器	6
腎尿路系（体液・電解質バランスを含む）	7
内分泌・代謝	8
消化器と栄養	9
循環器系	10
呼吸器系	11
血液・造血器・リンパ系	12
胎児・新生児・乳児の生理学	13
加齢と老化の生理学	14
体温調節とエネルギー代謝	15
生体とリズム	16

Core Curriculum

コアカリ 生理学

藤井　聡
山形大学医学部教授

山崎良彦
山形大学医学部准教授

………… 著

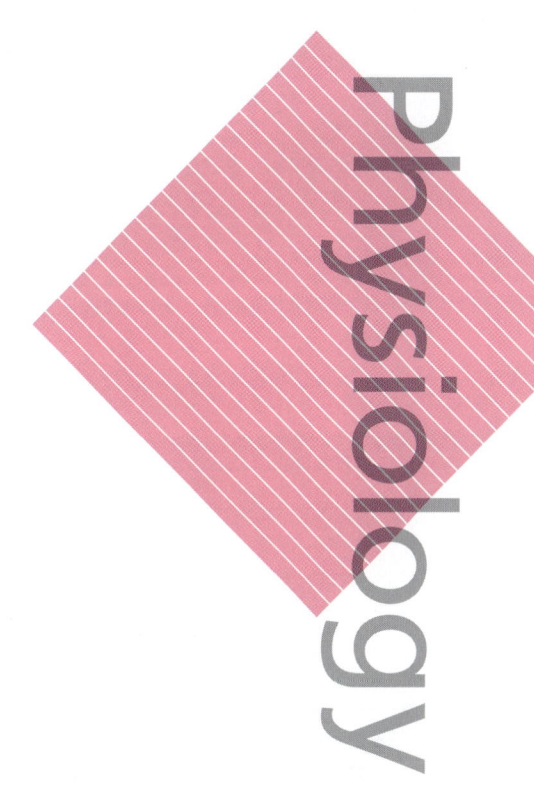

医学評論社

＊正誤情報，発行後の法令改正，最新統計，診療ガイドライン関連の情報につきましては，弊社ウェブサイト（http://www.igakuhyoronsha.co.jp/）にてお知らせいたします。

＊本書の内容の一部あるいは全部を，無断で（複写機などいかなる方法によっても）複写・複製・転載すると，著作権および出版権侵害となることがありますので，ご注意ください。

序文にかえて

　私は学生時代には生理学が全くわかりませんでした。医学部専門課程に進んだ直後は，先輩達が白衣のポケットに聴診器を入れながら楽しそうに専門用語を交えて会話しているのをみて，密かに胸を高鳴らせながら生理学の講義に出席しました。しかし，講義内容がさっぱりわからず，すぐにドロップアウトしてしまいました。学年末に受けた試験は当然のごとく落第しました。以来，年1回行われる追試を受けて3回目に合格し，やっとの思いで卒業しました。追試に受かった時にこれで生理学とは生涯縁が切れると思うと本当に嬉しかったのを覚えています。さて，そんな私が卒業後10年間ほど臨床医として働いた後に再び生理学に縁ができ，山形大学で神経生理学を研究し始めました。

　それからしばらくして「医学教育モデル・コア・カリキュラム」が導入されました。コアカリキュラムでは，各器官および臓器別に必須知識の獲得と理解を「一般目標」とし，その具体的な学習内容を「到達目標」にあげています。多くの大学で医学教育が，コアカリキュラムに沿い器官・臓器別の講義・実習に再編されました。したがって，生理学でも，基礎医学教育終了後に行われる臨床教育を念頭に入れ，臓器・組織の正常機能の知識を満遍なく学生に講義する必要が生じました。これは，いままで研究の延長線上に存在していた日本の生理学教育の大転換点であったように思われます。

　本書では，細胞生理学に始まる各器官・臓器の正常機能について，コアカリキュラムの要求に沿い，各章の「チェック項目」に記載しました。そして，各章に「C point」を設け演習問題を解くことで，コアカリキュラム上必要な生理学知識を整理し，さらに臨床医学にも通じる知識を獲得できるようにしました。生理学の勉強が済んでいる場合は，演習問題を解くだけでも良いでしょう。また，皆さんが学ぶ「医学」は，耳学問という側面があります。何かの足しにと思い，関連する雑学的な知識を「Memo」として加えることにしました。

　学生時代，生理学が不得意だった私の経験からも，本書を読み，問題を解くうちに，コアカリキュラムが要求する生理学的知識が整理されてゆくのではないか，と期待しています。

　本小著は，私と准教授の山崎良彦博士とで執筆したものですが，そのすべての不手際と基本的事実の理解不足は，私達の至らなさのためです。皆様方のご指摘があれば今後改訂していきたいと思います。とくに，「C point」は医師国家試験の問題もとり入れましたが，必要に応じて今後追加・改訂したいと思っています。ただし，本書はあくまで「要点」を概説するためのものであり，複雑な生命現象を詳細かつ完全に解説したものではありません。日ごろの学習には国内外の標準的な教科書が必要であることは言うまでもありません。

　最後に，小著を執筆するに当たって医学評論社編集部の忍耐強いご援助がありましたことにお礼申し上げます。

2008年7月　月山を望みながら

山形大学医学部 生理学講座　藤井　聡

目 次

1. 細胞の基本構造と機能　　1
1) 細胞膜の構造と機能を説明できる ………………………… 1
2) 細胞内液・外液のイオン組成，静止膜電位が説明できる ………… 1
3) 膜のイオンチャネル，ポンプ，受容体と酵素の機能を説明できる ………… 1
4) 細胞膜を介する物質の能動・受動輸送過程を説明できる ………… 2
5) 細胞膜を介する分泌と吸収の過程を説明できる ………… 2
6) 細胞内輸送システムについて説明できる ………… 2

演習篇　C point
1.1　細胞膜の構造と機能　3
1.2　細胞内液・外液のイオン組成，浸透圧と静止膜電位　5
1.3　体液の浸透圧について　7
1.4　静止膜電位　7
1.5　細胞膜を介する分泌と吸収の過程　9
1.6　膜のイオンチャネル，ポンプ，受容体と酵素の機能　10

> **Memo**
> 膜の担体とイオンチャネル　4／　二次性能動輸送　11

2. 個体調節機構とホメオスタシス　　14
1) 情報伝達の種類と機能を説明できる ………… 14
2) 受容体による情報伝達の機序を説明できる ………… 14
3) 細胞内シグナル伝達過程を説明できる ………… 15
4) 生体内におけるカルシウムイオンの多彩な役割を説明できる ………… 15

演習篇　C point
2.1　情報伝達の基本　16
2.2　情報伝達の種類と機能　17
2.3　受容体による情報伝達の機序と細胞内シグナル伝達　18
2.4　神経伝達物質およびホルモン受容体の種類について　20
2.5　細胞内におけるカルシウムイオンの役割　22

> **Memo**
> Gタンパク質（GTP結合タンパク質）共役型受容体　21

3. 神経による情報伝達　　23
1) 神経組織の微細構造を説明できる ………… 23
2) 活動電位の発生を説明できる ………… 24
3) 活動電位の伝導を説明できる ………… 24

4) シナプス（神経・筋接合部を含む）の形態とシナプス伝達の機能（興奮性，抑制性）と可塑性を説明できる ……………………………………………………………………………… 25
5) 軸索輸送，軸索の変性と再生を説明できる ……………………………………………………… 27
6) 反射（弓）を説明できる，脊髄反射（伸張反射，屈筋反射）と筋の相反神経支配を説明できる …………………………………………………………………………………………… 27

演習篇　C point
- 3.1　神経組織の微細構造　*29*
- 3.2　活動電位の発生機構　*30*
- 3.3　活動電位の伝導　*30*
- 3.4　シナプスの形態と機能　*31*
- 3.5　脊髄反射について　*35*

> **Memo**
> ギラン・バレー症候群　*31*／　シナプス可塑性　*33*／　神経伝達物質の開口放出とボツリヌス毒素　*34*

4. 筋肉の構造と機能　　37
筋組織について，骨格筋，心筋，平滑筋の構造と機能を対比して説明できる　　37

演習篇　C point
- 4.1　骨格筋の構造　*41*
- 4.2　骨格筋の収縮と神経筋接合部　*42*
- 4.3　筋収縮機構　*45*

> **Memo**
> 神経筋接合部アセチルコリン受容体の阻害と筋弛緩　*44*

5. 神経系の構造と機能　　46
1) 中枢神経系と末梢神経の構成を概説できる ……………………………………………………… 46
2) 脊髄の構造・機能局在と伝導路について ………………………………………………………… 48
3) 脳幹と脳神経 ………………………………………………………………………………………… 49
4) 小脳の機能と構造 …………………………………………………………………………………… 54
5) 視床・大脳基底核の構造と機能 …………………………………………………………………… 57
6) 視床下部の構造と機能 ……………………………………………………………………………… 59
7) 大脳皮質の構造と機能 ……………………………………………………………………………… 60

演習篇　C point
- 5.1　脳神経　*68*
- 5.2　自律神経系の活動　*69*
- 5.3　脊髄損傷と自律神経　*70*
- 5.4　脊髄障害による一般症状（1）　*71*
- 5.5　脊髄障害による一般症状（2）　*72*
- 5.6　脊髄障害による一般症状（3）　*74*
- 5.7　脳幹機能と神経核　*75*
- 5.8　脳幹機能とその障害（1）　*78*
- 5.9　脳幹機能とその障害（2）　*78*
- 5.10　脳幹機能と意識障害　*79*
- 5.11　小脳の構造と機能　*80*
- 5.12　小脳の機能と障害　*81*
- 5.13　大脳基底核と錐体外路症状　*82*
- 5.14　大脳基底核の病変と不随意運動　*83*
- 5.15　パーキンソン病　*84*
- 5.16　大脳皮質の機能局在　*85*
- 5.17　植物状態　*86*
- 5.18　植物状態と脳死　*87*

> **Memo**
> 意識障害と脳血流　66／　小児における意識障害の定量的評価法　67／　ロンベルグ徴候　75／
> パーキンソン病の治療薬　85

6. 感覚の生理学と感覚器　89
1) 視覚情報の受容の仕組みと伝導路を説明できる　……………………………………………………　89
2) 聴覚・平衡覚器官の構造と機能について　……………………………………………………………　92
3) 嗅覚と味覚の受容機序と伝導路を概説できる　………………………………………………………　97
4) 表在感覚と深部感覚の受容機序と伝導路を説明できる　……………………………………………　100

演習篇　C point
6.1　眼球の構造と視覚情報の受容　104
6.2　視神経回路　104
6.3　聴覚伝導路について　106
6.4　聴覚伝導路と聴力検査　106
6.5　味覚検査　110
6.6　表在感覚と受容器　111

> **Memo**
> 騒音性難聴とヘッドフォン　96

7. 腎尿路系（体液・電解質バランスを含む）　112
1) 体液の量と組成・浸透圧を小児と成人を区別して説明できる　……………………………………　112
2) 腎尿路系の位置・形態と血管分布・神経支配を説明できる　………………………………………　112
3) 腎の機能の全体像やネフロン各部の構造と機能を概説できる　……………………………………　114
4) 腎糸球体におけるろ過の機序を説明できる　…………………………………………………………　115
5) 尿細管各部における再吸収・分泌機構と尿の濃縮過程が説明できる　……………………………　115
6) 水電解質・酸塩基平衡の調節機構を概説できる　……………………………………………………　115
7) 腎に作用するホルモン・血管作動性物質の作用を説明できる　……………………………………　118
8) 蓄排尿の機序を説明できる　……………………………………………………………………………　118

演習篇　C point
7.1　腎臓の解剖学　120
7.2　腎に作用するホルモン・血管作動性物質　121
7.3　腎機能の評価法　122
7.4　ネフロンの機能（1）　122
7.5　ネフロンの機能（2）　124
7.6　ネフロンの機能（3）　125
7.7　アルドステロンと腎臓　125
7.8　腎臓と電解質・酸塩基平衡　126
7.9　活性型ビタミンD　128

> **Memo**
> 腎臓における血液浸透圧の調節　119

8. 内分泌・代謝　129
1) ホルモンを構造から分類し作用機序を説明できる　…………………………………………………　129
2) ホルモンの分泌調節機構を概説できる　………………………………………………………………　132
3) 各内分泌器官の位置を図示し、そこから分泌されるホルモンを列挙できる　……………………　133

4) 視床下部・下垂体ホルモンの名称，作用と相互関係を説明できる ………………………… *134*
　5) 甲状腺と副甲状腺（上皮小体）から分泌されるホルモンの作用と分泌調節機構を説明できる… *136*
　6) 副腎の構造と分泌されるホルモンの作用と分泌調節機構を説明できる …………………… *137*
　7) 膵島から分泌されるホルモンの作用を説明できる ……………………………………… *139*
　8) 男性ホルモン・女性ホルモンの合成・代謝経路と作用を説明できる ……………………… *141*
　9) 妊娠と分娩 …………………………………………………………………………… *145*

　演習篇　C point
　　8.1　下垂体前葉機能　*148*　　　　　　 8.6　副腎髄質ホルモン　*154*
　　8.2　甲状腺ホルモン　*149*　　　　　　 8.7　血糖値と内分泌　*156*
　　8.3　女性の月経周期　*151*　　　　　　 8.8　カルシウムの濃度調節とホルモンについて
　　8.4　ホルモンと乳房　*152*　　　　　　　　　*157*
　　8.5　性ホルモンと思春期発来　*153*　　 8.9　骨粗鬆症　*158*

　Memo
　　高プロラクチン血症　149／　甲状腺ホルモン代謝活性と補充療法　150／　血漿カルシウム値の補正　157

9. 消化器と栄養　*159*
　1) 口腔・咽頭・食道における消化（消化管運動の仕組みを説明できる） …………………… *159*
　2) 胃における消化 ……………………………………………………………………… *160*
　3) 小腸における消化と吸収 ……………………………………………………………… *162*
　4) 大腸における消化と吸収 ……………………………………………………………… *166*
　5) 肝臓の構造と機能 …………………………………………………………………… *167*

　演習篇　C point
　　9.1　胃酸分泌促進因子　*171*　　　　　 9.6　胆汁分泌と胆嚢　*174*
　　9.2　胃酸分泌とヒスタミン受容体　*171*　9.7　小腸と大腸　*175*
　　9.3　消化管ホルモン　*172*　　　　　　 9.8　肝臓とオルニチン回路　*176*
　　9.4　消化酵素　*173*　　　　　　　　　 9.9　ビタミンB群　*177*
　　9.5　胃の消化運動と消化液　*174*

　Memo
　　胃酸分泌機序と抗潰瘍薬　161／　胆嚢の機能　164／　腸管免疫　167／　コレステロールの代謝　168／
　　高コレステロール血症と食事療法　169／　高脂血症の分類　170

10. 循環器系　*179*
　1) 心臓の構造と分布する血管・神経を説明できる …………………………………………… *179*
　2) 心筋細胞の微細構造と機能を説明できる ………………………………………………… *180*
　3) 心筋細胞の電気現象と心筋の興奮伝導系を説明できる，興奮収縮連関を概説できる ……… *180*
　4) 心周期に伴う血行動態を説明できる，心機能曲線と心拍出量の調節機序を説明できる …… *183*
　5) 血圧調節の機序を説明できる ………………………………………………………… *185*
　6) 毛細血管における物質・水分交換を説明できる ………………………………………… *187*
　7) 胸管を経由するリンパの流れを概説できる ……………………………………………… *189*
　8) 主な臓器（脳，心，肺）の循環調節を概説できる ………………………………………… *189*

演習篇　C point
- 10.1　心筋の電気的特性　*193*
- 10.2　心電図　*194*
- 10.3　心音　*194*
- 10.4　心周期　*195*
- 10.5　フランク-スターリングの法則　*196*
- 10.6　末梢血管　*196*
- 10.7　血液循環と静脈還流　*197*
- 10.8　体液量調節　*198*
- 10.9　特殊循環系　*199*
- 10.10　高カリウム血症と心停止　*199*

> **Memo**
> 血管各部位の血圧とその変化　186／　平均血圧とは？　187／　高カリウム血症と緊急処置　190／
> 正常血圧値について　191／　高血圧について　192／　低血糖障害の進行　200

11. 呼吸器系　　*201*
1) 呼吸器の構造の概略 …………………………………………………… *201*
2) 呼吸筋と呼吸運動の機序を説明できる ……………………………… *201*
3) 肺気量と肺・胸郭系の圧・容量関係（コンプライアンス）を説明できる …… *203*
4) 肺胞におけるガス交換と血流量の関係を説明できる ……………… *204*
5) 肺の換気（換気血流比）が血液ガスに及ぼす影響を説明できる …… *204*
6) 呼吸中枢を介する呼吸調節の機序を説明できる …………………… *205*
7) 血液による酸素と二酸化炭素の運搬の仕組みを説明できる ……… *207*

演習篇　C point
- 11.1　呼吸筋　*210*
- 11.2　肺コンプライアンス　*210*
- 11.3　肺サーファクタント　*211*
- 11.4　肺気量と呼吸曲線　*212*
- 11.5　呼吸機能　*212*
- 11.6　肺循環系と換気血流比　*213*
- 11.7　呼吸リズムについて　*214*
- 11.8　血液による酸素と二酸化炭素の運搬と高所順応　*215*

> **Memo**
> 換気機能障害の分類　203／　脳血流代謝カップリング　207／　酸素欠乏症　209　／高度症　209／
> 高山病　216

12. 血液・造血器・リンパ系　　*217*
1) 赤血球とヘモグロビンの構造と機能を説明できる …………………… *218*
2) 白血球の種類と機能を説明できる ……………………………………… *219*
3) 血小板の機能と止血や凝固・線溶の機序を説明できる ……………… *221*
4) 血液型 ……………………………………………………………………… *223*

演習篇　C point
- 12.1　血液細胞の産生　*226*
- 12.2　腎不全と貧血　*226*
- 12.3　白血球およびリンパ球の機能　*228*
- 12.4　免疫グロブリン　*229*
- 12.5　血小板凝集阻害薬の作用機序　*231*
- 12.6　ABO式血液型　*233*
- 12.7　血液型適合検査　*233*

目次 ix

> **Memo**
> 薬物と血液凝固　222／　血液型の分布　224／　血液型と性格　225／　貧血の分類　225／
> エリスロポエチンとドーピング　227

13. 胎児・新生児・乳児の生理学　235
1) 胎児循環の特殊性 …………………………………………………………………………… 235
2) 胎児呼吸器系の発達 ………………………………………………………………………… 237
3) 出生時の心血管系の変化（娩出に伴う側副血行路の閉鎖） …………………………… 238
4) 新生児の生理機能 …………………………………………………………………………… 238

演習篇　C point
13.1　胎児循環の特殊性　240　　　　　　13.5　母乳について　243
13.2　動脈管　240　　　　　　　　　　　13.6　小児期の体液調節機能　244
13.3　新生児の呼吸　241　　　　　　　　13.7　成長期の生理学と骨年齢　245
13.4　小児の生理機能　242　　　　　　　13.8　骨年齢　246

> **Memo**
> 乳幼児突然死症候群　239

14. 加齢と老化の生理学　247
加齢に伴う臓器の構造と機能の変化を説明できる　247

演習篇　C point
14.1　加齢および老化　249　　　　　　　14.2　加齢による呼吸・循環系の変化　249

15. 体温調節とエネルギー代謝　251
1) 熱産生と仕事 ………………………………………………………………………………… 251
2) 体温の平衡 …………………………………………………………………………………… 253
3) 末梢温度受容器による温度情報処理 ……………………………………………………… 255
4) 中枢温度受容器と体温調節 ………………………………………………………………… 255
5) 発　熱 ………………………………………………………………………………………… 256
6) 体温調節障害 ………………………………………………………………………………… 257

演習篇　C point
15.1　熱産生　259　　　　　　　　　　　15.3　体温調節中枢と機能喪失　260
15.2　熱放散　259

> **Memo**
> 汗腺の発達と環境　254／　汗腺の分布と発汗の種類　254／　高温障害　258

16. 生体とリズム　261
1) 概日周期の細胞メカニズム（視交叉上核ニューロン） ………………………………… 261

2) 概日周期と光受容機構 ………………………………………………………… *262*
3) 睡眠について ……………………………………………………………………… *263*
4) 睡眠覚醒リズム …………………………………………………………………… *264*

演習篇　C point
　　16.1　概日周期と内分泌　*268*　　　　　　16.2　睡眠リズム　*269*

> **Memo**
> 睡眠障害について　265／　交替性勤務と睡眠障害　266／　睡眠障害と睡眠薬　266／
> 寝酒は不眠に効果的か？　267

■　索引　*271*

1. 細胞の基本構造と機能

> 一般目標：細胞の微細構造と機能を理解する

この章では細胞の微細構造と機能にはどのような関連があるかを概説する。CBTでは細胞膜の構造と機能に関する知識が要求される。とくに、細胞膜を挟んだ物質移動のメカニズムに関しては、詳細な生物学的知識が要求される分野である。また、細胞膜内外のイオン組成の違いに基づく静止膜電位の発生機序や細胞内のイオン組成維持のメカニズムに関しては、深い理解が要求されるので注意したい。

◆チェック事項◆

1）細胞膜の構造と機能を説明できる

人体の基本的単位である細胞は約75兆個あると推定されている。個々の細胞はだいたいが直径5〜30 μm程度ときわめて小さく、最も大きい卵母細胞でも約200 μmである。個々の細胞において、その内部は外部と厚さ100 Å（10 nm）の脂質分子二重層膜に隔てられている。この脂質二重層膜は脂溶性物質や気体は通すが、種々のイオン、アミノ酸、タンパク質およびグルコースは通さない。これら膜に不透過性を持つ物質は、細胞膜に埋め込まれたイオンチャネルや担体などの特別なタンパク質を介して細胞内外を移動したり、細胞膜が飲み込み小胞を形成したりして、細胞外から細胞内へ移動する。

2）細胞内液・外液のイオン組成、静止膜電位が説明できる

細胞外液に含まれる陽イオンはNa^+が多く、K^+が少ない。反対に、細胞内液の陽イオンはK^+が多く、Na^+が少ない。静止状態の細胞内のイオン濃度は能動輸送 active transportにより一定に保たれ、ATPがそのエネルギー源として消費される。静止状態の細胞膜では、カリウムチャネルがその他のイオンチャネルよりもイオン透過性が高いため、静止膜電位 resting membrane potentialは細胞内外のカリウムイオン濃度差（濃度勾配）に依存し、カリウムの平衡電位に近い値をとる。

3）膜のイオンチャネル，ポンプ，受容体と酵素の機能を説明できる

イオンチャネル ion channelは細胞膜内外にイオンが移動する際の通路である。細胞膜を貫通するタンパク質の小孔に特定イオンに対するゲートがあり、膜の電位変化や受容体活性化などの刺激により開く。その後、刺激が除去されてこれらのゲートが閉まり、細胞が静止状態に戻るときには、イオンチャネルを介して移動したナトリウムおよびカリウムイオンが電気的化学勾配に逆らって動く（イオン濃度が薄い側から濃い側に移動する）。これは、ナトリウムポンプ（Na^+-K^+-ATPase）がATPを加水分

解して得たエネルギーを使い，これらのイオンを能動輸送するからである。また，細胞膜受容体のうち代謝型受容体は，特定のシグナル分子（リガンド ligand）が結合すると，細胞内酵素を介した一連の生化学反応を細胞内に引き起こす。

4）細胞膜を介する物質の能動・受動輸送過程を説明できる

　イオンなどの分子が電気的化学勾配に従って，細胞膜を挟んで移動（促通拡散 facilitated diffuse）する場合を，受動輸送 passive transport と呼ぶ。受動輸送はイオンチャネルか担体タンパク質を介して行われる。一方，イオンなどの分子が電気的化学勾配に逆らって細胞膜を挟んで移動する場合を，能動輸送 active transport と呼ぶ。特定分子を輸送する際に，ATPを加水分解して得られたエネルギーを直接使う場合を一次性能動輸送 primary active transport，間接的に使う場合を二次性能動輸送 secondary active transport という。

5）細胞膜を介する分泌と吸収の過程を説明できる

　細胞は，細胞内で合成した物質を分泌 secretion により細胞外へ放出する。例えば，消化酵素や神経伝達物質などは細胞膜を通過することはできず，膜に結合した小胞に埋め込まれている。この小胞が細胞膜と融合して内容物を細胞外へ放出する過程を，開口放出（エクソサイトーシス exocytosis）という。やや大きな細胞外分子や細胞膜表面の受容体などを吸収する際は，飲食作用（エンドサイトーシス endocytosis）により細胞内へ取り込む。また，飲食作用の特殊な形で，血液中のマクロファージや好中球が細菌や細胞残渣など大きな粒子を摂取する作用を貪食作用（ファゴサイトーシス phagocytosis）という。

6）細胞内輸送システムについて説明できる

　細胞内輸送は細胞骨格を用いて行われる。微小管やアクチンフィラメントの上をモータータンパク質（キネシン kinesin，ダイニン dynein，ミオシン myosin）が動くことによる。特定分子と結合したモータータンパク質は，ATPを加水分解して得たエネルギーを使用して細胞内を移動する。キネシンとダイニンは微小管に沿って反対方向に動く。神経細胞内では細胞体で合成された神経伝達物質はキネシンと結合し，細胞体からシナプスへと軸索輸送 axoplasmic transport される。神経伝達の際にシナプス間隙に放出され分解された神経伝達物質は，飲食作用により取り込まれてダイニンと結合し細胞体へ輸送される。骨格筋では太いフィラメントにあるミオシンが，細いアクチンフィラメントの上を滑走することで筋収縮が起こる。

演習篇

C point 1.1 　細胞膜の構造と機能

問題 　グルコースは，どれによって細胞膜を通過するか．
A 　イオンチャネル
B 　担体タンパク質
C 　脂質二重層を通しての拡散
D 　飲食作用（エンドサイトーシス）
E 　貪食作用（ファゴサイトーシス）

細胞膜（図 1-1）はイオンチャネルや担体質を用い，イオンやグルコースなどの小さな親水性分子を細胞内に取り込む．

細胞外にあるやや大きな分子や細胞膜表面の受容体などのタンパク質は，飲食作用（エンドサイトーシス）により細胞内へ取り込む．エンドサイトーシスでは，細胞膜の小領域が増大して飲食小胞を形成し，細胞膜表面物質や細胞外物質を閉じ込めてしまう．

飲食小胞は，ゴルジ Golgi 装置が合成したリソソーム酵素を取り込み，エンドリソソームを形成する．エンドリソソーム内で分解・形成された小分子は，細胞質へ運び出されて新しいタンパク質の合成などに再利用される．

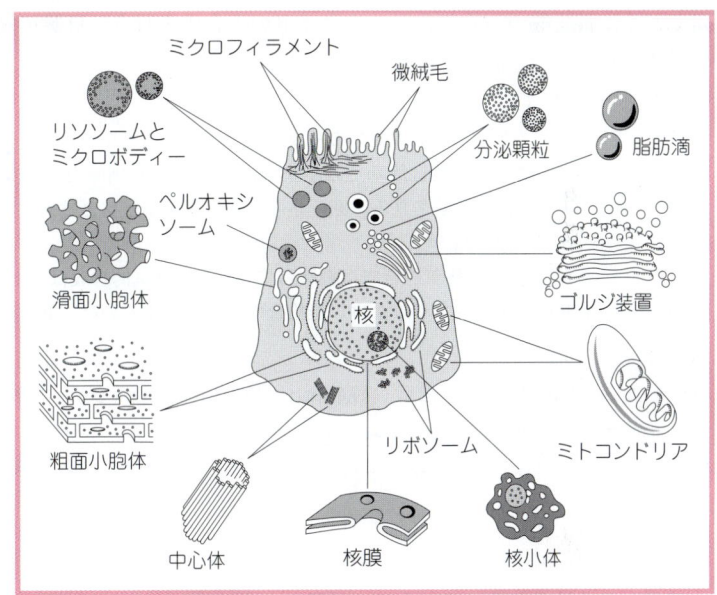

〈図 1-1〉 　細胞の模式図
（伊藤寛志・平井直樹『チャート生理学』第 3 版，医学評論社，1999 [以下，文献 1）と略称]，図 1-1）

正解　B
×A 　イオンの通路であり，種類により選択性を持つ．
○B 　グルコース担体タンパク質 glucose transporter（GLUT）により細胞内に運ばれる．
×C 　酸素，二酸化炭素，麻酔ガスなどの気体やエチルアルコールなど脂溶性物質は脂質二重膜を拡散して通過する．
×D 　細胞は飲食作用により細胞膜の成分を回収したり，細胞外スペースの高分子物質を取り込む．コレステロールやタンパク質などの細胞外高分子，細胞膜上の受容体などのタンパク質が飲食作用で細胞内に回収される．
×E 　貪食作用は飲食作用の特殊な形で，血液中のマクロファージや好中球が細菌や細胞残渣など大きな粒子を摂取する作用をいう．

関連問題　粗面小胞体

問題　粗面小胞体の機能として正しいのはどれか。
　　A　ステロイドホルモンの合成
　　B　タンパク質の分解
　　C　タンパク質の合成
　　D　ATPの合成
　　E　有害物質の解毒

　小胞体には粗面小胞体 rough surfaced microsome と滑面小胞体 smooth surfaced microsome がある（図 1-1）。粗面小胞体にはリボソーム ribosome が結合しており，リボソーム上で転写・形成されるタンパク質を小胞体内に取り込んでさらに生合成を進める。滑面小胞体は小管状の構造をとり，脂質の代謝でとくに脂肪酸の不飽和化やステロイドの生合成を行う。肝臓の滑面小胞体は有毒物質をグルクロン酸で抱合し解毒する能力に優れている。

　正解　C
　×A　ステロイドホルモンの合成は，滑面小胞体でなされる。
　×B　タンパク質は飲み込み小胞 pinocyte により細胞内へ取り込まれ，飲み込み小胞内の酵素によりアミノ酸に分解される。飲み込み小胞は粗面小胞体とは別物である。
　○C　上記参照。
　×D　ATPの嫌気的合成は細胞質で行われ，好気的合成はミトコンドリアでなされる。
　×E　有害物質をグルクロン酸抱合などで抱合するのは，肝細胞の滑面小胞体である。

●Memo　膜の担体とイオンチャネル●

　細胞膜は，受容体やイオンチャネルなどさまざまなタンパク質が埋め込まれた厚さ約 100 Å（10 nm）の脂質二重層膜である（図 1-2）。脂質二重層膜は，親水性の極性基と疎水性の非極性基からなり（図 1-2a），ガス（気体）と脂溶性分子（疎水性分子 hydrophobic molecule）は透過性を持つ。また，水分子もある程度は透過性を持つ。しかし，イオンやグルコースなどの水溶性分子（親水性分子 hydrophilic molecule）は透過性を持たない。したがって細胞は，担体（輸送体）とイオンチャネルの2グループのタンパク質を用い，細胞内と外との間で水溶性分子を移動させている。イオンなどの荷電分子の移動は，膜電位，分子の荷電状況，濃度勾配により影響を受けている。

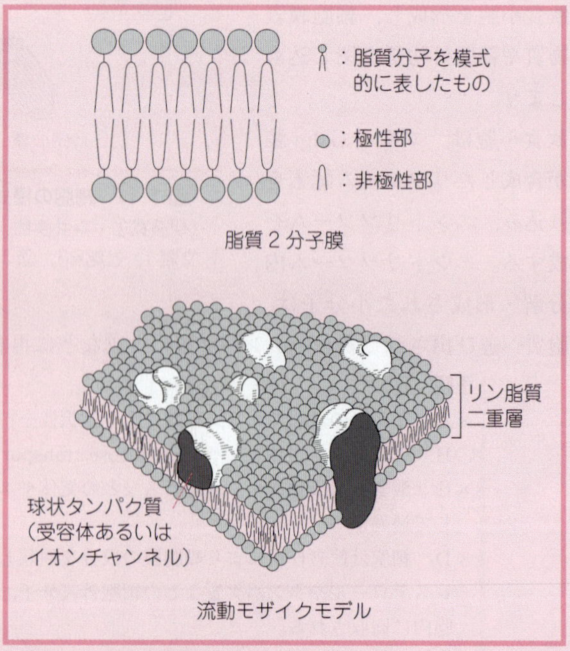

〈図 1-2〉　細胞膜の構造（文献 1），図 1-4）

　細胞膜に埋め込まれたイオンチャネルは水で満たされ，その中を無機イオンが通過する。イオンチャネルはイオン選択性があり，移動できる主なイオ

ンによって命名されている．イオンチャネルは非常に大きな輸送許容量を持ち，例えばカリウムチャネルは1秒間に10^8個のイオンを通過させることができる．

　細胞膜に埋め込まれた担体タンパク質は，細胞膜表面で溶質分子と結合すると立体構造を変化させ，溶質分子を細胞膜の反対側に移動させる．

　哺乳動物のグルコース担体は7種類存在する．そのうち2種類（sodium dependent glucose transporter；SGLUT1，SGLUT2）は，小腸および腎臓の吸収上皮細胞で，ナトリウムイオンに依存したグルコース能動輸送に関与している．残りの5種は発見順にglucose transporter（GLUT）1〜5と命名され，500個のアミノ酸からなる単鎖ポリペプチド構造をとる．GLUT1は広範な細胞でみられる基本的な担体である．GLUT2は膵臓ランゲルハンス島β細胞，肝細胞，および吸収上皮細胞側底膜のグルコース輸送に関与する．GLUT3は神経細胞をはじめ，多くの細胞での定常的なグルコースの取り込みに関与する．GLUT4は筋細胞と脂肪細胞に存在しインスリン刺激で活性化する．GLUT5は吸収上皮細胞でフルクトース取り込みに関与する．

C point 1.2　細胞内液・外液のイオン組成，浸透圧と静止膜電位

問題　細胞内外のイオン濃度の関係として誤っているのはどれか．ただし[　]$_i$は細胞内濃度を，[　]$_o$は細胞外濃度を示す．

A　$[Na^+]_i > [Na^+]_o$
B　$[K^+]_i > [K^+]_o$
C　$[Ca^{2+}]_o > [Ca^{2+}]_i$
D　$[Cl^-]_o > [Cl^-]_i$
E　$[Mg^{2+}]_i > [Mg^{2+}]_o$

　体液の電解質組成と細胞内外のイオン組成の違いを理解しておくことは，神経細胞や筋細胞の機能，とくに膜興奮のメカニズムを理解するうえで重要である．表1-1，図1-3に細胞外液と細胞内液のイオン組成を示す．電解質の濃度はmEq/lで表されるが，この単位は

$$mEq/l = モル濃度（mol/l）\times 荷電数（当量）$$

である．1 mmol/lのNa$^+$は1 mEq/lであるが，1 mmol/lのCa^{2+}は2 mEq/lと表される．

〈表1-1〉　細胞外液・細胞内液の電解質組成

細胞外液		細胞内液	
陽イオン（mEq/l）	陰イオン（mEq/l）	陽イオン（mEq/l）	陰イオン（mEq/l）
Na$^+$　　142	Cl$^-$　　　103	Na$^+$　　　10	Cl$^-$　　　　4
K$^+$　　　　5	HCO$_3^-$　　24	K$^+$　　　140	HCO$_3^-$　　10
Ca^{2+}　　 5	HPO$_4^{2-}$　　2	Ca^{2+}　　微量	HPO$_4^{2-}$　75
Mg^{2+}　　3	SO$_4^{2-}$　　　1	Mg^{2+}　　35	SO$_4^{2-}$　　 2
	有機酸　　10		有機酸　　｜
	タンパク質　15		タンパク質　94
計　　155	155	185	185

（文献1），表2-2）

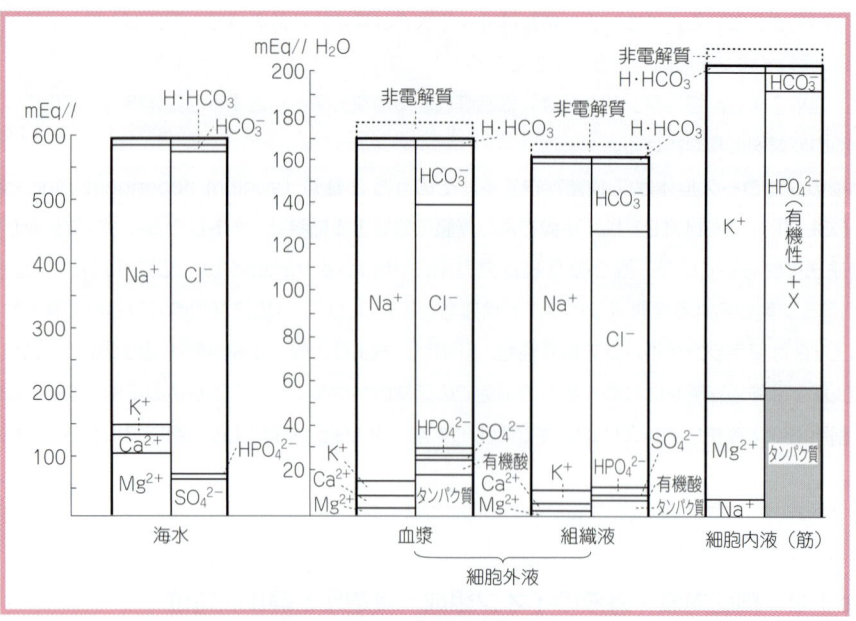

〈図1-3〉 海水，血漿，組織液，細胞内液の電解質濃度（mEq/l）
(Gamble, 1942)

　全体液は体重の60%で細胞内液が40%，細胞外液が20%を占める。細胞外液はさらに細胞間隙に存在する組織液（15%）と，血漿やリンパ液のような脈管中にある管内液（5%）に区分される。細胞外液と細胞内液とでは，電解質組成に大きな差異がある。原始海水の塩分濃度は現在の海水の約1/3であり，細胞外液は生物が陸上に上がってきた時代の原始海水と同組成であろうといわれている。細胞が生命活動を行うためには，細胞外液によって保持される内部環境が安定した状態，すなわち，恒常性 homeostasis が保たれなければならない。恒常性を保つためには，細胞外液のイオン濃度が常に一定範囲に保たれなければならず，摂食，節水，排泄，発汗はすべて内部環境の恒常性維持を目的に行われている。

　　　正解　A
　×A　Na^+ は細胞外に多く細胞内に少ない。神経細胞や筋細胞では細胞内に Na^+ が流入することで脱分極が開始される。
　○B　K^+ は細胞内に多く細胞外に少ない。
　○C　細胞外の Ca^{2+} 濃度は，細胞内の数千から1万倍ほどである。Ca^{2+} が細胞内に流入することで，リン酸化酵素をはじめとする細胞内情報伝達系が賦活される。
　○D　Cl^- 濃度は細胞外で高い。抑制性神経伝達物質である GABA（γ-aminobutyric acid）レセプターは Cl^- チャネルで，賦活時に細胞内に Cl^- を流入させて細胞内電位をより過分極させ，細胞膜の興奮を抑制する。
　○E　Mg^{2+} 濃度は細胞内で高い。細胞外において Mg^{2+} は Ca^{2+} と拮抗する。例えば，血管平滑筋細胞では Ca^{2+} の収縮作用に拮抗して血管を弛緩させる。

C point 1.3　体液の浸透圧について

問題　18歳の男性。炎天下のマラソン大会に参加し，コース途中で倒れて運ばれてきた。来院時の血液データを示す。Na^+：154 mEq/l，K^+：6.5 mEq/l，尿素窒素（BUN）：28 mg/dl，血糖値：162 mg/dl。
　　予想される血漿浸透圧はどれか。

A　280 mOsm/kgH$_2$O
B　340 mOsm/kgH$_2$O
C　380 mOsm/kgH$_2$O
D　420 mOsm/kgH$_2$O
E　600 mOsm/kgH$_2$O

浸透圧は溶液に溶けている溶質濃度に依存している。浸透圧 $\pi = cRT$（c は溶質モル濃度，R は気体定数，T は絶対温度）で表され（van't Hoff の法則），浸透圧は溶質濃度に依存する。浸透圧濃度は溶質粒子濃度であり，単位はオスモル（Osmol（= Osm）/kgH$_2$O）で表される。グルコース 1 mmol/l の浸透圧濃度は 1 mOsm/kgH$_2$O であるが，1 mmol/kgH$_2$O の NaCl は Na^+ と Cl^- に電離するので，浸透圧濃度は 2 mOsm/kgH$_2$O となる。

正常の人体においては，サードスペースを含む細胞外液の浸透圧は静脈血の血漿浸透圧とほぼ等しく，血漿中には約 150 mmol/kgH$_2$O の陽イオンと，約 150 mmol/kgH$_2$O の陰イオンないし非電解質があるので，浸透圧濃度は約 300 mOsm/kgH$_2$O である。

血漿浸透圧の推定は以下の簡易式を用いて行う。

血漿浸透圧（mOsm/kgH$_2$O）＝［血漿 Na^+ 濃度（mEq/l）＋血漿 K^+ 濃度（mEq/l）］×2
　　　　　　　　　　＋ BUN（mg/dl）/2.8 ＋ 血糖値（mg/dl）/18

正解　B
血漿の Na^+ 濃度 154 mEq/l，K^+ 濃度 6.5 mEq/l，尿素窒素（BUN）28 mg/dl，血糖値 162 mg/dl であるから，

　　血漿浸透圧 ＝（154＋6.5）×2 ＋ 28/2.8 ＋ 162/18 ＝ 340　（mOsm/kgH$_2$O）

と血漿浸透圧の上昇がみられ，脱水状態であることがわかる。

C point 1.4　静止膜電位

問題　静止膜電位は主にどのイオン濃度により決定されているのか，次の組合せより選べ。ただし ［　］$_i$ は細胞内濃度を，［　］$_o$ は細胞外濃度を示す。

A　［Na^+］$_i$ と ［Na^+］$_o$
B　［K^+］$_i$ と ［K^+］$_o$
C　［K^+］$_i$ と ［Na^+］$_o$
D　［Na^+］$_i$ と ［K^+］$_o$
E　［Cl^-］$_i$ と ［Cl^-］$_o$

細胞の静止膜電位は細胞膜を挟んでのカリウムイオン（K^+）の濃度勾配により決められている。細胞膜は K^+ に対して完全に不透過ではないので，いくらかの K^+ は濃度勾配に従い，K^+ チャネルを介して細胞外に拡散することができる。この細胞からの K^+ の漏れが，細胞膜の内側に負の電荷を形成していく。この負の電荷は膜を挟んで電位差を生じさせ，これを**膜電位** membrane potential という。

静止状態では，細胞膜はナトリウムイオン（Na$^+$）や塩素イオン（Cl$^-$）に対しては，K$^+$よりもはるかに透過性が低いので，これらの電荷は無視し，K$^+$の平衡電位を静止膜電位として求める。

〈表 1-2〉 細胞内外の電解質（Na$^+$，K$^+$，Cl$^-$）

イオン	細胞内液	細胞外液
K$^+$	124	2.25
Na$^+$	10.4	109
Cl$^-$	1.5	77.5

（カエル骨格筋：単位 mmol/l）

平衡電位は Nernst の式から次のように計算できる。
$$E = RT/ZF \log([C]_o/[C]_i)$$
E は平衡電位，$[C]_o$ と $[C]_i$ は細胞外と細胞内の問題とするイオン濃度，R は気体定数，Z はイオンの荷電数，T は絶対温度，F はファラデー定数を示す。37℃では $RT/ZF = 61.5$ mV，
$$E_k = 61.5 \log[K^+]_o/[K^+]_i = 61.5 \log(2.25/124) = -107 \quad (\text{mV})$$
（細胞内は細胞外に比べて 107 mV 低い。実測値は − 95 mV）

> 正解　B
> 静止状態の細胞膜では，K$^+$チャネルがその他のイオンチャネルよりもイオン透過性が高いため，細胞膜電位は細胞内外の K$^+$の濃度差（濃度勾配）に依存する。静止膜電位は K$^+$による平衡電位に近い値になる。

関連問題　細胞膜の脱分極とイオン

> **問題**　興奮性膜をもつ細胞において，脱分極時にみられるのはどれか。
> A　静止膜電位の低下
> B　伝達物質放出の減少
> C　細胞内カルシウム濃度の減少
> D　電位依存性カルシウムチャネルの閉鎖
> E　電位依存性ナトリウムチャネルの開口

非細胞膜興奮時の細胞膜電位 E_k は，以下の式のように，細胞内カリウム濃度 $[K^+]_i$ と細胞外カリウム濃度 $[K^+]_o$ で決定される。
$$E_k = 61.5 \log([K^+]_o/[K^+]_i)$$
細胞外カリウム濃度が急激に増大する場合は膜電位が急激に上昇し，膜電位が閾値 threshold を超えると，自己再生的に電位依存性ナトリウムチャネルが活性化する。この過程を脱分極 depolarization という。

> 正解　E
> ×A　脱分極時には静止膜電位は上昇する。
> ×B　シナプスでは細胞体が興奮していない場合にも，神経伝達物質は一定量放出され，これが微小 EPSP（miniature EPSP）として観察される。細胞体が脱分極し，活動電位が軸索を伝導して軸索終末に達すると，シナプスより大量の伝達物質が放出される。
> ×C　脱分極に伴い電位依存性カルシウムチャネルが開口し，細胞内 Ca^{2+} 濃度は増加する。
> ×D　電位依存性カルシウムチャネルは活性化して開口し，細胞内に Ca^{2+} が流入する。

○E　電位依存性ナトリウムチャネルは活性化して開口し，細胞内に Na^+ が流入する。

C point 1.5　細胞膜を介する分泌と吸収の過程

> **問題**　細胞内で合成した物質を開口放出する際に必要な細胞内シグナルはどれか。
> 　　A　細胞内 Ca^{2+} 濃度の上昇
> 　　B　細胞内 Na^+ 濃度の上昇
> 　　C　細胞内 Ca^{2+} 濃度の低下
> 　　D　細胞内 K^+ 濃度の低下
> 　　E　細胞内 Mg^{2+} 濃度の上昇

　細胞は細胞内で合成した物質を**分泌** secretion により細胞外へ放出する。脂溶性物質，例えばステロイドホルモンのように脂質二重膜を通過できる分子は単純拡散する。しかし，消化酵素や神経伝達物質などは細胞膜を通過することはできず，膜に結合した小胞に埋め込まれている。この小胞が細胞膜と融合して内容物を細胞外へ放出する過程を**開口放出**（エクソサイトーシス exocytosis）という（図1-4）。

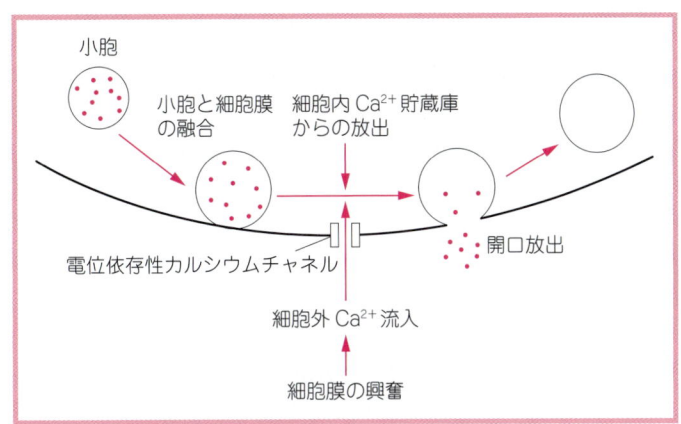

〈図1-4〉　開口放出のプロセス

　開口放出のシグナルとして重要なのは，細胞質での遊離 Ca^{2+} 濃度の上昇である。これには，①細胞膜のカルシウムチャネルを通じた Ca^{2+} の流入，②細胞内 Ca^{2+} 貯蔵庫からの Ca^{2+} の放出，の2つの経路が存在する。細胞質への Ca^{2+} の流入は，神経伝達物質などの化学シグナルに反応した細胞膜の脱分極に引き続き，活性化される電位依存性カルシウムチャネルを通じて行われる。細胞内カルシウム貯蔵庫からの Ca^{2+} の放出は，Gタンパク質共役型受容体であるイノシトール3リン酸（IP_3）受容体の活性化を通じて行われる。

> 正解　A
> 　開口放出の主な細胞内シグナルは細胞内 Ca^{2+} 濃度の上昇である。

C point 1.6　膜のイオンチャネル，ポンプ，受容体と酵素の機能

> **問題**　ナトリウムポンプについて誤っているのはどれか。
> A　細胞内 Na^+ と細胞外 K^+ を交換する。
> B　ATP を必要とする。
> C　イオンチャネルである。
> D　Na^+ の流出と K^+ の流入が直接連動している。
> E　細胞内の浸透圧を一定に保つ。

　イオンなどの分子が電気的化学勾配に従って細胞膜を挟んで移動（促通拡散 facilitated diffuse）する場合を**受動輸送** passive transport と呼ぶ。受動輸送はイオンチャネルか担体タンパク質を介して行われる。一方，イオンなどの分子が電気的化学勾配に逆らって細胞膜を挟んで移動する場合を**能動輸送** active transport と呼ぶ。能動輸送にはナトリウムポンプ（Na^+-K^+-ATPase，図 1-5）が担体タンパク質として関与しており，担体タンパク質の活性は ATP の加水分解によって得られる代謝エネルギーに直接依存している。

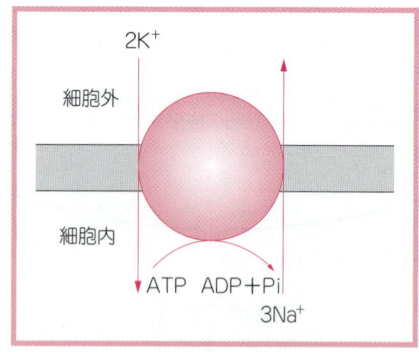

〈図 1-5〉　ナトリウムポンプ
ATP 1 分子が加水分解されるごとに 3 分子の Na^+ が細胞から排出され，2 分子の K^+ が細胞内に取り込まれる。

正解　C
○A　Na^+ を細胞外へ移動させると同時に K^+ を細胞内に取り込む。
○B　ATP を加水分解することで細胞内 Na^+ と細胞外 K^+ を交換するエネルギーを得る。
×C　ナトリウムポンプは担体タンパク質であり，イオンチャネルではない。
○D　3 分子の細胞内 Na^+ と 2 分子の K^+ を交換して移動させる。
○E　ナトリウムポンプは，細胞内 Na^+ 濃度を低く保つことにより細胞内液の浸透圧を維持して，細胞容積を一定に保つ働きを担っている。細胞内には ATP やタンパク質など，細胞膜透過性を持たない多数の分子が存在する。ナトリウムポンプが停止すると，これら膜に透過性を持たない細胞内分子がもたらす浸透圧効果により，細胞内へ水分子が移動して細胞が膨化する。

●Memo　二次性能動輸送 secondary active transport●

濃度勾配に従った細胞内への Na^+ の移動に共役して，濃度勾配に逆らった細胞内へのグルコースやアミノ酸などの輸送がなされる。この二次性能動輸送は，細胞内の Na^+ 濃度がナトリウムポンプによりきわめて低く保たれていることで可能となる。

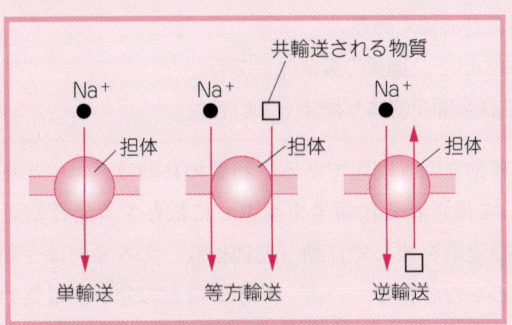

〈図1-6〉　二次性能動輸送の様式

図1-6は二次性能動輸送に用いられる主な担体タンパク質を模したものである。細胞膜上の担体は，特異的な分子と細胞膜の一方側で結合し，これを他方側に輸送する。このタイプを単輸送という。Na^+ とある種の分子が共役して同一方向に移動する場合の輸送方法を等方輸送と呼び，輸送方向が反対方向である場合を逆輸送と呼ぶ。担体タンパク質は，輸送する特異的分子と結合すると形状が変化して，細胞膜を移動するようになる。

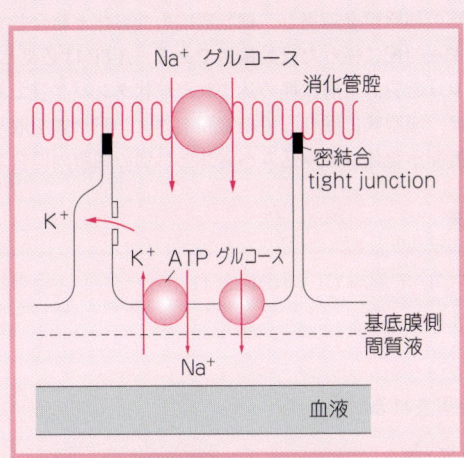

〈図1-7〉　小腸上皮におけるグルコース輸送

図1-7は小腸上皮におけるグルコース輸送を表す。小腸上皮細胞内のグルコース濃度は消化管腔および血液内よりも高い。一方，小腸上皮細胞内の Na^+ 濃度は消化管腔および血液内よりも低い。グルコースが濃度勾配に逆らって消化管腔より小腸上皮細胞内へ移動する際には，濃度勾配に従った Na^+ の移動と共役する。この共役輸送 coupled transport には担体タンパク質が介在し，グルコースは細胞内濃度が基底膜側の間質液の濃度を超えるまで蓄積される。次いでグルコース分子は，Na^+ に依存しない別の担体タンパク質を介して基底膜側へ濃度勾配に従って単輸送される。グルコースとの共役輸送により蓄積した Na^+ は，ナトリウムポンプにより基底膜側の間質液に排出される。

関連問題　細胞膜と物質輸送

> **問題**　細胞膜について正しいのはどれか。
> A　ナトリウムイオンは自由に通過できる。
> B　ステロイドホルモンは自由に通過できる。
> C　拡散には ATP が必要である。
> D　イオンチャネルはリン脂質の集合体である。
> E　脂質二重層には滑面小胞体が埋まっている。

　細胞膜を介しての物質の移動を問う問題である。物質の移動は，エネルギーを必要としない受動輸送と，ATP の加水分解によって得られる代謝エネルギーに依存する能動輸送がある。イオンなどの分子が電気的化学勾配に従って細胞膜を挟んで移動（促通拡散）する場合は受動輸送がなされ，イオンチャネルか担体タンパク質を介して行われる。一方，イオンなどの分子が電気的化学勾配に逆らって細胞膜を挟んで移動する場合は能動輸送がなされる。能動輸送にはナトリウムポンプ（Na^+-K^+-ATPase）が関与している。

　　　正解　B
　×A　ナトリウムイオンやカリウムイオンは，能動輸送される場合も受動輸送される場合にも，細胞膜を通過する際にイオンチャネルを通過する。細胞膜を自由に通過できない。
　○B　ペプチドホルモンは親水性であり，そのままでは脂質二重層を通過できない。開口放出により細胞外へ分泌され，標的細胞の細胞膜表面にある受容体に結合して効果を発揮する。一方，ステロイドホルモンは標的細胞の細胞膜を通過し，細胞質内の受容体と結合して核内に運ばれて効果を発揮する。
　×C　拡散はエネルギー勾配に従った受動輸送である。ATP は必要としない。
　×D　イオンチャネルは脂質二重層に埋め込まれた球状タンパク質である。
　×E　飲み込み小胞は，細胞膜に融合して細胞膜上のタンパク質を取り込み，細胞内でアミノ酸に分解する器官である。滑面小胞体は飲み込み小胞体とは別の細胞内器官である。

関連問題　細胞膜の能動輸送

> **問題**　細胞膜の能動輸送について誤っているのはどれか。
> A　ATP の分解に依存する。
> B　基質特異性がある。
> C　ウワバインで阻害される。
> D　温度依存性が大きい。
> E　輸送担体に依存しない。

　細胞膜の能動輸送は，Na^+ と共役した輸送担体によりなされる。基質と結合した担体は Na^+-K^+-ATP ポンプにより発生するナトリウムイオン濃度勾配により Na^+ とともに細胞内に移動し，そこで基質と分離する。こうして基質が細胞内に取り込まれる。

　　　正解　E
　○A　ATP をエネルギーとしてナトリウムポンプ（Na^+-K^+-ATPase）を駆動し，細胞内外の Na^+ の濃度勾配を保持する。
　○B　輸送担体は特定の分子としか結合せず，基質特異性を有する。
　○C　ウワバイン ouabain はナトリウムポンプ（Na^+-K^+-ATPase）を阻害して，能動輸送を止める。
　○D　能動輸送は ATP 合成をはじめとした酵素反応に依存している。酵素反応は温度に影響され，温度が 10℃ 変わったときの反応速度の比（Q_{10}）はおよそ 2〜3 と大きい。

×E 二次性能動輸送は細胞膜の輸送担体の輸送能力に依存する。担体の輸送能力以上に細胞膜表面に輸送物質がある場合，輸送の飽和現象がみられる。

関連問題　細胞膜の物質輸送

問題　細胞膜を自由に通過できるのはどれか。
A　麻酔ガス
B　アミノ酸
C　ブドウ糖
D　ドーパミン
E　塩素イオン

細胞膜を構成する脂質二重層膜は，親水性の極性基と疎水性の非極性基からなり，気体と脂溶性分子（疎水性分子 hydrophobic molecule）は透過性を持つ。また，水分子もある程度は透過性を持つ。しかし，イオンやグルコースなどの水溶性分子（親水性 hydrophilic molecule）は透過性を持たない。細胞は，担体（輸送体）とイオンチャネルの2グループのタンパク質を用い，細胞内と外との間で水溶性分子を移動させているのである。

正解　A
○A　酸素，二酸化炭素や麻酔ガスは自由に細胞膜を通過する。
×B　アミノ酸の輸送は細胞膜表面の輸送担体が用いられる。
×C　ブドウ糖の細胞内取り込みにも輸送担体が必要である。
×D　一般に神経伝達物質はシナプス間隙で分解されて取り込まれ，神経細胞膜を自由に通過できない。ドーパミンの取り込みにも担体が必要であるが，これも L-DOPA の形でなければ神経細胞に取り込まれない。
×E　Cl^- はイオンチャネルを通過する。

2. 個体調節機構とホメオスタシス

一般目標：生体の恒常性を維持するための情報伝達の機序を理解する

　個体が恒常性（ホメオスタシス）を維持するために，ホルモンや神経伝達などのシグナル分子により，確実に細胞間の情報伝達がなされる仕組みが構築されている。ごく低濃度のホルモンや神経伝達物質が到達すると，標的細胞ではシグナル分子に対する特異的受容体が活性化する。引き続き，標的細胞内ではさまざまな情報伝達システムが活性化され，細胞機能が調節されたり新たなタンパク質が産生されたりする。結果として細胞の集団である個体の恒常性が維持される。この章では細胞間のシグナル伝達機序の基本，ホルモンおよび神経伝達物質の受容体の性質，細胞内シグナル伝達の種類とカルシウムイオンの役割について整理する。

◆チェック事項◆

1）情報伝達の種類と機能を説明できる

　細胞間の情報伝達は，①分泌性化学シグナルによる連絡，②隣接した細胞間で細胞膜を介した直接結合による連絡，③ギャップ結合を介した直接細胞質の結合による連絡，がある。①は神経伝達や内分泌，②は発生における細胞間認識，③は心筋細胞や平滑筋収縮時における活動電位伝播，において重要な働きを持つ。分泌性化学シグナルの中では，一酸化窒素（NO）やプロスタグランディンなどのように，標的細胞内のシグナル伝達系に直接作用して細胞機能を変化させるものがある。しかし，分泌性化学シグナルの大半はホルモンや神経伝達物質で，標的細胞にシグナル分子に対する特異的受容体が存在し，その活性化を介して情報伝達がなされる。

2）受容体による情報伝達の機序を説明できる

　ホルモンや神経伝達物質などのシグナル分子（リガンド ligand）が標的細胞で効果を発揮するためには，発せられたシグナルを正しく認識する機構を持っていなければならない。そのため標的細胞は特異的受容体と呼ばれるタンパク質分子を持つ。ステロイドホルモンなどは，細胞膜を通過して細胞質にある受容体と結合し，ホルモン–受容体複合体を形成する。ホルモン–受容体複合体は核内に移動してDNA配列に結合して転写調節を行い，化学物質の合成を促進・抑制させて細胞機能に変化をもたらす。一方，親水性のホルモンや神経伝達物質は，細胞膜を透過しないために細胞膜上の膜結合型受容体に結合する。これらの受容体はGタンパク質やイオンチャネルと共役するものがあり，これらを通じて細胞内二次情報伝達系を調節することで細胞効果を得ている。

3）細胞内シグナル伝達過程を説明できる

細胞膜上の受容体にリガンドが結合すると，受容体が活性化されて細胞内二次情報伝達系が賦活される。主なものとしては，サイクリック AMP（cAMP），サイクリック GMP（cGMP），ホスホリパーゼ C（PLC）がある。これらは，A キナーゼ，G キナーゼおよび C キナーゼを活性化し，細胞内の機能的タンパク質をリン酸化して細胞機能を変容させる（図2-1）。

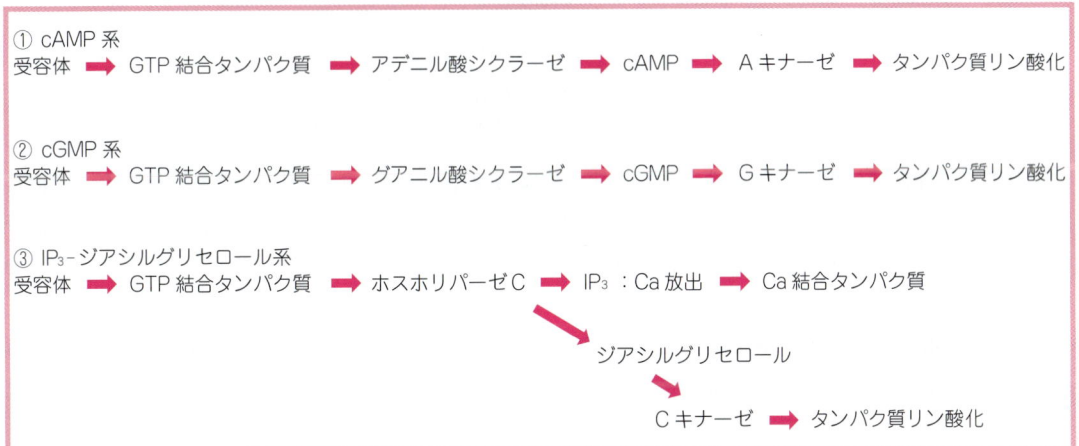

〈図2-1〉 主な細胞内二次情報伝達系

4）生体内におけるカルシウムイオンの多彩な役割を説明できる

生体内ではカルシウムイオン（Ca^{2+}）が細胞機能の調節にきわめて重要な役割を果たしている。細胞外 Ca^{2+} 濃度が数 mmol/l であるのに対して，細胞内遊離 Ca^{2+} 濃度は静止状態では 10^{-8}〜10^{-7} mol/l というきわめて低いレベルにある。各種の刺激により細胞外から流入したり細胞内ストアより遊離して細胞内 Ca^{2+} 濃度が上昇すると，①骨格筋・心筋では興奮収縮機構の活性化，②興奮性細胞では細胞膜の脱分極，③分泌細胞では神経伝達物質やホルモンの開口放出，④白血球やマクロファージの遊走，⑤神経細胞では細胞内リン酸化酵素活性の調節，などが引き起こされる。

演習編

C point 2.1　情報伝達の基本

> **問題**　ホルモンについて正しいのはどれか。
> A　分泌に脱分極を必要としない。
> B　血液中に分泌される化学シグナルである。
> C　近隣の細胞には関与しない。
> D　標的細胞での作用に受容体を要しない。
> E　すべて神経伝達物質とは独立した性質を有する。

細胞間の情報伝達には，①分泌性化学シグナルによる連絡，②隣接した細胞間で細胞膜を介した直接結合による連絡，③ギャップ結合を介した直接細胞質の結合による連絡，がある。①は神経伝達や内分泌，②は発生における細胞間認識，③は心筋細胞や平滑筋収縮における活動電位伝播，において重要な働きを持つ。

分泌性化学シグナル伝達（図2-2）には，内分泌（a），傍分泌（b），神経伝達（c），神経分泌（d）がある。内分泌（ホルモン）系は神経系から独立して作用する場合も，神経系と統合されて作用する場合もある。神経系と内分泌系には以下の共通した性質がある。

① ニューロンも内分泌細胞も分泌能がある。
② ニューロンも内分泌細胞もともに電位を発生し，脱分極を起こすことができる。
③ 神経伝達物質とホルモンの両方として作用する物質がある。
④ 作用機構において，ともに標的細胞の特異的受容体を介して作用する。

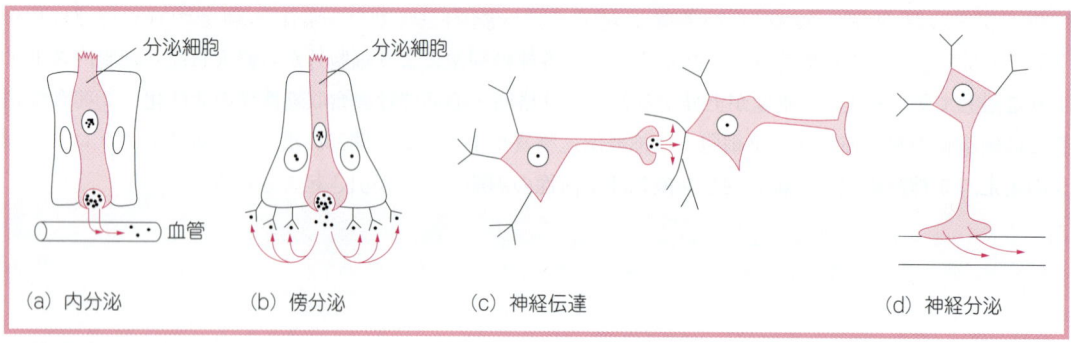

(a) 内分泌　　(b) 傍分泌　　(c) 神経伝達　　(d) 神経分泌

〈図2-2〉　化学シグナルの分泌様式

正解　B
×A　内分泌細胞はホルモンを開口放出する際に脱分極する。
○B　分泌性の化学シグナルである。
×C　傍分泌によりホルモンが近隣の細胞に作用して内分泌を局所調整することがある。
×D　ホルモンは標的細胞において特異的受容体を介して作用する。多くのホルモンは細胞膜上の受容体に結合するが，ステロイドホルモンは脂溶性であるため細胞膜を通過して核内にある受容体に結合する。
×E　カテコールアミンのように神経伝達物質とホルモンの両方として作用する物質がある。

C point 2.2　情報伝達の種類と機能

> **問題**　細胞間の情報伝達のために分泌されるシグナル分子として誤っているのはどれか。
> A　一酸化窒素
> B　プロスタグランジン
> C　インスリン
> D　グリコーゲン
> E　テストステロン

　傍分泌で作用するプロスタグランジンや一酸化窒素などは，局所的な血流量の調節や損傷・感染への反応を含む局所の生理的反応に関与し，分泌細胞でそのつど合成される。プロスタグランジン（PG）はロイコトリエンとともに，必要に応じて膜リン脂質から産生される疎水性分子である（図2-3a）。プロスタグランジンは組織や臓器により作用が異なり，例えば，プロスタグランジンE_1およびE_2は，血管平滑筋や気管支平滑筋に対しては弛緩作用を有するが，腸管や子宮平滑筋は収縮させる働きを持つ。

　一酸化窒素（NO）は反応性ガスで，血管平滑筋に対して強力な弛緩作用を有し，血管内皮細胞で合成される（図2-3b）。アセチルコリンやブラジキニンなどが血管内皮細胞の受容体に結合するか，ないしは血管壁に伸張ストレスが加わると，細胞内のCa^{2+}濃度が上昇してNOの合成が始まる。合成されたNOは細胞膜を越えて近隣の平滑筋細胞に入り，グアニル酸シクラーゼを活性化させてサイクリックGMPを合成することで，弛緩作用を発揮する。

　ホルモンは一般的に循環血液を介して遠くの標的細胞に運ばれ効果を発揮し，神経伝達物質はシナプス伝達を介して離れた細胞に速くて正確なシグナルを送る。抗利尿ホルモンやアドレナリン，インスリンは，ペプチドやアミン，タンパク質などの親水性シグナル分子として分泌小胞に蓄えられ，必要に応じてエクソサイトーシスされる（C point 1.5参照）。しかし，ステロイドホルモンや甲状腺ホルモンなどの疎水性シグナル分子はそのままでは細胞膜を通過してしまうため小胞体に蓄えられない。そのために，ステロイドホルモンは細胞質で合成されるとすぐに分泌細胞から放出され，甲状腺ホルモンは特異

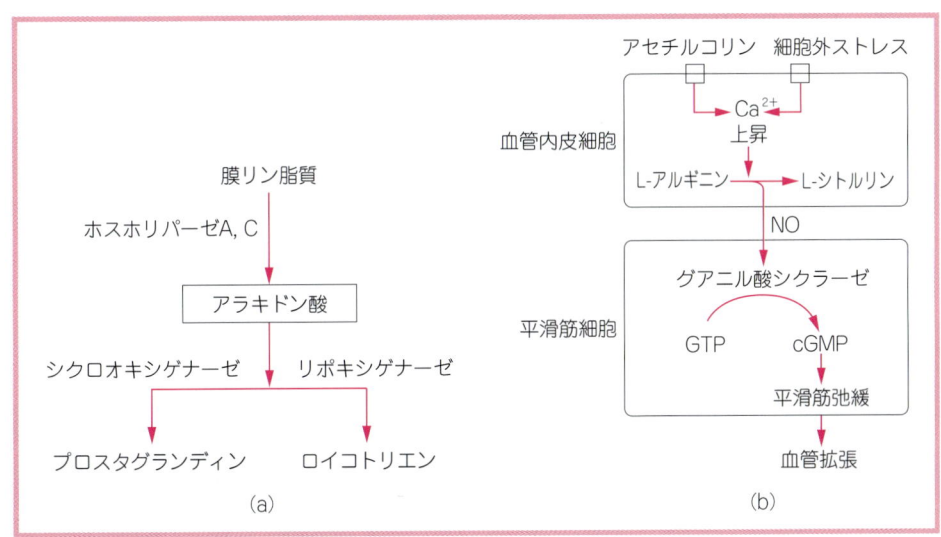

〈図2-3〉　膜リン脂質の代謝（a）およびNO合成（b）

的な貯蔵タンパク質と結合して甲状腺濾胞内に蓄えられている。

> 正解　D
> グルコースはインスリンやグルカゴンなど内分泌性調節因子ではあるが，特定の細胞で分泌されるシグナル分子ではない。

C point 2.3　受容体による情報伝達の機序と細胞内シグナル伝達

> **問題**　受容体について誤っているのはどれか。
> A　すべて細胞膜上に存在する。
> B　すべてタンパク質でできている。
> C　1種類のシグナル分子が複数の受容体を活性化することもある。
> D　イオンチャネルの開閉を直接調節するものがある。
> E　タンパク質リン酸化酵素を直接活性化するものがある。

　ホルモンや神経伝達物質などのシグナル分子（リガンド）が標的細胞で効果を発揮するためには，発せられたシグナルを正しく認識する機構を持っていなければならない。そのために標的細胞は特異的受容体 specific receptor と呼ばれるタンパク質分子を持つ（図2-4）。

　ステロイドホルモンなどの疎水性シグナル分子は，細胞膜を通過して細胞質にある受容体と結合し，ホルモン-受容体複合体を形成する（図2-4①）。ホルモン-受容体複合体は核内に移動して DNA 配列に結合して転写調節を行い，化学物質の合成を促進・抑制させて細胞機能に変化をもたらす。

　水に可溶性である親水性シグナル分子は細胞膜を透過しないため，細胞膜上の膜結合型受容体に結合する（図2-4②～④）。Gタンパク質結合型受容体（②）はイオンチャネルの活性を調節する，あるいは細胞内の二次情報伝達系を調節して細胞効果を得る（p.21 Memo 参照）。中枢神経細胞におけるこのタイプの受容体には，代謝型グルタミン酸受容体やムスカリン性アセチルコリン受容体がある。ついで，膜に結合している酵素を直接刺激してタンパク質のリン酸化反応を活性化する受容体がある（③）。このタイプには肝臓や筋肉細胞，脂肪細胞にあるインスリン受容体がある。インスリンが受容体と結合すると，受容体βサブユニットのチロシンキナーゼを活性化して細胞内リン酸化反応が開始される。また，イオンチャネルを開き膜電位を変化させて細胞の興奮性を調節する受容体がある（④）。このタイプには神経細胞や神経筋接合部のニコチン性アセチルコリン受容体がある。

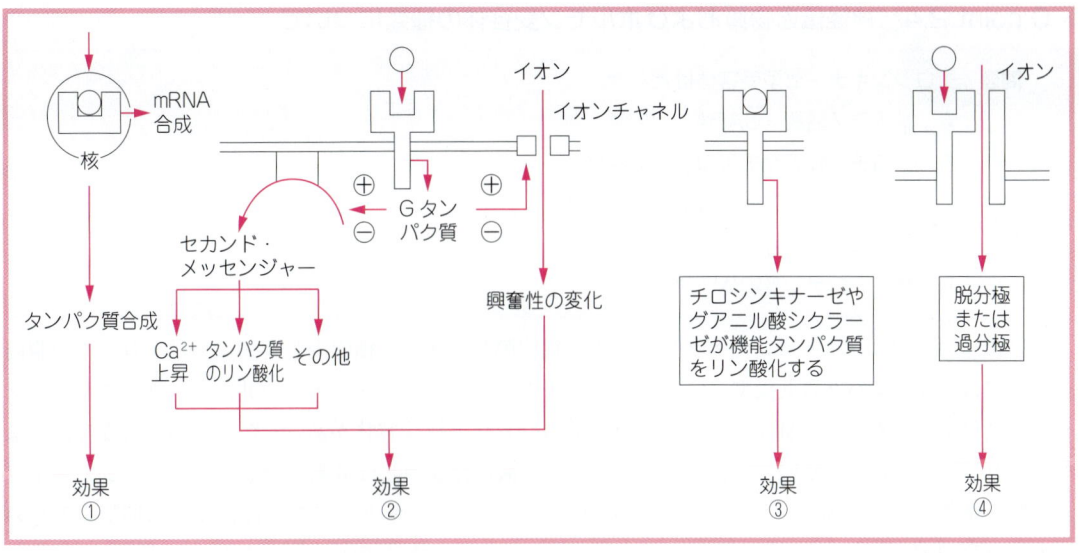

〈図2-4〉 化学シグナルと細胞内情報伝達

正解　A
×A　細胞膜にある受容体は多いが，ステロイドホルモン受容体は細胞質内に存在する。
○B　受容体はタンパク質からなる。
○C　例えば，アセチルコリンはニコチン性受容体とムスカリン性受容体の両方を活性化させうる。
○D　シナプス前細胞より放出された物質が，シナプス後細胞膜上の受容体と結合し脱分極させることで，神経伝達がなされる。
○E　インスリンが効果細胞の受容体と結合すると，チロシンキナーゼを活性化して細胞内リン酸化反応が開始される。

C point 2.4　神経伝達物質およびホルモン受容体の種類について

> **問題**　チロシンキナーゼ型受容体はどれか。
> A　γアミノ酪酸（GABA）受容体
> B　ニコチン性アセチルコリン受容体
> C　ムスカリン性アセチルコリン受容体
> D　インスリン受容体
> E　エストロゲン受容体

神経伝達物質およびホルモン受容体は，大きく細胞膜受容体と，細胞内受容体に分けられる。細胞内受容体には，Gタンパク質共役型，イオンチャネル共役型，チロシンキナーゼ共役型，グアニル酸シクラーゼ共役型などがあり，細胞内受容体には細胞質受容体と核受容体がある。Gタンパク質受容体には，サイクリックAMP（cAMP）を介してAキナーゼを活性化ないしは抑制するものと，イノシトール三リン酸を活性化させるもの，ジアシルグリセロールを介してCキナーゼを活性化ないし抑制するものがある（表2-1）。

〈表2-1〉　神経伝達物質およびホルモン受容体分類

A. 細胞膜受容体
1. Gタンパク質受容体
Aキナーゼ系：βアドレナリン受容体，ドーパミンD_2受容体，CRH，GHRH，ソマトスタチン，ACTH，LH，FSH，TSH，hCG，グルカゴン
Cキナーゼ系：$α_1$-アドレナリン，アンギオテンシンⅡ，TRH，GnRH
2. イオンチャネル共役型：ニコチン性アセチルコリン受容体，GABA（type A）受容体，グルタミン酸受容体（NMDA型，AMPA型）
3. チロシンキナーゼ共役型：インスリン受容体，EGF受容体
4. グアニル酸シクラーゼ：心房性利尿ペプチドANP
B. 細胞内受容体
ステロイドホルモン受容体，甲状腺ホルモン受容体

正解　D
×A　GABA受容体には，イオンチャネル共役型受容体で活性化すると塩素イオンを通すAタイプと，Gタンパク質（G_i/G_o）と結合した代謝型受容体で活性化するとAキナーゼを抑制するBタイプがある。前者は中枢神経系では抑制性介在ニューロンに分布して抑制性シナプス後電位 inhibitory post synaptic potential（IPSP）を発生させる。
×B　ニコチン性アセチルコリン受容体はイオンチャネルと共役し，活性化して陽イオンを通す。
×C　アセチルコリン受容体には，イオンチャネル共役型受容体で活性化すると陽イオンを通すニコチンタイプと，Gタンパク質（G_qないしG_i/G_o）と結合した代謝型受容体で活性化すると，ホスファチジルイノシトール（PI）を活性化したりAキナーゼを抑制するムスカリンタイプがある。前者は神経筋接合部に存在する。
○D　インスリン受容体はチロシンキナーゼ共役型受容体である。
×E　エストロゲンなどステロイドホルモンは核内に移動し，DNA配列に結合して転写調節を行い，化学物質の合成を促進・抑制させて細胞機能に変化をもたらす。

●Memo　Gタンパク質（GTP結合タンパク質）共役型受容体●

　Gタンパク質共役型受容体 G-protein binding receptor の活性化は細胞内二次情報伝達系やイオンチャネルを調節する（図2-5a）。Gタンパク質は膜結合型タンパク質で，アミノ酸組成が異なるα，βおよびγの3種類のサブユニットから成る。リガンドが結合してGタンパク質結合型受容体が活性化すると，Gタンパク質複合体が受容体と結合し，Gタンパク質のGDPがリン酸化されてGTPになる。そのために，Gタンパク質が受容体からはなれ，さらにαサブユニットとβγサブユニット複合体に解離する。解離したαサブユニットはホスホリパーゼCに結合してイノシトール3リン酸（IP_3）とジアシルグリセロール（DAG）の産生を促進したり（図2-5b上），アデニル酸シクラーゼに結合してサイクリックAMPの産生量を増減させたり（図2-5b下），また直接イオンチャネルに働く。βγサブユニットは膜に沿って横に移動し，適切な対応するK$^+$チャネルに結合する。例えば，心筋のムスカリン性受容体はK$^+$チャネルを開いて過分極させて心拍数を下げる。

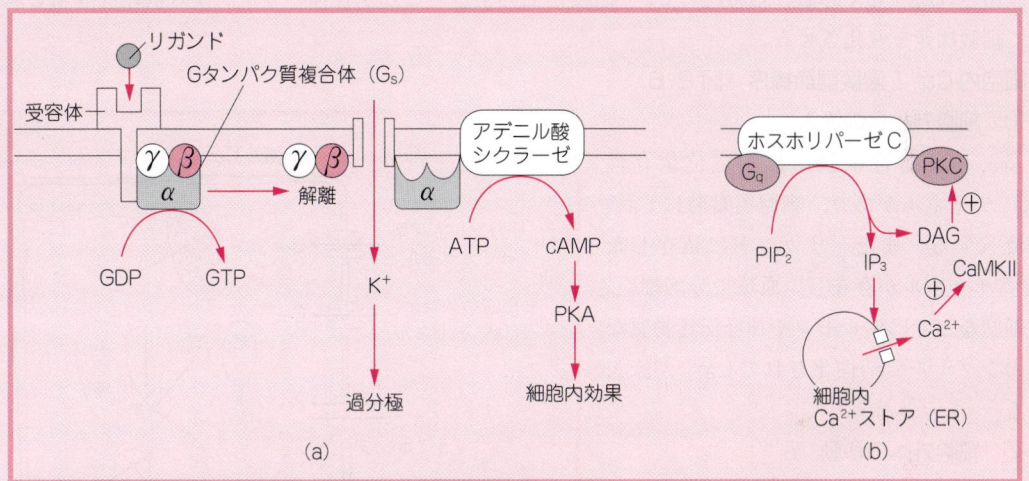

〈図2-5〉　Gタンパク質共役型受容体と細胞情報伝達

　Gタンパク質の一種であるG_qタンパク質は，ホスホリパーゼCの活性化を介してIP_3やDAGを産生する。前者は細胞内ストアよりCa^{2+}を放出してCaMKIIなどのカルシウム感受性酵素を活性化し，後者はプロテインキナーゼC（PKC）を活性化する（図2-5b上）。G_sタンパク質はサイクリックAMP産生を介してプロテインキナーゼA（PKA）を活性化する（図2-5a右）。このように，CaMKII，PKA，PKCの活性化で多くの標的タンパク質がリン酸化される。

C point 2.5　細胞内におけるカルシウムイオンの役割

問題　細胞内カルシウムイオン（Ca^{2+}）について誤っているのはどれか。

A　細胞内 Ca^{2+} 濃度は細胞外 Ca^{2+} 濃度よりも高い。
B　イノシトール3リン酸は細胞内濃度を上昇させる。
C　興奮性細胞では膜電位に依存して受動的に流入する。
D　小胞体より放出される。
E　細胞外 Na^+ と交換で細胞外に能動輸送される。

Ca^{2+} は細胞内シグナル伝達に重要な役割を持つ。細胞外 Ca^{2+} 濃度は 10^{-3} mol/l（＝M）のオーダーであるのに対し，細胞内遊離 Ca^{2+} 濃度は静止状態で 10^{-8}～10^{-7} mol/l というきわめて低いオーダーにある。通常，細胞内 Ca^{2+} は細胞内タンパク質と結合したり，小胞体などの細胞内ストアに蓄えられている。ここでいったん細胞外にシグナルが到達すると，Ca^{2+} が細胞外から流入したり細胞内ストアから放出されたりして急激に細胞内の Ca^{2+} 濃度が上昇する。これが各種のカルシウム依存性酵素を賦活して細胞機能を変化させる。

細胞内 Ca^{2+} 濃度調節機序（図2-6）

① 細胞外からの流入

多くの興奮性細胞には膜電位依存性 Ca^{2+} チャネルがあり，細胞興奮時に Ca^{2+} が流入する。また，リガンドに依存した Ca^{2+} チャネルが存在し，血球や分泌細胞，肝細胞などではホルモンや神経伝達物質などのシグナルで活性化されて Ca^{2+} が流入する。

② 細胞外への移動

細胞内 Ca^{2+} は能動輸送により細胞外へ汲み出される。そのひとつはカルシウムポンプで，Ca^{2+} は2個の H^+ と交換されて細胞外へ移動する。他は Na^+-Ca^{2+} 交換系で，3個の Na^+ と交換されて細胞外へ移動する。

③ 細胞内の移動

細胞内小胞体表面にはイノシトール3リン酸（IP_3）受容体が存在し，膜リン脂質から派生した IP_3 が結合すると Ca^{2+} が放出される。また，筋肉細胞では小胞体膜に電位依存性 Ca^{2+} チャネルが存在し，筋収縮において Ca^{2+} が細胞質内へ放出される。また，ミトコンドリアでも Ca^{2+} について取り込みと放出がなされる。

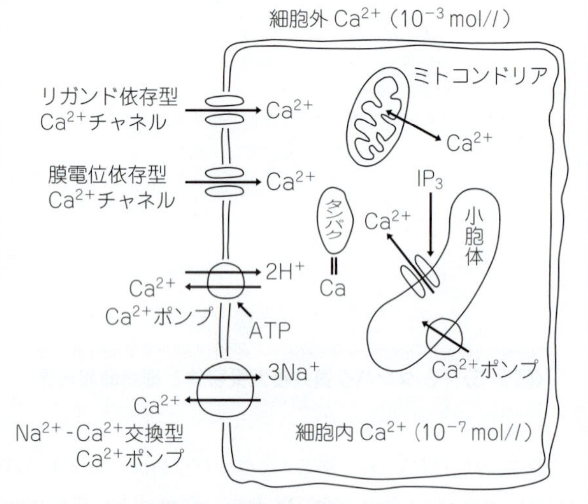

〈図2-6〉　細胞内 Ca^{2+} 濃度調節機序
（文献1），図1-16）

正解　A

細胞内遊離 Ca^{2+} 濃度は静止状態で 10^{-8}～10^{-7} mol/l というきわめて低いオーダーにある。細胞内 Ca^{2+} 濃度上昇で，①骨格筋・心筋では興奮収縮機構の活性化，②細胞膜の脱分極，③神経伝達物質やホルモンの開口放出，④白血球やマクロファージの遊走，⑤細胞内酵素活性の調節，などが引き起こされる。

3. 神経による情報伝達

> 一般目標：神経による情報伝達のメカニズムを理解する

神経による情報伝達は，数ミリから数メートルにわたり速く確実にシグナルを送るよう適応している。コアカリキュラムでは神経の構造および神経による情報伝達についての正確な知識を要求している。本章では中枢神経と末梢神経の構築の概略から始め，神経活動の細胞過程，活動電位の発生機構，シナプス伝達，反射について概説する。

◆チェック事項◆

1) 神経組織の微細構造を説明できる

中枢神経は2種類の主な細胞（ニューロン neuron およびグリア細胞 neuroglia）からなる。ニューロン（図3-1a）は広範に枝分かれした樹状突起 dendrite から情報を受け取り，1本の軸索 axon を介して情報を出力する。樹状突起と軸索を合わせて，神経突起と呼ばれている。

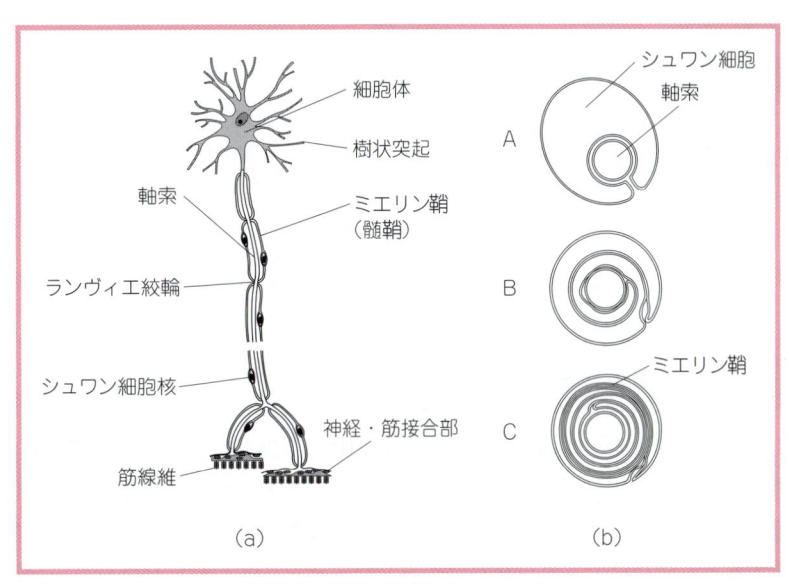

〈図3-1〉 ニューロンと軸索の構造 （文献1），図7-1）

樹状突起は通常，広範に枝分かれしているので，多数のニューロンからの情報を受け取ることができる。樹状突起で受け取った情報は細胞体を興奮させ，興奮は軸索やその枝分かれの軸索側副 axon collateral を伝導し軸索終末に達する。軸索終末は，接する他ニューロンの樹状突起との間に，シナプス synapse を形成する。軸索は有髄または無髄である。有髄軸索は大部分が髄鞘（ミエリン myelin）に

おおわれ，ところどころのRanvier絞輪で露出する。

グリア細胞にはアストロサイト（星状神経膠細胞 astrocyte），オリゴデンドロサイト（乏突起神経膠細胞 oligodendrocyte）およびミクログリア microglia がある。アストロサイトはニューロンの栄養供給に重要で血管と神経間に突起を出して血液-脳関門を形成する。オリゴデンドロサイトは軸索の髄鞘を形成している。ちなみに，末梢神経の軸索の髄鞘はシュワン細胞 Schwann cell が形成している（図3-1b）。ミクログリアは神経組織の修復や免疫反応に関与する。

2) 活動電位の発生を説明できる

神経が興奮して活動電位 action potential が発生するには，ナトリウムイオン（Na^+）チャネルの活性化が重要な役割を果たす（図3-2）。何らかの刺激で細胞膜が脱分極して膜電位が閾値 threshold（約-50 mV）を超えると，電位依存性Na^+チャネルが自己再生的に活性化して細胞内にNa^+が流入する。その結果，1 msec（ミリセカンド）以内で脱分極が急激に進行し，膜電位が+30～40 mVに達して活動電位が発生する。その後，Na^+チャネルは急激に不活性化しNa^+の流入が減衰するとともに，緩徐にカリウムイオン（K^+）チャネルが活性化してK^+が細胞外へ流出する。そして刺激から5 msec程度で細胞膜電位が-50 mV以下に低下して細胞膜が再分極し，活動電位は終了する。活動電位の発生は細胞膜電位が閾値を超えた場合に，「全か無か all or none」の法則に従って発生するので加重性はない。

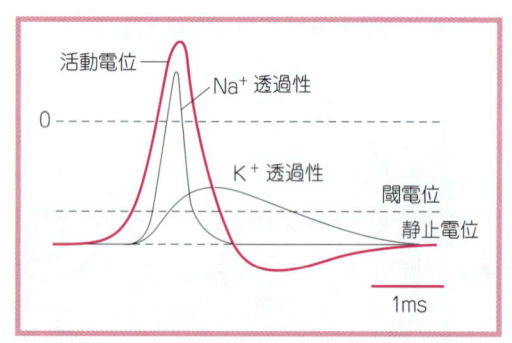

〈図3-2〉 活動電位の発生とNa^+, K^+の透過性

3) 活動電位の伝導を説明できる

神経細胞体ないし神経線維の1か所で発生した活動電位は，隣接部の脱分極を引き起こす（図3-3）。活動電位の伝導では，はじめに局所の電位依存性ナトリウムチャネルが活性化して局所回路電流が発生し，これが隣接した静止部位に流れ込む。ついで，流れ込んだ電流により隣接部位の電位がわずかながら脱分極する。すると，隣接部でも電位依存性ナトリウムチャネルが活性化され，脱分極が自己再生的に進行し活動電位が発生する。

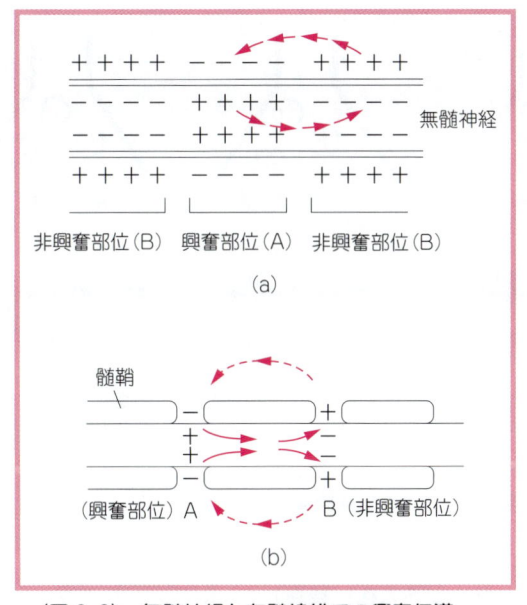

〈図 3-3〉　無髄神経と有髄線維での興奮伝導
無髄神経軸索（図a）では，興奮部位（A 点）からの局所電流が隣接の静止部位（B 点）に流れ込み，同部位の静止膜電位を閾値まで脱分極させる。有髄神経軸索（b）ではこの変化が Ranvier 絞輪で不連続に生じる。

無髄線維ではこれらの変化が軸索に沿って連続的に進行する。有髄線維では，活動電位が Ranvier 絞輪で発生しとびとびに軸索を伝導する（跳躍伝導）。

4）シナプス（神経・筋接合部を含む）の形態とシナプス伝達の機能（興奮性，抑制性）と可塑性を説明できる

神経軸索終末は他の神経細胞の樹状突起や細胞体，あるいは骨格筋と接合してシナプス（synapse）を形成し情報伝達を行う。シナプスを形成するニューロンどうしは別個の細胞であり，シナプス前細胞終末部と後細胞膜の間は200～300 Åの間隙が存在する。化学的シナプス伝達では，シナプス前細胞終末部が興奮してシナプス小胞に蓄えられている神経伝達物質をシナプス間隙に放出することで，シナプス後細胞に興奮が伝達される（図3-4）。神経軸索終末に活動電位が到達すると，電位依存性カルシウムチャネルが開いてカルシウムイオン（Ca^{2+}）が流入することにより，シナプス前細胞から神経伝達物質が開口放出される。神経伝達物質はシナプス間隙を越えてシナプス後細胞膜上の受容体に結合する。この受容体はリガンド作動性イオンチャネルか，代謝型受容体である（2章2）参照）。受容体の活性化は，シナプス後細胞を発火させる（興奮性）か，あるいはそれを抑制する（抑制性）。

化学的シナプスでは興奮が前細胞から後細胞へ一方向のみ伝達される（unidirectional transmission）。前細胞の興奮に約 0.5～1 msec 遅れて後細胞が興奮し（シナプス遅延 synaptic delay），興奮性シナプス後電位 excitatory postsynaptic potential（EPSP）あるいは抑制性シナプス後電位 inhibitory postsynaptic potential（IPSP）が発生する。

EPSPは，グルタミン酸やアセチルコリンなどの興奮性伝達物質がシナプス後細胞のグルタミン酸

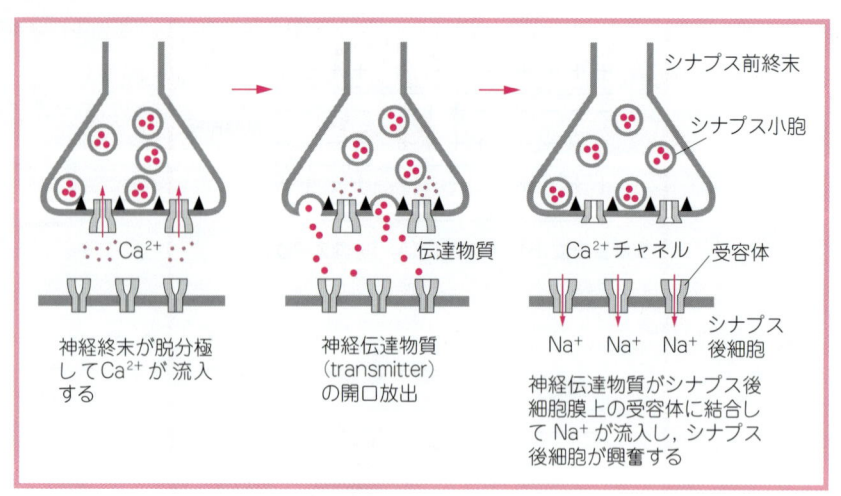

〈図 3-4〉 化学的シナプスの伝達機構

受容体やニコチン型アセチルコリン受容体に結合し，Na$^+$，K$^+$ および Ca^{2+} などの陽イオン透過性に変化が生じた場合に発生する。IPSP は，抑制性介在ニューロンが興奮して軸索終末から γ アミノ酪酸 γ-aminobutylic acid（GABA）やグリシンなどの抑制性伝達物質が放出されてシナプス後膜の受容体に結合し，塩素イオン（Cl$^-$）の透過性が亢進して膜平衡電位がマイナス側に移動することで生じる（図 3-5a）。

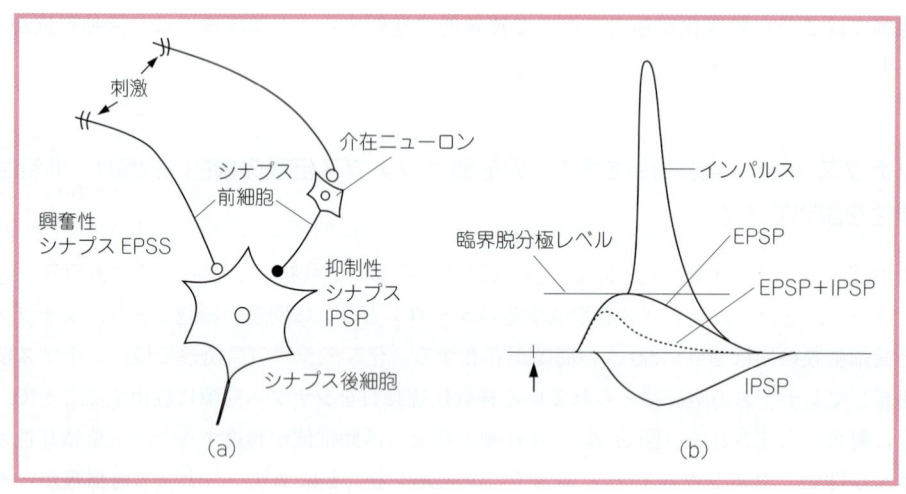

〈図 3-5〉 EPSP と IPSP（文献 1），図 8-15）

　EPSP どうしあるいは EPSP と IPSP が加重してシナプス後電位が形成され，シナプス後電位が臨界脱分極レベル（閾値）に達することでシナプス後細胞に活動電位（インパルス）が発生する（図 3-5b）。個々のニューロンは，EPSP や IPSP などのアナログ信号入力を積分し，シナプス後細胞の発火のように「全か無か」のデジタル信号出力に変換する信号素子であるといえる。

　1 つの神経細胞の神経軸索が枝分かれして多数のニューロンにシナプス結合している場合，シナプス前ニューロンの興奮が多数の後ニューロンに同時に情報を出力できる。このタイプのシナプス結合を発

散という。逆に，多数のニューロンの神経終末が1つのニューロンにシナプス結合している場合，シナプス後ニューロンは多数のニューロンよりから送られる情報を統御していることになる。このタイプのシナプス結合を**収束**という（図3-6）。抑制性および興奮性ニューロン間でこれらのタイプのシナプス結合をすることにより，脳においてニューロンは複雑なネットワークを形成している。

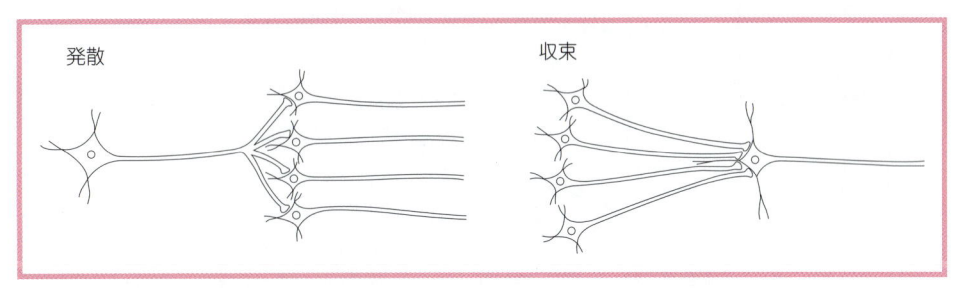

〈図3-6〉 シナプス伝達における発散と収束

5) 軸索輸送，軸索の変性と再生を説明できる

軸索輸送 axonal transport は，特定分子と結合したモータータンパク質がATPを加水分解して得たエネルギーを使用する。細胞体の小胞体で合成されたタンパク質や神経伝達物質を軸索末端に送る**順行性輸送**では，モータータンパク質に**キネシン** kinesin を用い，その移動速度は20〜400 mm/day である。軸索末端で取り込んだ物質を細胞体に送る**逆行性輸送**のモータータンパク質は**ダイニン** dynein で，その移動速度は100〜200 mm/day である。この逆行性輸送を介してポリオや単純ヘルペス，狂犬病ウイルスが中枢神経内へ侵入する場合がある。そのほかに，移動速度0.2〜2 mm/day のきわめて遅い順行性輸送があり，細胞骨格タンパク質や水溶性酵素などが神経末端に向かって運ばれている。

末梢神経の軸索が途中で切断されると中枢側ではすぐに再生過程に入るが，切断部より末梢側の軸索は軸索輸送が途絶するため，数日で死んで変性する（**ワーラー変性** Wallerian degeneration）。切断後2〜3週経過すると変性部は脂肪化し食細胞が変性物質を貪食する。6週後には中枢部から再生した軸索が変性部に伸びていき，神経の再生が始まるが，完全な末梢神経線維の再生には数か月を要する。他方，中枢神経系では軸索再生はきわめて不完全である。

6) 反射（弓）を説明できる，脊髄反射（伸張反射，屈筋反射）と筋の相反神経支配を説明できる

受容器への刺激により発生したインパルスが求心神経を伝わって入力信号として中枢神経に入り，そこで出力信号に変換され，遠心神経を伝わって効果器に一定の反応を起こすことを，**反射** reflex という。入力信号が1つのシナプスを介するだけでただちに出力信号に変換されるものを**単シナプス反射**といい，多くのシナプスを経た後に出力信号に変換されるものを**多シナプス反射**という。反射は無意識のうちになされ，一定の刺激に対しては一定の反応が引き起こされる。

図3-7は脊髄反射の機序を表す。脊髄反射とは反射中枢が脊髄にあるものをいい，筋を引き延ばすと伸展された筋とその協力筋が収縮するものを特に**伸張反射** stretch reflex という。また，皮膚や筋紡錘および腱紡錘からの入力情報に応じて反射が起こり，外界との位置関係を調節する場合を，**屈筋反射** flexion reflex という。例えば，手足に痛み刺激を与えた場合，痛みを与えた手ないし足を引っ込める

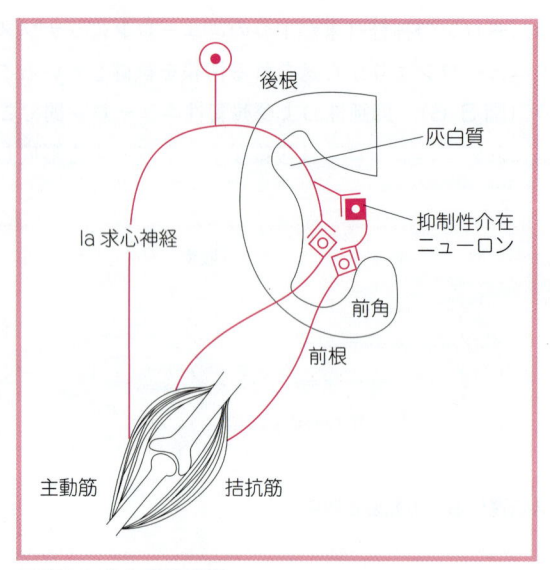

〈図 3-7〉 脊髄反射

withdrawal reflex などが好例であろう。

　主動筋の筋紡錘に生じた興奮は入力信号としてIα求心神経を介して脊髄に至り，出力信号に変換されて主動筋を支配する運動ニューロンを興奮させる。同時に入力信号は抑制性介在ニューロンを経た出力信号に変換され，拮抗筋を支配する運動ニューロンの興奮を抑制する。このように，脊髄反射において伸筋と屈筋のように作用が拮抗する筋の一方を興奮させるのと同時に他方を抑制する機構を，相反神経支配 reciprocal innervation という。

演習編

C point 3.1　神経組織の微細構造

> **問題**　中枢神経系の構造について正しいのはどれか。
> A　樹状突起は有髄である。
> B　白質は多数の神経細胞体を含む。
> C　軸索の髄鞘は Schwann（シュワン）細胞により形成される。
> D　脳の微小血管を覆っているのはアストロサイトである。
> E　樹状突起終末にはシナプス小胞が含まれる。

中枢神経は，2種類の主な細胞（ニューロン neuron およびグリア細胞 neuroglia）からなる。ニューロンは広範に枝分かれした樹状突起 dendrite から情報を受け取り，1本の軸索 axon を介して情報を出力する。軸索は有髄または無髄である。グリア細胞のうちオリゴデンドロサイト（乏突起神経膠細胞 oligodendrocyte）は Ranvier 絞輪 node of Ranvier を除いた軸索の大部分を覆う。

他のグリアであるアストロサイト（星状神経膠細胞 astrocyte）はニューロンの栄養供給に重要で，血管と神経間に突起を出し，密着接合した血管内皮細胞とともに血液-脳関門を形成する（図3-8）。血液-脳関門では，水，麻酔ガスなどの気体，アルコールなどの脂溶性物質は受動的に拡散し，自由に透過できる。また，グルコースやアミノ酸など脳に必須な物質は担体タンパク質が選択的輸送を行う。このように，脳内への血液中の神経活性物質や神経毒物の進入を厳重に防ぐ機構が存在する。**脳浮腫**は細胞外空間にイオンや水が過剰蓄積した状態であり，血液-脳関門で内皮細胞が腫脹して**密結合** tight junction が開いて生じる。

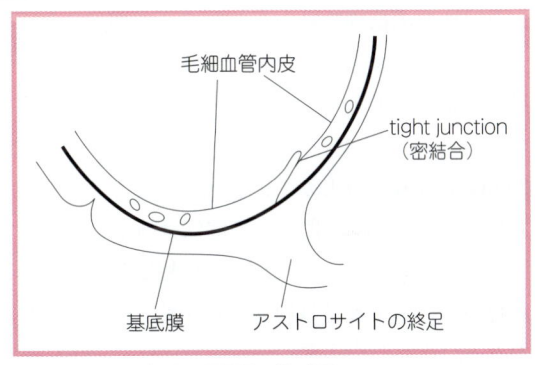

〈図3-8〉　血液-脳関門の模式図

正解　D

×A　中枢神経細胞の神経突起は多数の樹状突起と1本の神経軸索からなる。樹状突起は無髄である。
×B　中枢神経系の白質は多数の有髄線維を含む。灰白質が神経細胞体を含む。
×C　オリゴデンドロサイトは，白質の全グリア細胞の75%を占め，中枢神経の白質で軸索の髄鞘を形成している。髄鞘がシュワン細胞により作られているのは末梢神経系である。
○D　アストロサイトの突起先端は脳血管の内皮細胞間の密結合および内皮細胞基底膜は血液-脳関門を形成し，血管から脳への物質移動を制限している。
×E　軸索終末は先端が房状に枝分かれしており，ミトコンドリアとシナプス小胞を含んでシナプス前要素を構成する。樹状突起はシナプス後要素である。

C point 3.2　活動電位の発生機構

> **問題**　神経細胞で発生する活動電位について正しいのはどれか。
> A　静止膜電位は細胞内外のナトリウムイオン濃度の差に依存する。
> B　細胞膜のナトリウムイオン透過性の変化で発生する。
> C　発生した活動電位は加重する。
> D　ナトリウムチャネルの不活性化で過分極が生じる。
> E　絶対的不応期はカリウムチャネルの活性化に依存する。

　神経細胞の静止（膜）電位は細胞膜を挟んでのカリウムイオン（K^+）の濃度勾配により決められている。細胞膜はカリウムに対して完全に不透過ではないので，いくらかの K^+ は濃度勾配に従い K^+ チャネルを通って細胞外に拡散することができる。神経細胞や軸索の静止状態は K^+ の透過性に依存しており，細胞内は細胞外よりも約 55 mV 低い。

　ところが，何らかの理由でナトリウムイオン（Na^+）チャネルが開き，Na^+ の透過性が増大すると膜電位が上昇し始める（図3-2）。膜電位が閾値をこえると，電位依存性 Na^+ チャネルが自己再生的に活性化して細胞内に Na^+ が流入する。活動電位のピークでは，細胞内は細胞外と比較して20～30 mV 高くなる。しかし，自己活性化された電位依存性 Na^+ チャネルが不活性化するとともに電位依存性 K^+ チャネルが開き，膜電位は静止（膜）電位に引き戻される（再分極）。Na^+ チャネルが不活性化し，K^+ チャネルがいまだ不活性化されていない状態では，膜電位は静止電位よりもさらに低下する（過分極）。過分極では膜興奮性が低下し，とくに Na^+ チャネルが不活性化した状態では膜興奮性が失われる（絶対的不応期）。

> 正解　B
> ×A　静止膜電位は細胞内外の K^+ 濃度の差に依存する。
> ○B　膜電位の脱分極と電位依存性 Na^+ チャネルの活性化および Na^+ の細胞内流入が自己増殖的に起こることで活動電位が発生する。
> ×C　活動電位は「全か無かの法則」に依存し，加重しない。
> ×D　過分極は K^+ チャネルの活性化に依存する。
> ×E　絶対的不応期は Na^+ チャネルの不活性化に依存する。

C point 3.3　活動電位の伝導

> **問題**　神経活動電位の軸索伝導について誤っているのはどれか。
> A　無髄神経では細い軸索ほど伝導速度が遅い。
> B　有髄神経では髄鞘が厚いほど伝導速度が遅い。
> C　同じ太さならば有髄神経は無髄神経と比較して伝導速度が速い。
> D　細い神経ほど麻酔による影響を受けやすい。
> E　太い神経ほど圧迫による影響を受けやすい。

　軸索上の活性化部位から流れ出る電流量が大きいほど，活性化部位から遠くの静止部位を活性化できるために，伝導速度が速くなる。軸索を流れる電流は，①軸索の内部抵抗，②軸索膜の電気抵抗，および③軸索膜の電気容量，に依存する。軸索の直径が大きくなるほど内部抵抗が小さくなって軸索内外を流れる電流量は大きくなり，伝導速度が大きくなる。有髄神経では軸索膜が髄鞘で被覆され絶縁された状態となるために，無髄神経に比べて軸索膜の電気抵抗がきわめて高く膜容量が低い。そのため活動電

位で発生した電流は途中のロスが少ないまま，より遠くの静止部位である Ranvier 絞輪まで到達でき，**伝導速度が大きくなる**（表3-1）。

〈表3-1〉 伝導速度と神経分類

種 類		役 割	直径（μm）	伝導速度（m/sec）
A	α	筋紡錘からの求心性情報伝達 骨格筋支配の運動神経	15	100
	β	圧覚，触覚	8	50
	γ	筋紡錘への遠心性情報	5	20
	δ	痛覚，温覚，冷覚	3	15
B		自律神経節前線維	<3	7
C		痛覚，自律神経節後線維	1	1

A，B：有髄線維，C：無髄神経

正解　B
○A　無髄神経では細い軸索ほど内部抵抗が大きく，神経伝導が遅い。
×B　太い軸索では髄鞘が厚く絞輪間距離が長い。その結果，神経伝導が速い。
○C　有髄神経は跳躍伝導するので，同じ太さの無髄神経と比較して神経伝導は速い。
○D　細い神経ほど麻酔が効きやすく神経伝導がブロックされやすい。
○E　太い神経ほど圧迫により神経伝導がブロックされやすい。

●Memo　ギラン・バレー症候群 Guillain-Barré syndrome●
発生率は10万人当たり1〜2人で，男性の罹患率が女性の1.5倍程度とされている。免疫性機序により髄鞘に対する自己抗体が産生され，末梢神経が脱髄して発症する。運動障害が優位で感覚障害は軽く，四肢末梢の痺れ感と弛緩性運動麻痺で始まり，次第に進行して体幹筋や呼吸筋に及ぶ。末梢神経の伝導速度を測定すると，運動神経で著明に低下している一方，知覚神経では低下が軽度であることが多い。

C point 3.4　シナプスの形態と機能

問題　化学的シナプス伝達について誤っているのはどれか。
　A　シナプス後電位の発生は「全か無か」の法則に従う。
　B　抑制性シナプス後電位の発生は塩素イオンの透過性の変化に依存する。
　C　前細胞の興奮に約0.5〜1 msec遅れて後細胞が興奮する。
　D　興奮が前細胞から後細胞へ一方向のみ伝達される。
　E　高頻度刺激を短時間与えた直後はシナプス応答が増大する。

　EPSPおよびIPSPの発生は時間的にも空間的にも加重性を持つ（図3-9）。同一入力経路で発生したEPSPどうしが限られた時間内に加重したり（a），入力経路が異なるが発生部位が近隣のEPSPどうしあるいはIPSPが加重して（b），シナプス後電位が形成される。この加重がシナプス後細胞膜電位に反映され，これが閾値以上になるとシナプス後細胞は発火する。これらの過程が個々のニューロンの情報処理の一部を担っている。

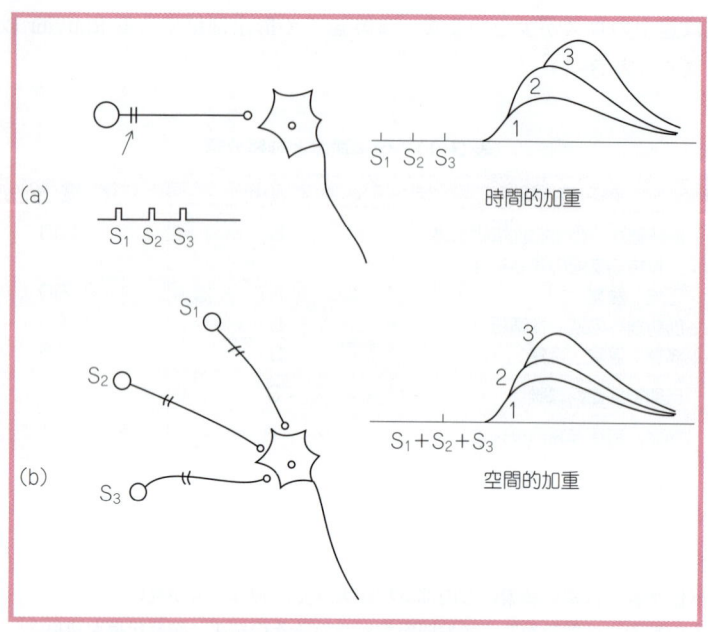

〈図 3-9〉 EPSP の時間的加重（a）と空間的加重（b）
（文献 1），図 8-16）

正解　A
×A　シナプス後電位は，EPSP どうしあるいは EPSP と IPSP とが時間的・空間的に加重したものであり，その発生は「全か無か」の法則には従わない。他方，シナプス後電位が閾値に達して発生する活動電位は「全か無か」の法則に従う。
○B　抑制性シナプス後電位の発生は塩素イオン（Cl^-）の透過性の変化に依存する。
○C　前細胞からの神経伝達物質の放出から後細胞の受容体活性化・イオンの流入と膜電位変化までの一連の過程に要する時間である。
○D　化学的シナプスでは興奮が前細胞から後細胞へ一方向のみ伝達される。
○E　短時間の高頻度刺激でシナプス前終末に Ca^{2+} が取り込まれて遊離したまま留まるため，刺激後数秒間から数分間は神経伝達物質の放出が増大する。そのために，同一強度の入力刺激に対するシナプス応答が増大する（post-tetanic potentiation）。

●Memo　シナプス可塑性●

　大脳皮質や海馬のシナプスでの機能的な可塑性が細胞レベルでの記憶と学習の基礎過程として注目されている。記憶や学習の細胞レベルでのメカニズムとしてシナプス可塑性があげられ，シナプス伝達効率の長期的変化とほぼ同義に考えられている。神経回路網の個々のニューロンにおける情報伝達において，シナプス前ニューロンの発火頻度と発火時間に依存してシナプス伝達効率が長期にわたり増減し，シナプス後細胞の発火パターンが変化する。ニューロンのネットワーク全体に異なる発火パターンが蓄積され，これが記憶の基礎過程であると考えられている。また，シナプス伝達効率の長期的な増減は，その後シナプスに形態的変化を引き起こすうえで重要と考えられている。

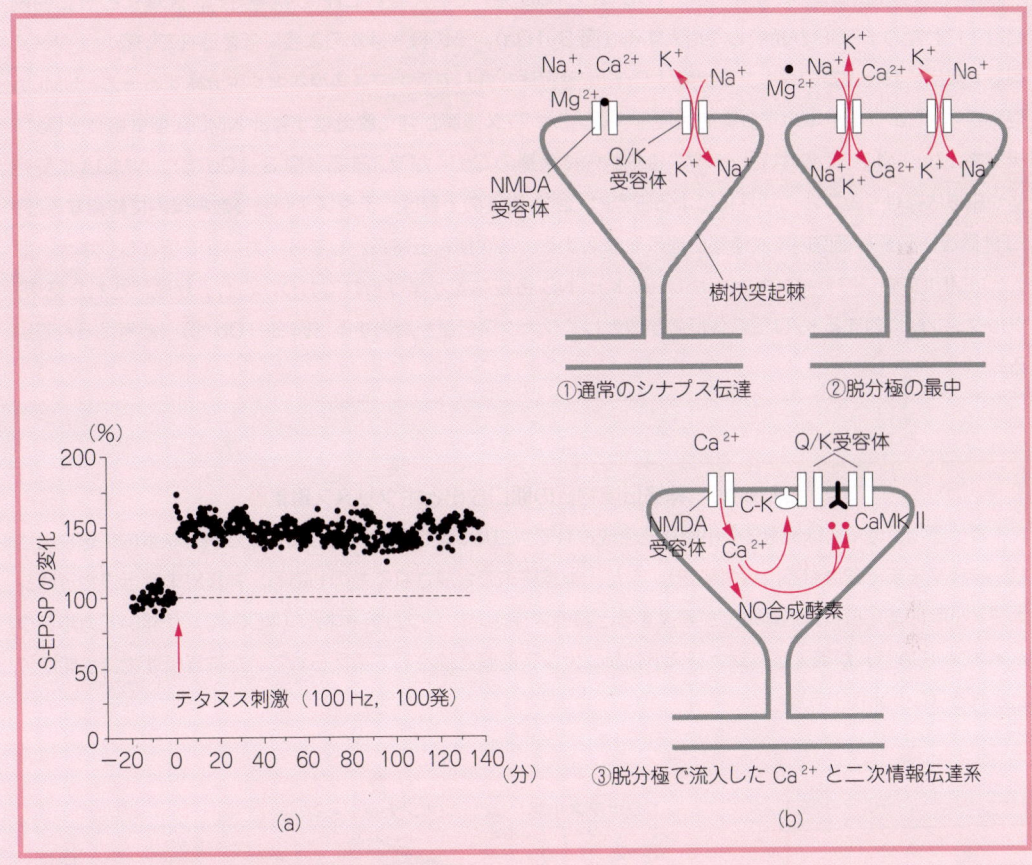

〈図3-10〉　海馬CA1シナプスにおけるLTP
(a) EPSPの経時的変化（藤井論文より）
(b) LTP誘導メカニズム

　海馬CA1ニューロンでは，短時間・高頻度入力刺激を与えると，その後，数時間から数日間にわたりシナプス伝達効率が増強する。この現象は長期増強 long-term potentiation（LTP）と呼ばれ，細胞レベルでの記憶過程と考えられている（図3-10a）。海馬CA1ニューロンの興奮性シナプスの伝達物質はグルタミン酸（glutamate）であり，シナプス後細胞にはグルタミン酸受容体が存在する（図3-10b）。このグルタミン酸受容体は，イオン透過型受容体（ionotropic glutamate receptors）と代謝型受容体（metabotropic receptors：mGluRs）に大別される。イオン透過型受容体はシナプス前終末と相対したシナプス後膜の肥厚

した構造物（postsynaptic density：PSD）に局在しており，薬理学的に，N-methyl-D-aspartate（NMDA）型受容体とnon-NMDA型（Q/K）型受容体に分けられる。Q/K型受容体が活性化すると，ナトリウムやカリウムなど1価の陽イオンチャンネルが開いてシナプス後細胞が興奮する。他方，NMDA型受容体が活性化すると，1価の陽イオンとともにカルシウムイオン（Ca^{2+}）がシナプス後細胞内に流入する。しかし，NMDA型受容体の活性化はシナプス後細胞の膜電位に依存しており，静止膜電位付近ではチャネルがマグネシウムイオン（Mg^{2+}）で閉塞されてCa^{2+}を通さない。通常の単発テスト刺激を入力するとシナプス伝達が起こり，シナプス前終末から放出されたグルタミン酸はQ/K型受容体を活性化しシナプス後細胞を興奮させるものの，興奮が短時間で終わるためにNMDA型受容体はごく限られた活性化に終わる（図3-10b①）。

興奮性入力線維束にテタヌス刺激（100 Hz，100発）を与えるとLTPが誘導され，少なくとも2時間以上にわたりEPSPが持続して増大する（図3-10a）。その機序は次のように考えられている。テタヌス刺激で放出された大量のグルタミン酸はQ/K型受容体を介してシナプス後膜を強く脱分極する一方，NMDA型受容体・Ca^{2+}チャネル複合体を活性化する。シナプス後膜が強く脱分極するとNMDA型受容体・Ca^{2+}チャネルからMg^{2+}が外れてシナプス後細胞内に大量のCa^{2+}が流入する（図3-10b②）。NMDA型受容体や電位依存性チャネルの活性化による細胞内Ca^{2+}濃度の上昇は，テタヌス刺激後数秒以内に終息するが，LTP誘導に必要な細胞内二次情報伝達系を賦活する。二次情報伝達系としては，カリュモデュリンキナーゼⅡ（CaMKⅡ）やプロテインキナーゼC（C-K），NO合成などが挙げられており，これらが賦活された結果，グルタミン酸に対するK/Q受容体反応が増大してシナプス伝達が増強する（図3-10b③），と考えられている。

●Memo　神経伝達物質の開口放出とボツリヌス毒素●

神経伝達物質の多くは細胞体の小胞体で合成されて，ゴルジ装置で分泌顆粒に封入されて軸索内に送り出され，神経終末まで運ばれる（**軸索輸送**）。また，神経終末で合成されるものもある。神経終末で伝達物質はシナプス小胞に蓄えられ，活動電位が到達すると電位依存性カルシウムチャネル（VDCaC）が開いてカルシウムイオン（Ca^{2+}）が流入し，シナプス小胞がシナプス前膜と癒合して蓄えられていた神経伝達物質が開口放出される（C point 1.5）。

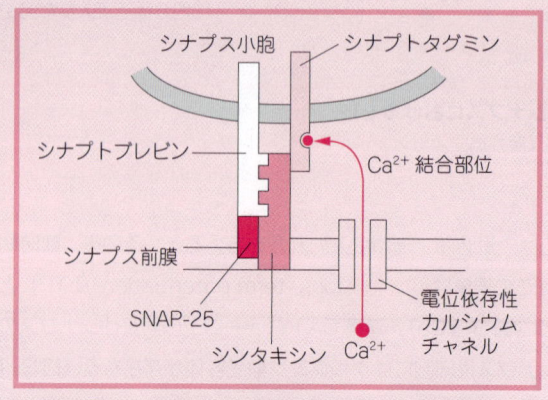

〈図3-11〉　神経伝達物質の開口放出に関与するタンパク質

活動電位が到達して神経終末内の Ca^{2+} 濃度が上昇すると，シナプス小胞側のシナプトブレビンは，シナプス前膜のシンタキシンおよび SANP-25 と複合体を形成し，シナプス小胞がシナプス前膜と結合する（図3-11）。さらに，シナプトタグミンに Ca^{2+} が結合することでシナプス小胞膜とシナプス前膜が癒合し，癒合孔が開口して神経伝達物質がシナプス間隙に開口放出 exocitosis される。これらの過程は 0.2 msec 以内に起こる。

　ボツリヌス毒素は，グラム陽性芽形成嫌悪細菌である *Clostridium botulinum* により産生される。ボツリヌス毒素は抗原性により A～G の 7 型に分類され，最初に分離生成された A 型毒素が最も安定で毒性が強いとされている。ボツリヌス中毒は菌感染によるものではなく，食品中で産生された毒素の経口摂取によって生じる。中毒症状は，重篤でしばしば死に至る進行性の呼吸筋麻痺があり，その他に視力障害，散瞳，眼瞼下垂，運動障害，その他の中枢神経系の障害，腹痛などがある。麻痺は神経筋接合部のシナプス前終末からのアセチルコリン放出が阻害されることにより生じる。この強力な神経筋伝達阻害作用を有する毒素のごく少量を，異常な緊張亢進を示す筋あるいは筋領域に直接注射することにより，攣縮が軽減されることから，A 型ボツリヌス毒素の注射を眼瞼痙攣，片側顔面痙攣および痙性斜頸などの治療へ臨床応用されるようになった。

　ボツリヌス毒素の作用機序としては，コリン作動性神経の神経終末に選択的に作用し，アセチルコリンの開口放出を阻害する。ボツリヌス毒素がエンドサイトーシスによって神経終末内に取りこまれると，開口放出の調節機構にタンパク質 SNAP-25 が切断され，アセチルコリンの放出が阻害される。このボツリヌス毒素の効果は可逆的であり，効果は徐々に消失して約 3～4 か月で元の状態に戻る。

C point 3.5　脊髄反射について

> **問題**　膝蓋腱反射の主要な脊髄中枢はどこか。
> 　　A　$C_{5,6}$
> 　　B　C_7～T_1
> 　　C　$L_{1～2}$
> 　　D　$L_{2～4}$
> 　　E　$S_{1,2}$

　膝蓋腱反射 patellar tendon reflex（PTR）は，膝蓋腱をハンマーで軽く叩打すると反射的に大腿四頭筋が収縮し，下肢が伸展挙上する単シナプス反射である（図3-12）。ハンマーによる叩打で大腿四頭筋内の筋紡錘が伸張されて求心性インパルスが発生し，Iα神経線維を介して脊髄（$L_{2～4}$）にシナプス入力する。ここでニューロンを変えて遠心性神経（運動神経）にインパルスを発生させて，前大腿筋群を収縮させる。同時に求心性インパルスは L_4～S_2 レベルの抑制性介在ニューロンを介して拮抗筋である後大腿筋群を抑制する。このように腱や骨突端の叩打で生じる反射を深部反射 deep reflex と呼ぶ。

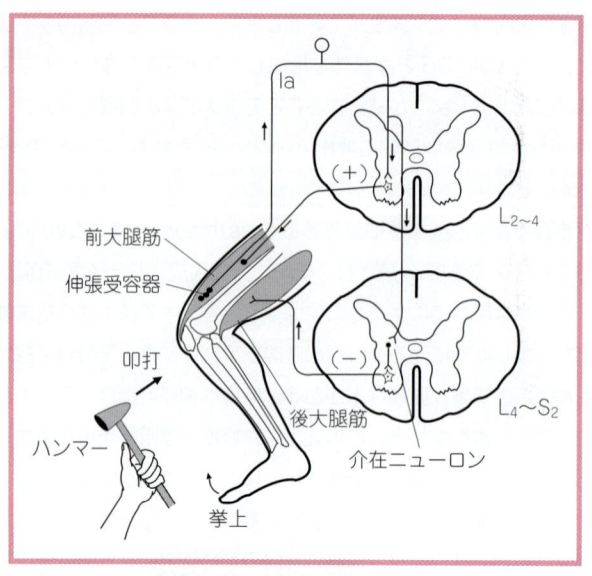

〈図3-12〉 膝蓋腱反射の神経回路
(文献1),図10-6)

日常検査に用いられている主要な深部反射を表3-2に挙げる。

〈表3-2〉 主要な深部反射

反 射	求心神経	中 枢	遠心神経
下顎反射	三叉神経	橋	三叉神経
上腕二頭筋反射	筋皮神経	$C_{5,6}$	筋皮神経
上腕三頭筋反射	橈骨神経	$C_{6,7,8}$	橈骨神経
腕橈骨筋反射	橈骨神経	$C_{5,6}$	橈骨神経
回内筋反射	正中神経	$C_{6,7,8}$, Th_1	正中神経
膝蓋腱反射	大腿神経	$L_{2,3,4}$	大腿神経
アキレス腱反射	脛骨神経	$S_{1,2}$	脛骨神経

正解　D

4. 筋肉の構造と機能

一般目標：筋収縮のメカニズムを理解する

　筋肉は神経と同様に刺激により興奮し，活動電位が生じて収縮する組織である。筋組織は構造と収縮様式の違いにより，骨格筋，心筋，平滑筋の3種類に大別される。この区分に基づいて，本章では，骨格筋，心筋，平滑筋について知識を整理する。

◆チェック事項◆

筋組織について，骨格筋，心筋，平滑筋の構造と機能を対比して説明できる

a. 骨格筋，平滑筋，心筋の機能と構造の概略

　骨格筋は，中には尿道や肛門の括約筋など骨に付着しないものがあるが，大部分は骨に付着して関節の屈伸や姿勢制御を行っている。骨格筋を構成する筋原線維は，太い筋フィラメントと細い筋フィラメントが規則的に配列されて縞模様がみられる。このため，数千の筋原線維の束からなる骨格筋は，横紋筋と呼ばれる。骨格筋は体性神経系の運動神経支配により興奮し収縮し，一般的に随意的に収縮させることができる（随意筋）。骨格筋には，収縮は早いが収縮の持続時間が短い速筋と，収縮は遅いが収縮の持続時間が長い遅筋がある。速筋は肉眼的に白色で，随意的な巧緻運動を行うのに適している。遅筋は肉眼的に暗赤色を呈しているので赤筋とも呼ばれ，姿勢の制御や維持などを行うのに適している。

　平滑筋は消化管，泌尿生殖器，血管など，管状ないし袋状の臓器の壁面を構成している筋組織である。そして，自律神経の支配を受けて収縮する多元性平滑筋と，神経支配を受けず自分自身で収縮する単元性平滑筋がある。平滑筋は意思とは関係なく収縮する点で，不随意筋である。

　心筋は筋線維が横紋筋でありながら収縮には自発性があり，骨格筋と平滑筋の中間的な特徴を持つ。心筋収縮は自律神経調節を受けるものの，単独でも自発性収縮する。心筋も意思とは関係なく収縮する点で，不随意筋である。

b. 骨格筋の構造

　骨格筋は体重の40〜45%を占める体内最大の組織である。骨格筋細胞は数千本の筋原線維からなる多核細胞であり，筋細胞膜 sarcolemma と呼ばれる興奮性膜で包まれている（図4-1）。骨格筋の直径は約80 μm で，長さは属する骨格筋の長さに対応し，長いもので約30 cm に及ぶ。骨格筋の電子顕微鏡像では，細胞内微小構造に明瞭な横紋が見られるため，横紋筋と呼ばれている。すなわち，筋細胞内の筋原線維は規則正しく配列している2種類の筋フィラメントから成り立ち，フィラメントの重なりが横紋を形成する（図4-1f）。

　筋フィラメントには太いフィラメントと細いフィラメントの2種類があり，筋原線維内でお互いに入り組んでいる。細いフィラメントは明るく見えることから I 帯 isotropic band と呼ばれる。太いフィラ

メントは暗く見えることから，A帯 anisotropic band と呼ばれ，このうち細いフィラメントとの重なりがない中央の部分をH帯と呼ぶ。細いフィラメントはZ帯（Z線）で固定され，Z帯の間を筋節と呼ぶ。

c. 筋フィラメントの微細構造

細いフィラメントはアクチンフィラメントと呼ばれ，らせん状の2本のアクチンにトロポミオシンが巻きつくような構造をとる。トロポミオシンの決まった部位にトロポニンが結合しており，これらが調節タンパク質としてアクチンをミオシンと結合させるのを防いでいる（図4-2b）。

太いフィラメントはミオシンフィラメントと呼ばれ，トリプシン処理してタンパク質を切断すると頭部側のHメロミオシン尾側のLメロミオシンに分かれる。ミオシン頭部は，ATP分解酵素活性を有し，アクチンとの結合能を持つ（図4-2a）。

筋肉の収縮はATPを必要とするアクチンとミオシンの化学反応であり，アクチンとミオシンが互いに滑り込むことにより生じる（滑走説 sliding theory）。普段はトロポニンおよびトロポミオシンによりアクチンとミオシンの結合が妨げられ，筋収縮しない。しかし，カルシウムイオン（Ca^{2+}）がトロポニンと結合すると，立体構造が変化してトロポニンとトロポミオシンによる結合抑制作用が解除されて，アクチンとミオシンは連結橋（クロスブリッジ cross bridge）を形成するようになる。そして，ミオシン頭部のATP分解酵素が働き，ATPの分解エネルギーを得てミオシンフィラメント頭部がアクチンと解離して一方向へ回転することにより，フィラメントがお互いに滑走して筋収縮が起こるといわれている（図4-3）。しかし，この滑走説にはいまだ不明な点も多い。

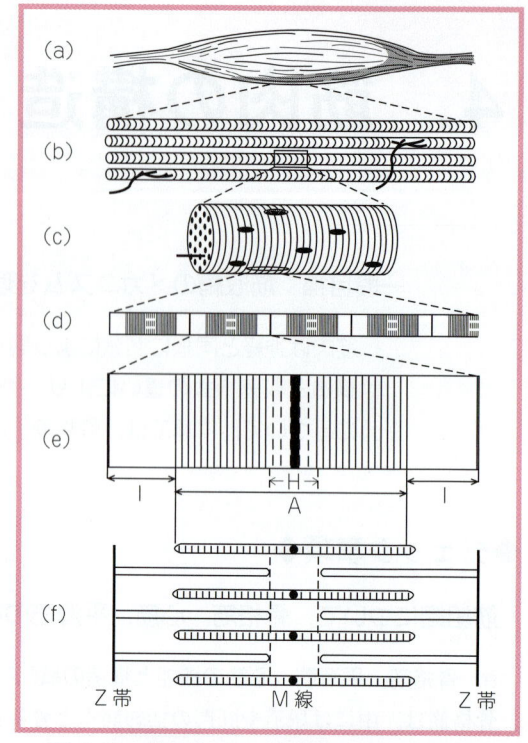

〈図4-1〉 横紋筋（a），筋線維（b），同部分拡大図（c），筋原線維（d），筋節（e, f）
(Huxley, 1958)
eはA帯，I帯，H帯を，fは太いフィラメントと細いフィラメントの配列を示す。

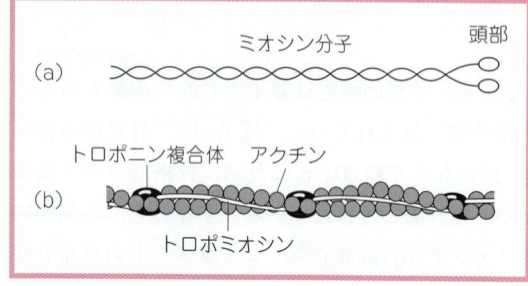

〈図4-2〉 ミオシン分子模式図（a）とアクチンフィラメント（b）
（江橋, 1964）

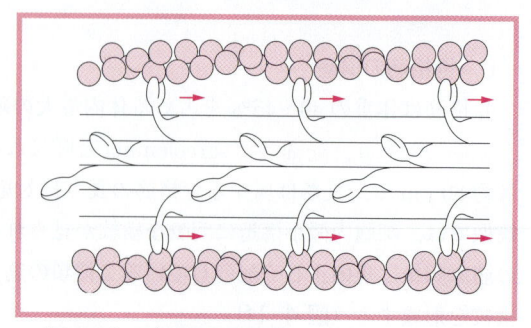

〈図4-3〉 連結橋の模式図

d. 骨格筋の収縮機構

神経終末から伝達された興奮が筋線維で活動電位を生じ，これが骨格筋細胞内部を伝播して筋収縮を引き起こす。これを**興奮-収縮連関** excitation-contraction (EC) coupling という。前述したように，**骨格筋の収縮には細胞内 Ca^{2+} 濃度の上昇が必要である**。ここで，神経終末の活動電位がどのような過程で骨格筋細胞内 Ca^{2+} 濃度の上昇に帰結するのかを整理する。

α運動ニューロンの軸索末端からアセチルコリンが放出されることで筋収縮が始まる。ニコチン性アセチルコリン作動性受容体の活性化の結果として，神経-筋接合部のシナプス後膜に大きな EPSP が引き起こされる。筋細胞の細胞膜には電位依存性 Na^+ チャネルがあるため，この EPSP は筋線維に活動電位を発生させるのに充分で，筋細胞膜の脱分極はやがて**横行小管（T 管 transverse tube）に伝播する**（図 4-4）。

T 管は神経-筋接合部に伝わってきた運動ニューロンからの活動電位を筋細胞内に伝える役目を持つ器官で，筋細胞表面から細胞内に入り込み筋原線維を取り囲むようなネットワークを作っている。**T 管を伝播した活動電位が，筋原線維に隣接した筋小胞体より Ca^{2+} を放出させる**。骨格筋細胞内の Ca^{2+} 濃度が 10^{-6} mol/l 程度に上昇すると筋線維が収縮し始め，10^{-4} mol/l 程度に上昇するとその張力は最大になる。

その後 T 管の興奮が終息すると，速やかに筋線維は弛緩する。筋小胞体にはトロポニンよりも Ca^{2+} 親和性の高いカルシウムポンプがあり，1 分子の ATP 分解で 2 分子の Ca^{2+} が筋小胞体内に能動輸送される。筋細胞内の Ca^{2+} はカルシウムポンプによって速やかに筋小胞体内に取り込まれるため，T 管の興奮が終息して筋小胞体からの Ca^{2+} 放出がなくなると，速やかに細胞内 Ca^{2+} 濃度が低下して筋線維は弛緩するのである。

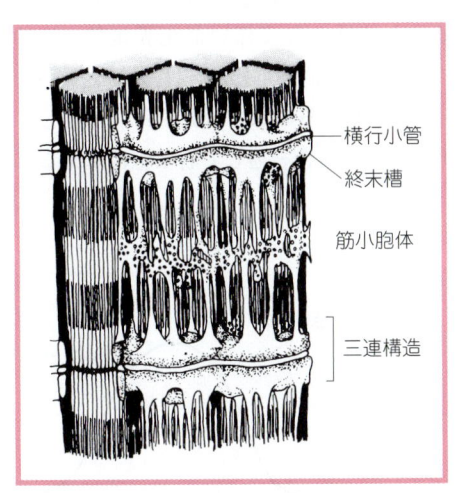

〈図 4-4〉 カエル縫工筋の内部構造
(Peachey, 1965)
筋小胞体 sarcoplasmic reticulum は，Z 帯にそって走り，その枝は細胞を横切るように出て A 帯と I 帯の境目で網目をつくる。T 管は Z 帯の筋小胞体の終末槽と隣接し三連構造を形成する。

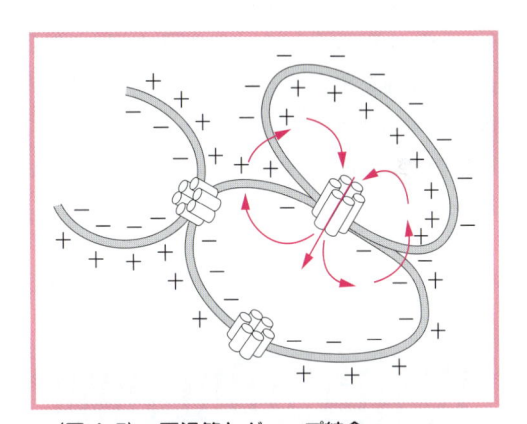

〈図 4-5〉 平滑筋とギャップ結合
ギャップジャンクションを介して興奮が細胞間を伝播する。

e. 平滑筋の収縮機構

平滑筋細胞は紡錘形の単核細胞で，隣接の筋どうしはギャップ結合 gap junction で組織的・電気的に結合しており，隣接細胞の興奮が直接伝達される（図4-5）。そのため平滑筋では一群の筋細胞が1つのユニットとして収縮ないし弛緩する。

平滑筋の筋線維は，骨格筋同様にアクチンとミオシンの2つのフィラメントによるが，骨格筋と異なりやや不規則に並んでいるために横紋構造がみられない。平滑筋線維の収縮も骨格筋同様に両フィラメントの滑走によるが，アクチン，ミオシン，ATP，ATP分解酵素は骨格筋と比較して少ないため，収縮速度が遅く張力も弱い。

平滑筋線維の収縮は，骨格筋と比較して緩やかな細胞膜脱分極 slow wave に依存し，骨格筋と比較し緩徐で持続時間が長い。また，自律神経やホルモン，そのほかの化学的刺激，機械的刺激が膜電位の変化に影響を及ぼして筋収縮を調節する。細胞膜が脱分極すると電位依存性 Ca^{2+} チャネルから Ca^{2+} が流入し，細胞内 Ca^{2+} 濃度が上昇して，筋線維の収縮が開始する。また，平滑筋線維の収縮は，受容体刺激の結果産生されたイノシトール3リン酸（IP_3）の働きにより筋小胞体から放出された Ca^{2+} にも依存する。

f. 心筋細胞の収縮機構

心筋は筋線維が横紋筋でありながら収縮に自発性があるという，骨格筋と平滑筋の中間的な特徴を持つ。筋原線維は骨格筋同様にアクチンフィラメントとミオシンフィラメントが規則的に並んでいる。両フィラメントに対するトロポニンとトロポミオシンによる結合抑制作用は，骨格筋同様に筋小胞体よりの細胞内への Ca^{2+} が放出により解除される。一方，平滑筋と同様に隣接した心筋細胞どうしはギャップ結合で結ばれ，お互いに密接に結びついて単一細胞と同様な形で収縮する機能的合胞体 functional syncytium を形成している（図4-7）。さらに，心筋の電気的な特性として深い静止膜電位（−90 mV），急速なオーバーシュートを伴う持続時間が長い（150〜300 msec）活動電位が挙げられる（図4-6）。心筋に外からの刺激がなくても自発的に収縮するという自動性があるのは，自発的に繰り返して脱分極する歩調とり細胞 pace maker cell があり，その興奮がギャップ結合を通して筋細胞に伝えられるからである。

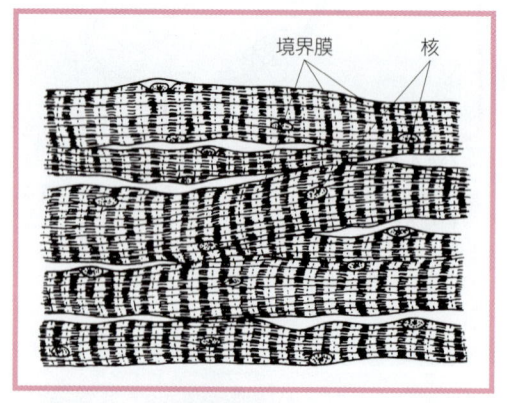

〈図4-6〉 心筋細胞模式図（Guyton, 1971）

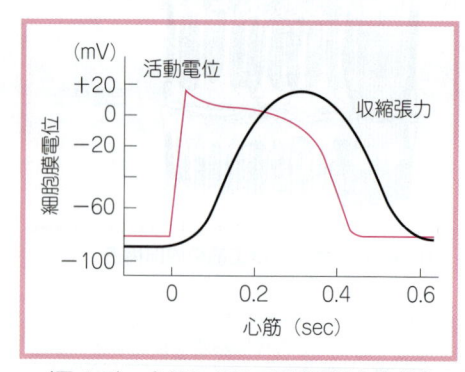

〈図4-7〉 心筋における活動電位と収縮力

演習編

C point 4.1　骨格筋の構造

> **問題**　骨格筋の構造に<u>含まれない</u>のはどれか。
> 　A　アクチン
> 　B　ミオシン
> 　C　トロポニン
> 　D　Z 帯
> 　E　ギャップ結合

横紋筋 striated muscle である骨格筋の細胞骨格を問う。横紋筋の基本収縮ユニットは筋節 sarcomere と呼ばれる細胞骨格からなる。筋節はアクチン actin とトロポニン troponin およびトロポミオシン tropomyosin で構成される細いフィラメントと，ミオシン myosin で構成される太いフィラメントからなる。多数の筋節端どうしが Z 帯により機械的に結合して筋原線維を形成し，これが多数集合して筋線維が形成される。筋線維は筋細胞膜 sarcolemma と呼ばれる興奮性膜で包まれ，複数の核が存在して横紋筋を形成している。

ギャップ結合 gap junction（図 4-8）は，平滑筋や心筋で活動電位を隣接細胞に伝達する機構である。ギャップ結合部にはイオンチャネル（コネクソン）が配列され，小型イオンを行き来させることにより隣接細胞どうしを電気的に結合させている。この構造は，一つの筋細胞に発生した活動電位を変形することなく細胞を越えて一群の筋細胞に速やかに広げることができる。コネクソンは 6 個のサブユニット（コネクシン）からなっている。コネクソンの開閉には，特殊な化学信号，例えば細胞内 Ca^{2+} 濃度の変化が関与し，コネクシンの配列を変化させることで生じると考えられている。

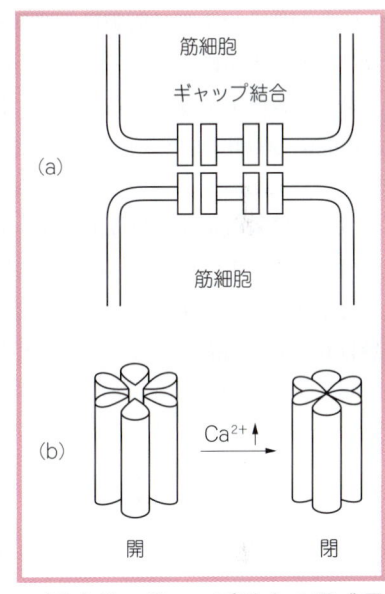

〈図 4-8〉　**ギャップ結合の模式図 (a) とコネクソン (b)**
コネクシンのコンフォメーション変化によりギャップ結合が閉じる。

正解	E
○A　横紋筋の細胞骨格の一部で，細いフィラメントを構成する。
○B　横紋筋の細胞骨格の一部で，太いフィラメントを構成する。
○C　横紋筋の細胞骨格の一部で，細いフィラメントを構成する。
○D　横紋筋節どうしを機械的に結合させている部位。
×E　平滑筋や心筋は隣接した細胞どうしが組織学的・機能的にギャップ結合で結ばれ，単一細胞と同様な形で収縮する機能的合胞体 functional syncytium を形成する。

C point 4.2 骨格筋の収縮と神経筋接合部

> **問題** 骨格筋の収縮メカニズムで正しいのはどれか。
> A 神経終末からのアドレナリンの放出で終板電位が発生する。
> B 筋膜の脱分極は電位依存性カルシウムチャネルの活性化で生じる。
> C 筋の活動電位がT管に達すると細胞内カルシウム濃度が増大する。
> D 筋小胞体にカルシウムイオンが取り込まれると筋収縮が始まる。
> E アクチンとミオシンの解離・結合はクレアチンリン酸の加水分解が必要である。

運動ニューロン軸索と骨格筋線維の間の興奮伝達は神経筋接合部 neuro-muscular junction で行われる。神経筋接合部はシナプスの一種であり，伝達物質はアセチルコリンである。運動ニューロン終末に面する筋線維の膜は終板 endplate と呼ばれ，一定間隔で陥凹し接合ひだを形成している（図4-9a）。これらが作るシナプス間隙は，ニューロンどうしの間隙（20 nm）よりもやや広く（50～100 nm），接合ひだの入口部にニコチン性アセチルコリン受容体が密集している。

シナプス終末からアセチルコリンが遊離すると，終板のアセチルコリン受容体が活性化して終板電位 endplate potential が発生する。終板電位は局所電位のひとつであり，加えた刺激の強さに応じて変化する。

ついで終板電位が閾値以上に達すると，筋膜上の電位依存性 Na^+ チャネルが活性化して筋線維が脱分極し，活動電位 action potential が発生する（図4-10）。

活動電位は筋肉細胞の全長に伝導され，T管に達する。さらにT管を活動電位が筋細胞内へ広く伝播して，筋小胞体より Ca^{2+} が放出され筋収縮が開始される（図4-11）。

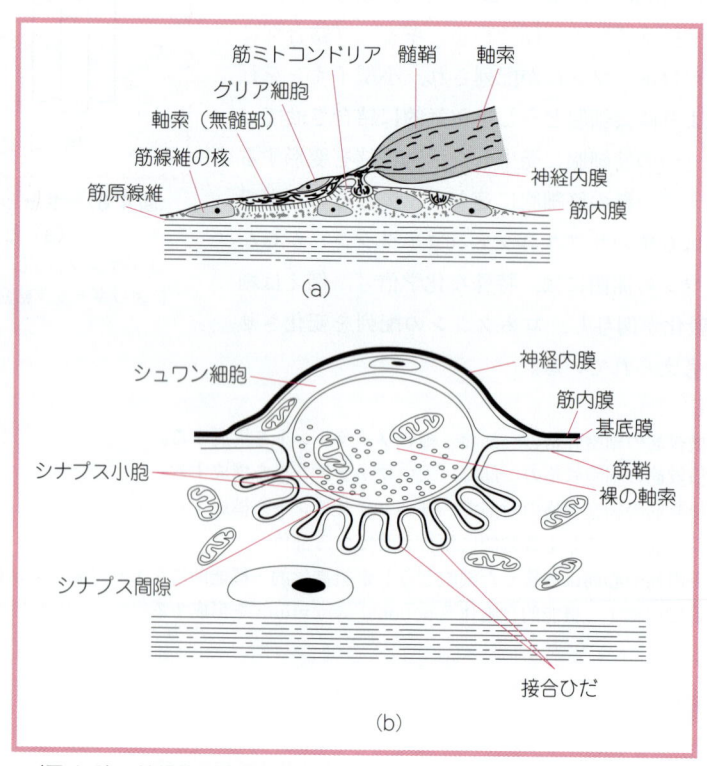

〈図4-9〉 神経筋接合部の模式図 ((a)：Eccles, 1964)

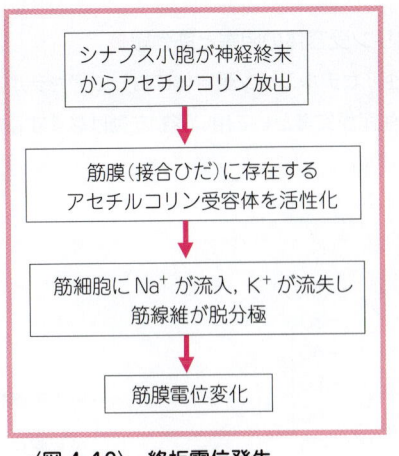

```
┌─────────────────────────────┐
│  シナプス小胞が神経終末      │
│  からアセチルコリン放出      │
└──────────────┬──────────────┘
               ▼
┌─────────────────────────────┐
│  筋膜（接合ひだ）に存在する  │
│  アセチルコリン受容体を活性化│
└──────────────┬──────────────┘
               ▼
┌─────────────────────────────┐
│  筋細胞にNa⁺が流入，K⁺が流失し│
│  筋線維が脱分極              │
└──────────────┬──────────────┘
               ▼
┌─────────────────────────────┐
│  筋膜電位変化                │
└─────────────────────────────┘
```

〈図 4-10〉 終板電位発生

```
┌─────────────────────────────┐
│  神経終末への活動電位の到達  │
└──────────────┬──────────────┘
               ▼
┌─────────────────────────────┐
│  神経終末からのアセチルコリン放出│
└──────────────┬──────────────┘
               ▼
┌─────────────────────────────┐
│  終板電位の発生              │
└──────────────┬──────────────┘
               ▼
┌─────────────────────────────┐
│  筋膜の脱分極                │
└──────────────┬──────────────┘
               ▼
┌─────────────────────────────┐
│  T管の脱分極                 │
└──────────────┬──────────────┘
               ▼
┌─────────────────────────────┐
│  筋小胞体よりのCa²⁺放出と    │
│  細胞内Ca²⁺濃度の増加        │
└──────────────┬──────────────┘
               ▼
┌─────────────────────────────┐
│  アクチンとミオシンのクロスブリッジ形成│
└──────────────┬──────────────┘
               ▼
┌─────────────────────────────┐
│  筋収縮の開始                │
└─────────────────────────────┘
```

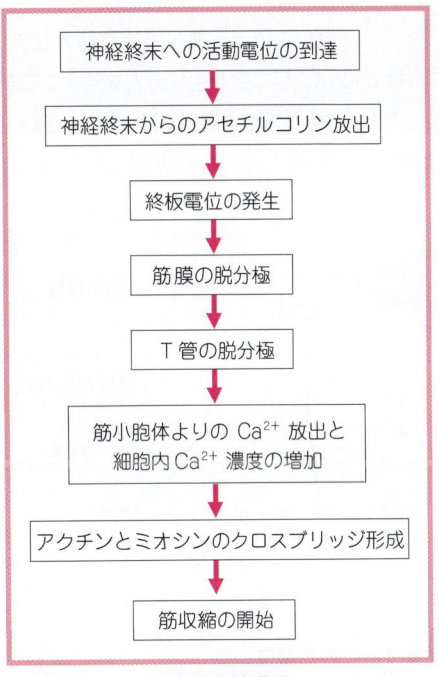

〈図 4-11〉 骨格筋収縮過程

正解　C

× A　骨格筋の神経筋接合部で放出される神経伝達物質はアセチルコリンである。

× B　神経筋接合部のアセチルコリン受容体の活性化で局所電流が生じると，周囲の電位依存性ナトリウムチャネルが自己再生的に活性化して，筋膜が脱分極する。

○ C　筋膜の脱分極がT管に達し，T管が脱分極すると，筋細胞内にある小胞体のカルシウムチャネルが開口する。

× D　筋線維の収縮には，筋小胞体よりの放出に依存した細胞内 Ca^{2+} 濃度の上昇が必要である。

× E　アクチンとミオシンがクロスブリッジを形成し，互いに滑走して筋収縮が起こる。その際の直接のエネルギー源はATPの加水分解で得られる。筋線維内の利用可能なATPは約3 mmol/lで，筋肉収縮時には数秒以内ですべて加水分解される。収縮が維持されるためにクレアチンリン酸が高エネルギーリン酸として筋細胞に蓄積され，ATPが分解されるとエネルギーをただちに移行させてATPを再合成する。

●Memo　神経筋接合部アセチルコリン受容体の阻害と筋弛緩●

　クラーレは d-ツボクラニンを主成分とする。ニコチン性アセチルコリン受容体に対してアセチルコリンの結合を競合阻害し，終板電位の発生を抑制する。南米の原住民が矢毒として用い獲物を動けなくするために使用されていた。

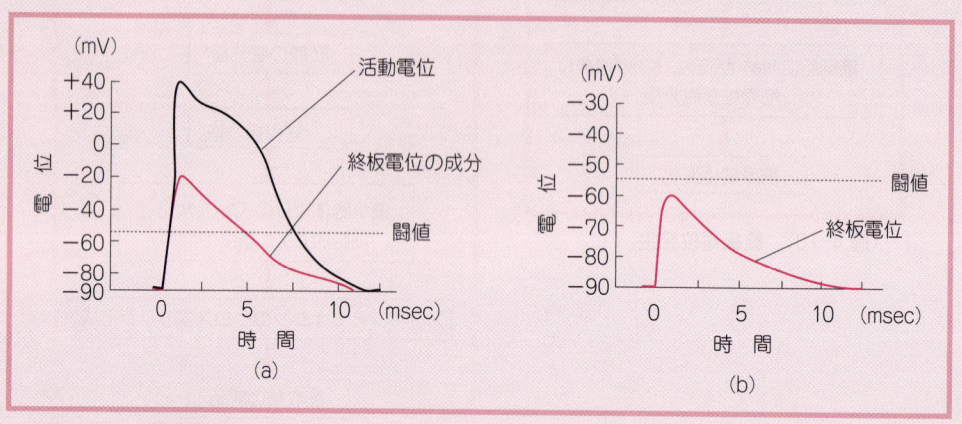

〈図 4-12〉　終板電位
(a) クラーレなし，(b) クラーレ存在下

　終板電位は約 1〜2 msec で起こる短い脱分極と，引き続いて起こるゆっくりとした再分極からなる。神経終末から放出されるアセチルコリン量は刺激の強さに依存し，活性化されるアセチルコリン受容体の数は放出されるアセチルコリン量に依存するために，発生する終板電位は刺激の程度に依存し，全か無かの法則には従わない。

　クラーレなしの生理的条件下では，神経刺激で発生する終板電位は活動電位を発生させるに十分な大きさである（図 4-12a）。しかし，ごく少量のクラーレ存在下では，アセチルコリンが競合阻害されて受容体が十分に活性化せず，筋細胞膜に活動電位が発生するに至らない（図 4-12b）。

C point 4.3　筋収縮機構

> **問題**　骨格筋の収縮機構として誤っているのはどれか。
> A　活動電位は横行小管（T管）を経由して伝えられる。
> B　筋小胞体は活動電位に反応してカルシウムイオンを放出する。
> C　トロポニンはカルシウムイオンにより立体構造が変化する。
> D　アクチン頭部はATPase活性を持つ。
> E　アクチンとミオシンが互いに滑り込む。

骨格筋線維の収縮はアクチンとミオシンが互いに滑り込むことにより生じる。静止状態ではトロポニンおよびトロポミオシンによりアクチンとミオシンの結合が妨げられ筋収縮しない。

骨格筋収縮は神経筋接合部の興奮から始まる。終板から始まる筋膜線維の脱分極がT管を波及すると、筋小胞体のカルシウムチャネルが開口し筋細胞内にCa^{2+}が放出される。このCa^{2+}がトロポニンと結合し立体構造が変化すると、トロポニンとトロポミオシンによるアクチン-ミオシン間の結合抑制作用が解除される。そして、ミオシン頭部のATP分解酵素が働き、ATPの分解エネルギーを得てミオシンフィラメント頭部がアクチンと解離し、一方向へ回転することで、アクチンとミオシンの両フィラメントがお互いに滑走して筋収縮が起こる。

正解　D

○A　活動電位は横行小管（T管）を経由して筋細胞内部に伝播する。
○B　トロポニンはCa^{2+}と結合して立体構造を変化させ、トロポミオシンのアクチン-ミオシン結合抑制作用を解除する。
○C　普段はトロポニンおよびトロポミオシンによりアクチンとミオシンの結合が妨げられ、筋収縮しない。
×D　ATPase活性はミオシン頭部に存在する。ATPaseによりATPを分解したエネルギーを得てミオシン頭部が回転し、アクチンとミオシンが互いに滑り込む。
○E　アクチンとミオシンが互いに滑り込むことで筋収縮が起こる。

5. 神経系の構造と機能

> 一般目標：神経系の構造と機能を理解する

　神経系は，脳・脊髄より構成される中枢神経と，中枢神経より発して全身に分布する末梢神経に分かれる。末梢神経は，体性神経，自律神経系および腸管神経系からなる。自律神経系は血管や内臓を支配する神経系の一部をなし，腸管神経系は独立して腸の活動を調節する。これら神経系の構造と機能についてまとめる。

◆チェック事項◆

1）中枢神経系と末梢神経の構成を概説できる

　中枢神経 central nervous system（CNS）は脳と脊髄よりなる。末梢神経 peripheral nervous system（PNS）は，体性神経系，自律神経系および腸管神経系からなる。末梢神経は機能上，求心性神経 afferent fiber と遠心性神経 efferent fiber の別がある。求心性神経は，末梢受容器から得た内外環境に関する情報を中枢神経に伝える。遠心性神経は末端の効果器に連絡し，中枢神経からの情報を伝える。

末梢神経の構造と機能
（1）体性神経系

　体性神経系 somatic nervous system は12対の脳神経と脊髄から出る31対の脊髄神経で構成される。このうち，脳神経 cranial nerve で三叉（V），顔面（VII），舌咽（IX），迷走（X）の4対の神経は感覚神経と運動神経の両方を含む。嗅（I），視（II），聴（VIII）は，感覚神経のみで構成される。動眼（III），滑車（IV），外転（VI），副（XI），舌下（XII）は運動神経のみで構成される。脊髄神経 spinal nerve は，すべてに感覚神経と運動神経の両方が含まれている。各脊髄分節からは1対の脊髄神経が出ており，それぞれは感覚神経が走る後根 dorsal root と運動神経が走る前根 ventral root からなる。感覚神経の細胞体は後根神経節 dorsal root ganglion にある（図5-1）。

　体性神経系は，大脳皮質からの命令による運動機能の統御に関与する一方で，皮膚感覚，深部感覚などの体性感覚および視覚，聴覚などの特殊感覚をもとに骨格筋に反射を起こして，運動機能を調節

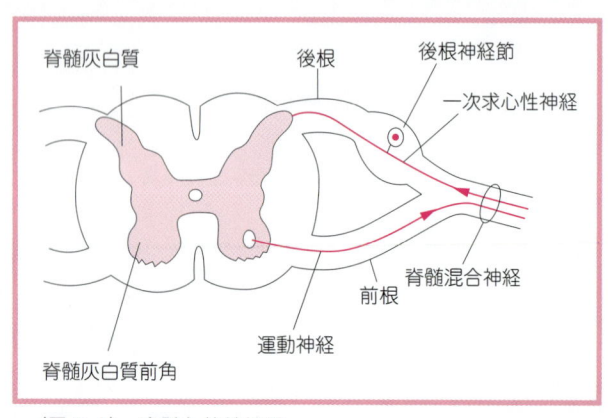

〈図5-1〉　脊髄と体性神経

する。

(2) 自律神経系

自律神経系 autonomic nervous system は内臓の運動神経系を構成している。自律神経は，交感神経系 sympathetic nervous system と副交感神経系 parasympathetic nervous system に分かれる。交感神経系および副交感神経系の節前ニューロンは脳幹ないし脊髄に細胞体を持ち，有髄性の軸索を出す。節前ニューロンの末端は，自律神経節 autonomic ganglion において節後ニューロンとシナプスを形成する。交感神経および副交感神経の節前ニューロンのシナプス終末からはアセチルコリンが放出される。交感神経系および副交感神経系の節後ニューロンは無髄である。交感神経系では神経節が脊髄近傍にあるため（脊髄傍鎖，図5-2），節前ニューロンの軸索は短く節後ニューロンの軸索は長い。節後ニューロンが用いる主な神経伝達物質はノルアドレナリンである（表5-1）。副交感神経系の節前ニューロンの軸索は脳幹および仙髄から出て，臓器近傍の神経節で節後ニューロンとシナプスを形成する。このため節後ニューロンの軸索は短く，その末端でアセチルコリンを放出する。自律神経系の標的組織・器官は，平滑筋，心筋，内分泌腺，外分泌腺，肝臓，腎臓傍糸球体，脂肪細胞などであり，その活動は体性感覚系および中枢神経系を介して伝わる感覚情報により変化する。自律神経系の調節は最終的には視床下部や大脳辺縁系でなされ，基本的に大脳の支配から独立しているために，意識にのぼることがない。

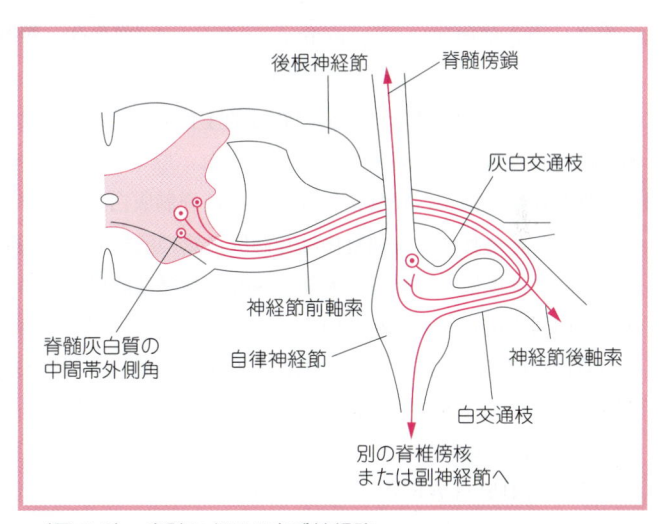

〈図5-2〉 脊髄における交感神経路

〈表5-1〉 自律神経系の特徴

	節前ニューロン	節後ニューロンの神経伝達物質
交感神経	胸腰髄 脊髄神経 T_1〜T_{12}, L_1〜L_2	ノルアドレナリン ニューロペプチドY ATP
副交感神経	脳幹および仙髄 第 III, VII, IX, X 脳神経 脊髄神経 S_2〜S_3	アセチルコリン 血管作動性ペプチド（VIP）

(3) 腸神経系

腸神経系 enteric nervous system は，相互につながった神経細胞のネットワーク（神経叢）よりなる。内輪状筋と外縦走筋の間にアウエルバッハ神経叢 Auerbach's plexus，より内側の粘膜下層にマイスナー神経叢 Meissner's plexus がある（図5-3）。腸神経系の活動性は交感・副交感神経によって調節されるが，自律神経により伝えられる中枢指令がなくても自律的に働き，基本的な機能が維持される。ノルアドレナリンは消化管運動を抑制する。その他，複数の神経ペプチド（ニューロペプチドY，VIP，ソマトスタチン，サブスタンスP）などが関与している。

2) 脊髄の構造・機能局在と伝導路について

成人の中枢神経系は 1200～1400 g で全体重の 2～2.5% である。このうち脳が大部分を占め，脊髄 spinal cord は約 25 g，全体重の 0.05% を占めるにすぎない。椎骨に応じて 31 の分節（$C_{1～8}$, $T_{1～12}$, $L_{1～5}$, $S_{1～5}$, O_1）に分かれ，各分節から 1 対の脊髄神経を出す。また，腰仙神経根は脊椎管内を下行し，馬尾 cauda equina を形成する。

脊髄は中心部の灰白質 gray matter と周辺部の白質 white matter は肉眼的に明

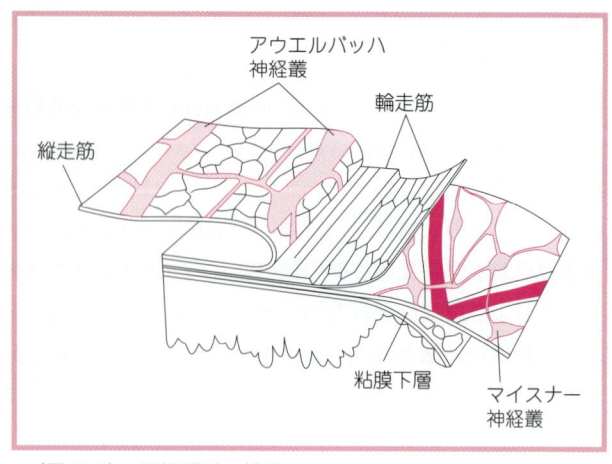

〈図 5-3〉 腸神経系の構造

瞭に見分けることが可能で，灰白質は約 1 億個の神経細胞の細胞体を含み，白質は神経線維よりなる。中心管 central canal は脳脊髄液に満たされ，脳室やくも膜下腔と連絡している。

感覚神経は後根から脊髄に入り，多くは脊髄灰白質の後角 dorsal horn にある脊髄神経とシナプスを作っている。運動神経の細胞体は脊髄灰白質の前角 ventral horn にあり，その軸索は前根より出ていく。求心性神経は後根より脊髄に入り，遠心性神経は前根より出ていくという法則を，ベル・マジェンディの法則 Bell-Magendie law という。

白質は脳内に起始部ないし終末部を有する経路（上行性および下行性経路）で構成される（図 5-4）。下行性経路として重要なものに，皮質脊髄路と網様体脊髄路がある。皮質脊髄路は錐体路 pyramidal tract とも呼ばれ，随意運動に関して重要な役割を持つ。この経路は大脳皮質運動野（Brodmann の第 4 野），前運動野（第 6 野）および頭頂葉など広い領域に起源を持ち，脊髄各レベルの前角で α 運動神経とシナプスを形成する。内包，大脳脚を下行して，大部分が延髄錐体で交叉し体側の側索を下行する（外側皮質脊髄路）。一方，錐体で交叉しない一部の線維は前索を下行し，脊髄の各分節で白質交連を通って対側の前角に達する（腹側皮質脊髄路）。網様体脊髄路は錐体外路 extrapyramidal tract とも呼ばれ，筋緊張や運動の調節に関与する。錐体外路には他に前庭脊髄路，視蓋脊髄路，赤核脊髄路もある。これらは介在ニューロンを介して前角の α 運動神経細胞に作用しているらしい。

上行性経路として重要なものに，脊髄視床路，後索，脊髄小脳路がある。脊髄視床路は対側の痛覚，触覚の一部，温痛覚などの表在知覚を伝える。表在知覚は後根より脊髄に入った後，一部はリッサウア路を 1～2 髄節上行あるいは下行し，他は直接後角に入る。後角を 1～2 髄節上行してニューロンを変え，中心管付近にある灰白質交連を通って対側の脊髄視床路を上行し，視床後外側腹側核（VPL）に終わる。

振動覚，運動覚，位置覚，触覚の一部など深部知覚は同側の後索 posterior column を上行して，延髄下部の薄束核あるいは楔状束核に至る。ここでニューロンを変えて対側に渡り上行して，視床後外側腹側核（VPL）に終わる。ちなみに腰仙髄および胸頸髄からの深部知覚は，それぞれ薄束（Goll 束）および楔状束（Burdach 束）を上行する。筋紡錘や腱紡錘，関節膜など深部組織の受容器よりの固有覚や皮膚感覚の一部は，同側の脊髄小脳路を上行して下小脳脚より小脳に入り，小脳虫部の顆粒神経細胞層に終わる。

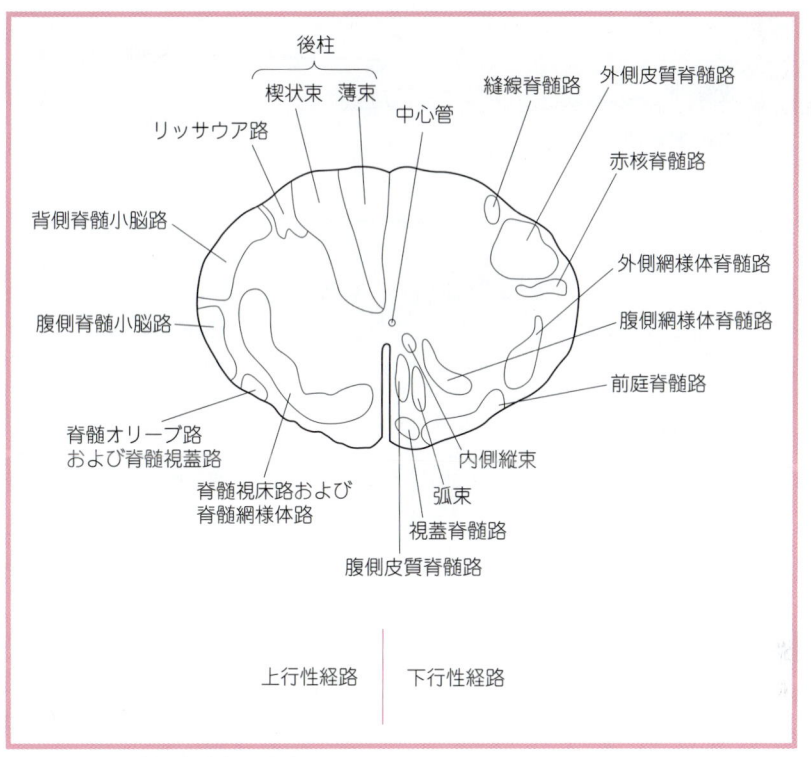

〈図 5-4〉 脊髄白質内の経路

3）脳幹と脳神経

　脳幹は下方から上方に向かって，①延髄 medulla oblongata，②橋 pons，③中脳 mesencephalon (midbrain) に分かれる（図 5-5）。これらは，脊髄と小脳および間脳をつなぐ位置にあり，多くの脳神経が出入りしている（図 5-6）。また，これらには，①脳神経核，②脊髄からの上行性路および間脳からの下行性路，③小脳との連絡路，および，④網様体 reticular formation が存在する。中脳上部には赤核や黒質など，機能上は大脳基底核に属する核もある。

a. 延　髄

　背側では後索（薄束と楔状束）が上行し，それぞれの核に終わる。脳神経核では第 VII, VIII, IX, X, XI および XII 脳神経に関連する諸核がある。その他，疑核，オリーブ核がある（図 5-7）。
　腹側からは IX, X, XI および XII 脳神経が出る。延髄の病変でこれらの脳神経が両側性に障害され，

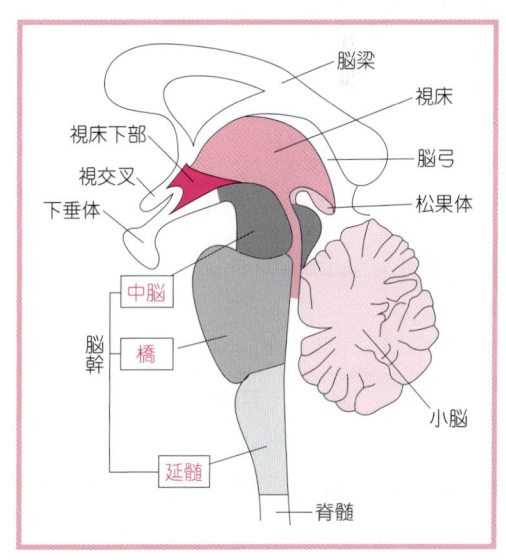

〈図 5-5〉 脳幹の各部位

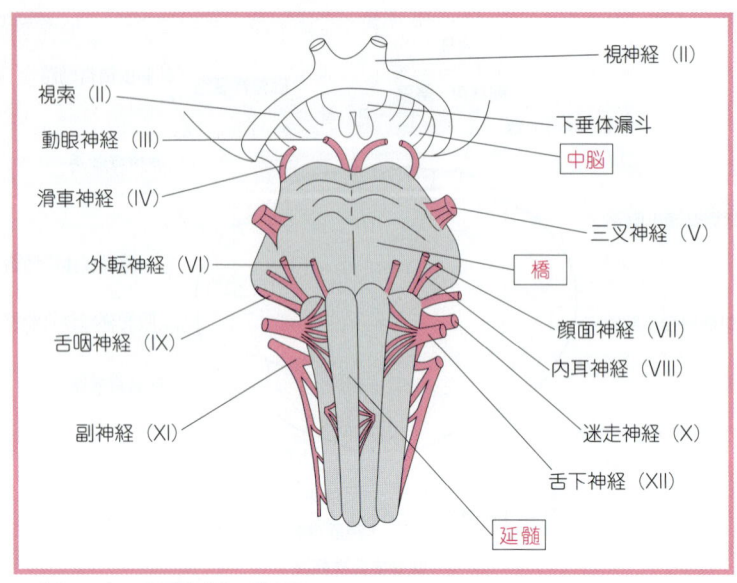

〈図5-6〉 脳幹腹側と脳神経

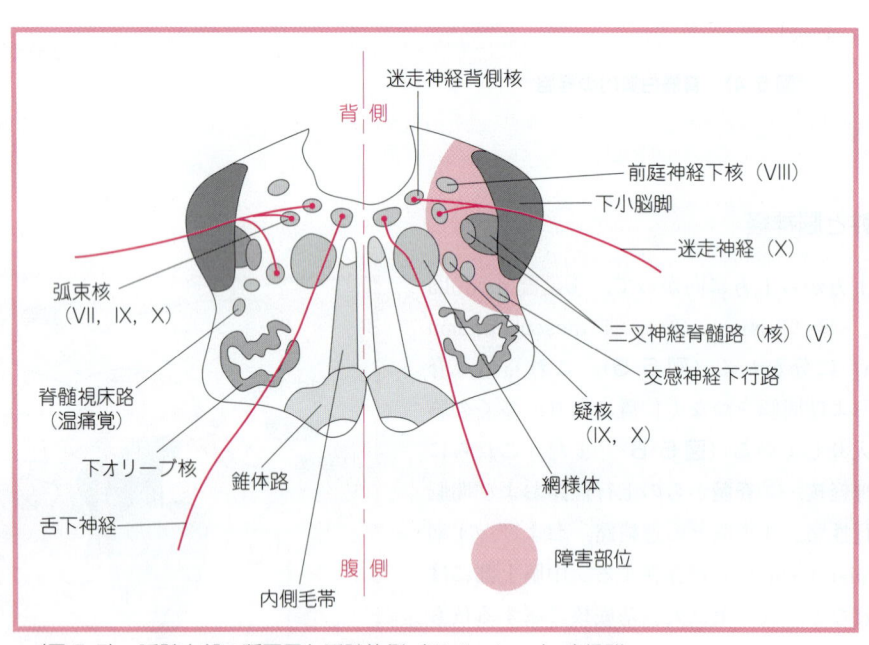

〈図5-7〉 延髄中部の断面図と延髄外側（Wallenberg）症候群

　発語，嚥下，咀嚼ができなくなった状態を球麻痺という。また，腹側では錐体路が脊髄と延髄の境界部で交叉する。
　中心管付近にある網様体には血圧調節および呼吸中枢がある。小脳扁桃ヘルニアによる延髄障害では，呼吸停止の危険がある。
　椎骨動脈ないし後下小脳動脈の閉塞で延髄外側が障害されるとワレンベルグ Wallenberg 症候群が出現する（図5-7）。障害部位に対応する症状を表5-2にまとめる。

〈表5-2〉 延髄外側 (Wallenberg) 症候群と症状

	徴候および症状	障害部位
病側	1. 小脳失調 2. 顔面の温痛覚障害 3. 眼振, めまい, 吐き気 4. Horner症候群 5. 嚥下困難, 嗄声 6. 味覚障害	1. 小脳半球, 下小脳脚, オリーブ核小脳路, 脊髄小脳路 2. 三叉神経脊髄路および核 3. 前庭神経核 4. 交感神経下行路 5. 疑核, 舌咽・迷走神経 6. 孤束核
反対側	半身の温痛覚障害	脊髄視床路

b. 橋

橋は発生学的に古い背側部と，新しい腹側部に分けることができる（図5-8）。背側の第4脳室は下方で延髄中心管に，上方で中脳水道と連絡している。**背側部**は**網様体**と呼ばれる神経細胞集団が灰白質を構成し，その中を脊髄視床路などの知覚経路が通る。また，網様体中に外転神経核，顔面神経核，三叉神経核（主知覚核，脊髄路核，中脳路核，運動核），内耳神経核（前庭および蝸牛神経核），青斑核が存在する（図5-8）。**腹側部**は，橋核と呼ばれる神経細胞集団があり，その間を中脳の大脳脚を介して大脳皮質からの**錐体路**が通る。橋核は，頭頂-，後頭-，側頭-橋路などの皮質橋路を介して新皮質から入力を受ける。

橋核からは橋核小脳路が反対側の中小脳脚を介して小脳に出力する。脳神経は**第Ⅳ, Ⅴ, Ⅵ, ⅦおよびⅧ**が橋より出る（図5-6, 5-8）。

脳出血や脳梗塞で橋背側に障害が及ぶと，錐体路障害による四肢麻痺のほかに，網様体障害により強

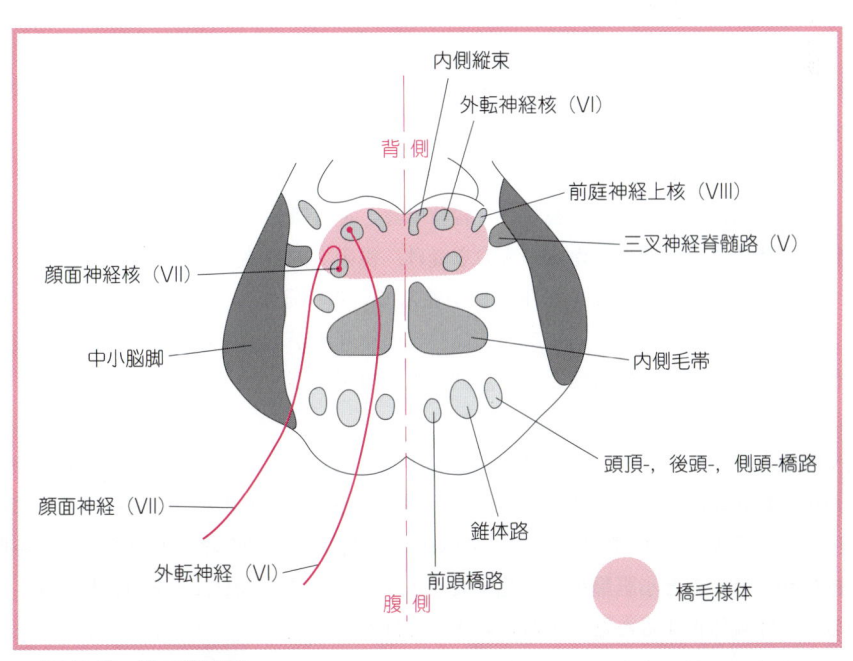

〈図5-8〉 橋の断面図

い意識障害が生じる。一方で，病巣が腹側に限定されると，意識は保たれるが，錐体路や皮質橋路の障害により顔面麻痺，球麻痺および四肢麻痺が起こり，意思の表出が困難になる。これを閉じ込め（locked-in）症候群という。

c. 中脳

中脳水道が中央部を貫き，その周りに中心灰白質がある。ここを中脳被蓋といい，灰白質は中脳網様体を形成している。そのほか神経細胞の集団が，赤核，黒質，脚間核，間質核，動眼神経核，動眼神経副核（エディンゲル-ウエストファール核），滑車神経核を形成している（図5-9）。動眼神経副核は対光反射において瞳孔径の調節に関与する。

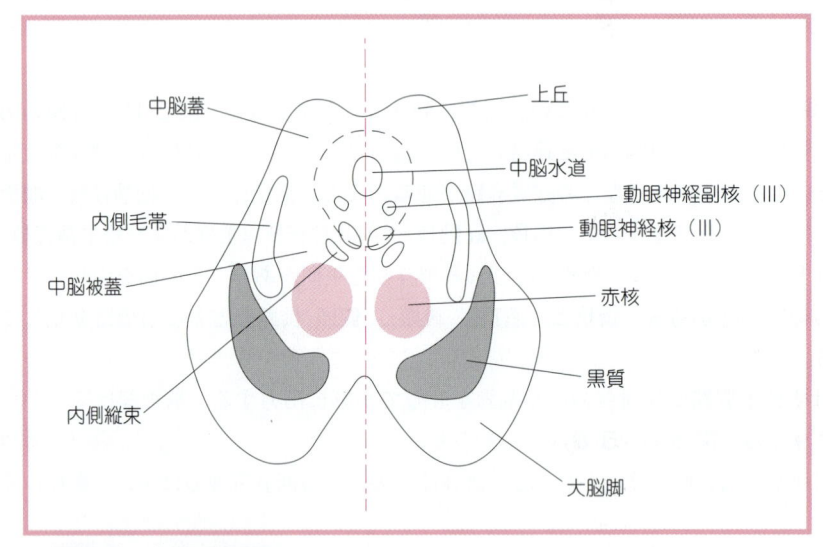

〈図5-9〉 中脳の断面図

中脳水道の背側面を中脳蓋といい，上丘と下丘（四丘体）で構成されている。上丘は視索，大脳皮質視覚野，視覚連合野からの入力を受け，視床，橋，脳幹網様体，延髄に出力する。上丘は輻輳や注視に関与する。パリノー Parinaud 徴候は，松果体部腫瘍や第3脳室後半部腫瘍が中脳背側（上丘）を圧迫すると出現する。両側性垂直性上方注視障害と輻輳麻痺とを特徴とする。

下丘は聴覚の中継核で，外側毛体からの入力を受け，視床（内側膝状体）に出力する。

中脳腹側の大脳脚には大脳皮質からの下行路が並んでいる。側頭葉ヘルニア（海馬回ヘルニア）で，側頭葉内側（海馬回）が大脳脚を圧迫すると，反対側の片麻痺が出現する。また，圧迫が動眼神経および中脳網様体に及ぶと，圧迫側の散瞳と強い意識障害が出現する。

脳幹の機能として次のようなものが挙げられる。

① 血圧や呼吸など生命を維持する重要な中枢がある。頭蓋内圧が上昇して頭蓋内の血液循環が悪化し，脳幹が虚血状態になると，生体は血圧上昇，徐脈，呼吸の深大化などで対抗する。これをクッシング Cushing 徴候という。後頭蓋窩は狭いスペースを小脳および脳幹が占めている。小脳出血などで後頭蓋内圧が上昇すると小脳扁桃が大孔に入り込み，小脳扁桃ヘルニアを引き起こす。その際に延髄が圧迫されて呼吸停止するなど，生命に危険を及ぼす。

② 第III〜XII脳神経核が存在し，その機能をつかさどる。脳神経については表5-3を参照のこと。

〈表5-3〉 脳神経の機能と名称

番号	名　称	機　能	投射部位・神経核
I	嗅神経 olfactory nerve	嗅覚（感覚神経）	嗅球（大脳前下面）
II	視神経 optic nerve	視覚（感覚神経）	外側膝状体（間脳後部）
III	動眼神経 oculomotor nerve	眼球運動（運動神経） 眼筋深部感覚（感覚神経） 瞳孔調節（自律神経）	動眼神経核（中脳） 動眼神経副核（中脳）
IV	滑車神経 trochlear nerve	眼球運動（運動神経）	滑車神経核（中脳）
V	三叉神経 trigeminal nerve	咀嚼・嚥下・鼓膜筋収縮（運動神経） 顔面感覚（感覚神経）	三叉神経核（橋～延髄）
VI	外転神経 abducens nerve	眼球運動（運動神経）	外転神経核（橋～延髄）
VII	顔面神経 facial nerve	表情筋運動（運動神経） 味覚（舌の前 2/3）（感覚神経） 涙・顎下・舌下腺の分泌（自律神経）	顔面神経核（橋） 孤束核（延髄）
VIII	内耳神経 auditory nerve（聴神経） 　　　　 vestibular nerve（前庭神経）	聴覚と平衡覚（感覚神経）	蝸牛神経核（橋下部） 前庭神経核（橋～延髄）
IX	舌咽神経 glossopharyngeal nerve	咽頭筋の運動（運動神経） 味覚（舌の後 1/3）（感覚神経） 耳下腺の分泌（自律神経）	舌咽神経核（延髄外側） 孤束核，疑核（延髄）
X	迷走神経 vagus nerve	喉頭筋の運動（運動神経） 喉頭部感覚（感覚神経） 内臓の運動と感覚・分泌（自律神経）	疑核と迷走神経背側核（延髄） 孤束核（延髄）
XI	副神経 accessory nerve	胸鎖乳突筋と僧帽筋収縮（運動神経）	副神経核（延髄～頸髄）
XII	舌下神経 hypoglossal nerve	舌の運動（運動神経）	舌下神経核（延髄下部）

③　脳幹は前庭機能の中枢で，内耳よりの入力を受けて姿勢や平行を保ち，視線を定める反射をつかさどる。耳石器官の興奮により四肢伸筋，屈筋の緊張を調節して姿勢を整えたり，頭部の位置を調節したり，眼球を回転させて視線を一定に保つ働きがある。

④　脳幹は姿勢を保つための反射をつかさどる。頭を横に向けて首をねじることにより緊張性頸反射が生じる。この反射は延髄が中枢で，頭が向いたほうの上下肢と体幹で伸展し，反対側が屈曲する。また，立ち直り反射や踏みなおし反射など動的姿勢反射の中枢は中脳にあり，中脳と間脳の間で切断した動物でも身体を支えれば歩行が可能である。

⑤　四肢では伸筋が抗重力筋 antigravity muscle として働き，姿勢を保つ。中脳において上丘と下丘の間で切断されると，上位中枢からの抑制が除去されて抗重力筋に過剰な緊張が生じ，四肢をつっぱり頭頸部から体幹が反り返る。これを除脳硬直 decerebrate rigidity（図 5-10）という。

⑥　大脳皮質の活動レベルは脳幹網様体により調節される。末梢からの感覚性入力を受けた網様体は，視床を経て大脳皮質を賦活する（上行性網様体賦活系 ascending reticular activation system，図 5-11）。

脳幹網様体は睡眠や意識レベルの調節をつかさどる。脳幹網様体により大脳皮質が賦活された状態が覚醒 arousal で，賦活されてい

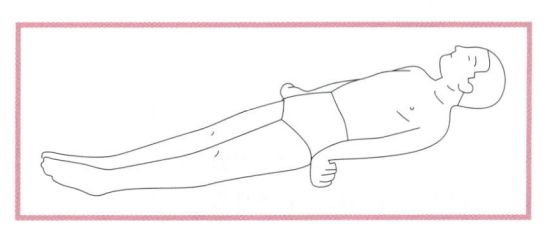

〈図 5-10〉　除脳硬直

ない状態が睡眠 sleep である。

　ドーパミンなどのアミン性伝達物質は，脳幹網様体の多くの神経細胞で用いられ，注意，覚醒，睡眠など脳全体が強調して働く機能に関与する。青斑核から分泌されるノルアドレナリンはレム睡眠に関与する。また，縫線核から分泌されるセロトニンは睡眠深度の調節に関与し，不足すると不眠が生じる。

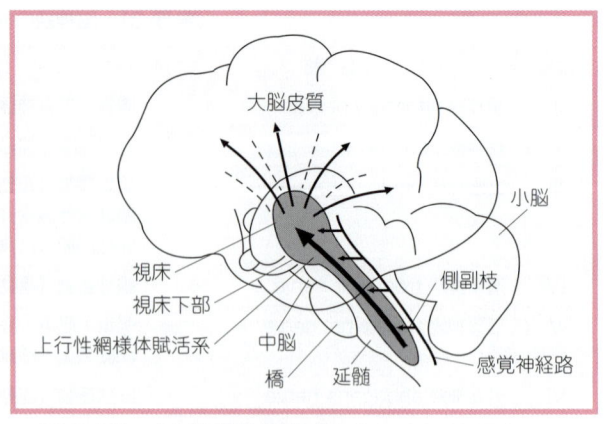

〈図 5-11〉　上行性網様体賦活系（Starzl ら，1951）

4）小脳の機能と構造

a. 小脳の構造

小脳 cerebellum は左右の小脳半球と中央部の虫部 vermis に区分される。小脳半球は，第一裂を挟んで前葉 anterior lobe，後葉 posterior lobe，および片葉小節葉 flocculonodular lobe に区分される（図5-12）。系統発生学的には，①古小脳（片葉小節葉），②旧小脳 paleocerebellum（虫部，半球前葉），および，③新小脳 neocerebellum（後葉，半球中間部と外側部）に区分される。

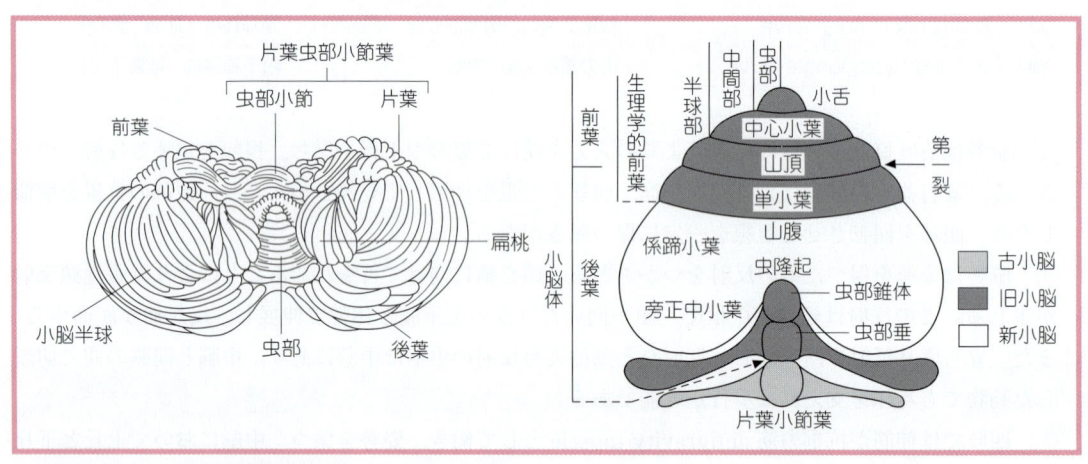

〈図 5-12〉　小脳と小脳皮質の区分（文献 1），図 10-17，10-18）

　小脳と脳幹とは上，中，下の 3 対の小脳脚で機能的に連絡している。入出力情報の概要は次のとおりである（図 5-13）。

① 上小脳脚は主に小脳から視床，赤核への遠心路として働き，随意運動と不随意運動とを調節する。一部の脊髄感覚情報の求心路でもある

② 中小脳脚は橋核から小脳への求心路である。大脳皮質からの運動および体性感覚情報が皮質橋小脳路を経て小脳に入力される。

③ 下小脳脚は脊髄から小脳への求心路である。脊髄および脳幹の感覚情報が小脳に入力される。また，下オリーブ核からの運動性情報や前庭神経情報もこの経路で入力される。

(1) 小脳への入力

筋・関節・腱などに分布する受容器からの固有感覚は，腹側および背側脊髄小脳路を上行し，上ないし下小脳脚を経て同側の小脳に入る（図5-13）。固有感覚は主として小脳虫部に終わり，体の平衡や歩行を保つのに重要な情報となる。前庭神経情報は下小脳脚を経て主に片葉小節葉に投射され，眼球運動，姿勢の保持，歩行に関与する。視覚や聴覚を含む大脳皮質からの運動および体性感覚情報は，同側の橋核を経て交叉し，中小脳脚を経て反対側の小脳半球に入る。これらの情報は大脳皮質と関連が深く，上下肢の協調運動に関与する（図5-13）。脊髄，前庭，大脳皮質からの運動および感覚情報の入力は，小脳内では苔状線維 mossy fiber が担う（図5-14）。

赤核を経た運動情報は下オリーブ核を経て交叉し，下小脳脚を経て反対側の小脳に入る（図5-13）。オリーブ小脳路は登上線維 climbing fiber としてすべての小脳領域に入る（図5-14）。この経路は小脳の運動学習機能に関与する。

(2) 小脳内のニューロン回路

小脳皮質には顆粒細胞 granule cell，バスケット細胞 basket cell，ゴルジ細胞 Golgi cell，星状細胞 stellate cell，プルキンエ細胞 Purkinje cell があり，顆粒細胞のみが興奮性である。小脳皮質への入力は苔状線維と登上線維で，ともに小脳核へ側枝を出す。小脳皮質からの出力はプルキンエ細胞である（図5-14）。

苔状線維は顆粒細胞やゴルジ細胞とシナプスを形成する。顆粒細胞の軸索は平行線維となり，プルキンエ細胞，ゴルジ細胞，バスケット細胞，星状細胞などとシナプス結合している（図5-14）。登上線維はプルキンエ細胞の樹状突起に一本の線維がまとわりつくようにして直接シナプスを形成し，プルキンエ細胞に強力な興奮性効果をもたらす。プルキンエ細胞はGABAを伝達物質とする抑制性細胞で，

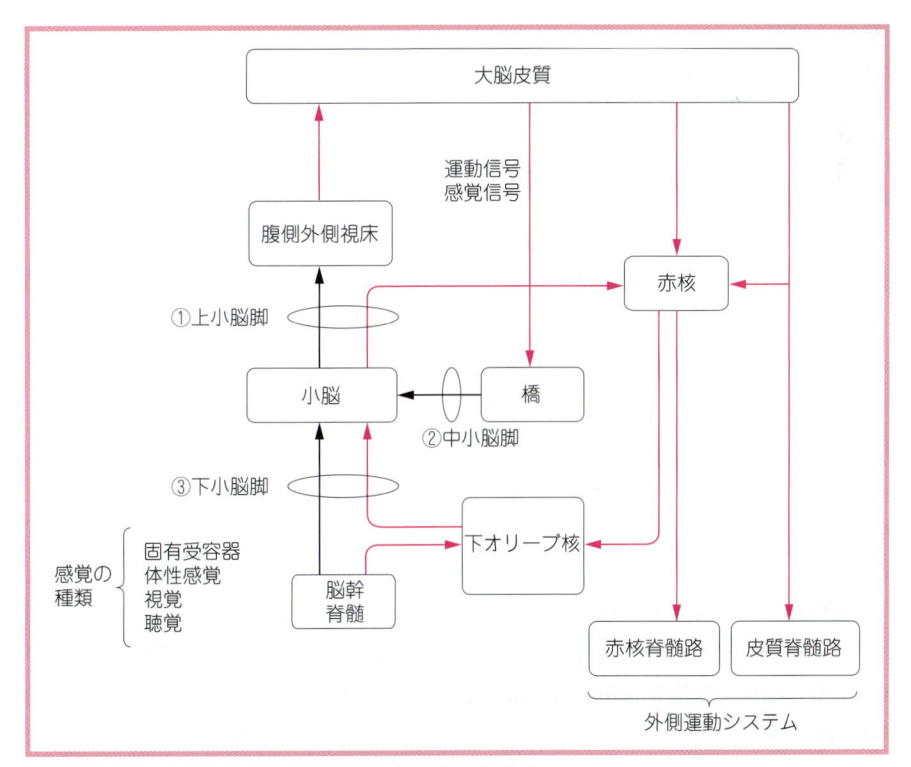

〈図5-13〉 小脳の主要な結合関係と機能的細分領域

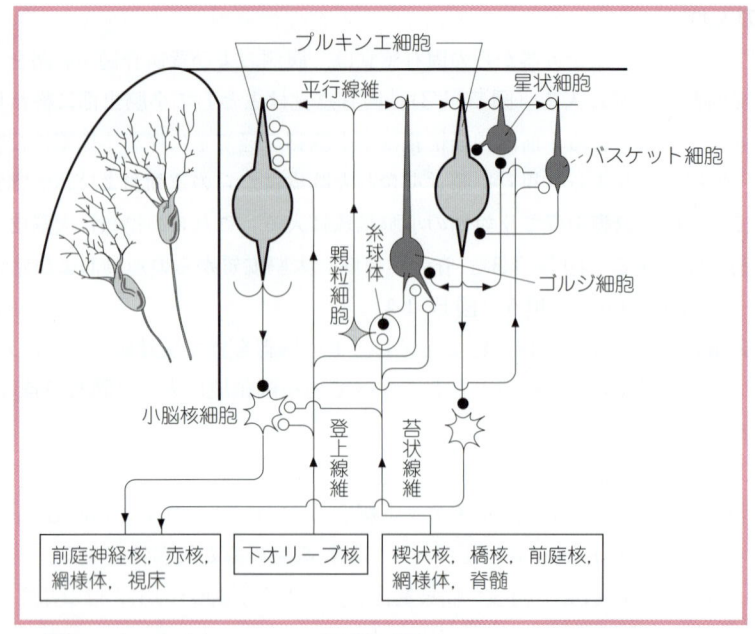

〈図5-14〉 小脳内ニューロン回路模式図（文献1），図10-20)
●は抑制性シナプス，○は興奮性シナプスを表す。

その出力は小脳入力系の側枝が与えた小脳核の興奮活動を抑制・調節する（図5-14）。この過程で小脳は，意図する運動と実際に起こった運動を比較して，運動野にタイミングや強さを指示しているのである。

（3） 小脳からの出力

小脳皮質からの遠心路は，小脳の左右白質中に存在する4種の小脳核に投射された後，上小脳脚から出力される（図5-13）。すなわち，①虫部皮質から室頂核 nucleus fastigii，②半球中間部から栓状核 nucleus emboliformis，③半球中間部から球状核 nucleus globiformis，④半球外側部から歯状核 nucleus dentatus に投射される。室頂核からの出力は，前庭神経系へ投射する。片葉小節葉からの出力は，脳幹の前庭核を修飾して姿勢と歩行や身体の平衡，眼球運動の調節と視線の保持に影響を与える。栓状核・球状核からの出力は赤核脊髄路を介して錐体外路系を修飾し，運動の円滑化と筋緊張の制御に関与する。歯状核からは上小脳脚を経て反対側の視床腹側外側核に投射し，同側の随意運動性ニューロン（皮質脊髄路：錐体路）に影響を与える（図5-14）。

b. 小脳の機能

小脳機能は，①身体の平衡，②姿勢と筋緊張，③随意運動の円滑化に関与する。

（1） 身体の平衡

小脳片葉小節葉と小脳虫部が関与する。視覚性および聴覚性感覚情報，脊髄感覚情報が小脳虫部で処理される。同部の障害で平衡障害，起立・座位や歩行障害が出現するが，四肢に明らかな運動失調はみられない（体幹失調 truncal ataxia）。一方，小脳片葉小節葉は前庭神経機能に関与する。同部の障害では体幹失調とともに眼振や頭位異常がみられる。小脳性の失調は視覚による代償・影響を受けにくい。

（2） 姿勢と筋緊張

小脳前葉および虫部といった旧小脳が全身の筋緊張に関与する。前葉の障害で筋緊張低下がみられ，

虫部障害では体幹の筋緊張低下と平衡障害が相まち，歩行障害 ataxic gait が現れる。

(3) 随意運動

小脳半球外側部など新小脳が障害されると，随意運動の制御が失われる。小脳は視床を介して大脳皮質運動野と共同し，運動プログラミングを作製している。この運動プログラミングは小脳皮質に蓄えられ，反復した運動学習により強化される。自転車に乗るなどの場合の高度な運動は，練習により大脳皮質を介さないで行えるようになる。新小脳の障害では，運動プログラミングの障害による四肢の共同運動障害 asynergia，企図振戦 intention tremor，構語障害 ataxic dysarthria がみられる。

5）視床・大脳基底核の構造と機能

a. 視　床

視床 thalamus は，視床下部とともに間脳を形成する。視床の内側は第3脳室壁を形成し，外側は内

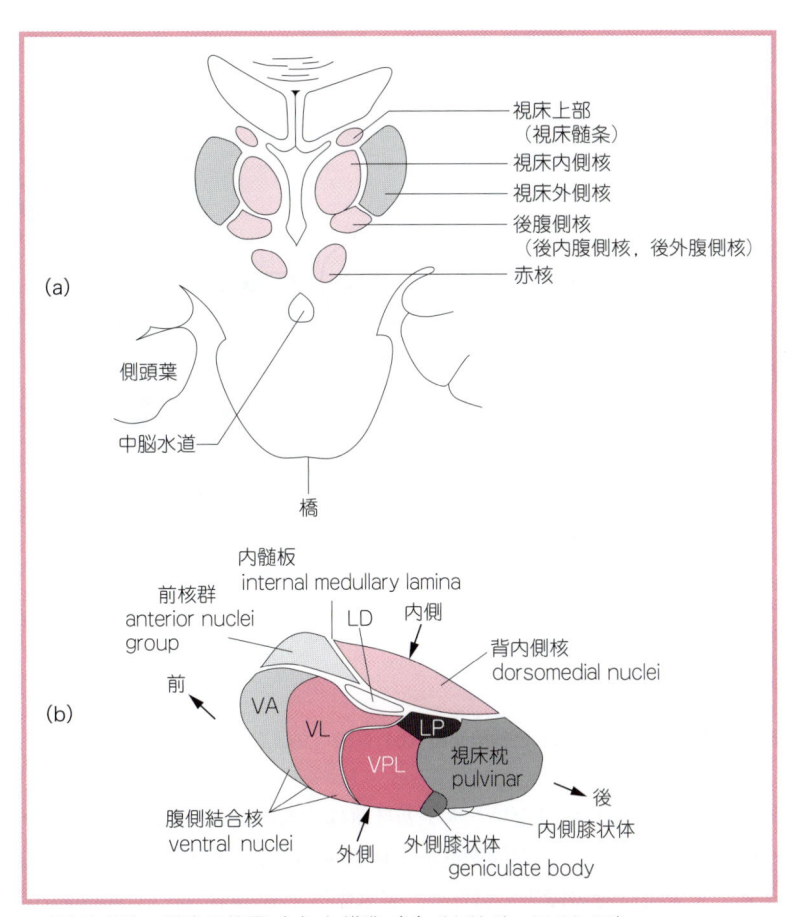

〈図5-15〉　視床の位置（a）と構造（b）（文献1），図10-16）
　体性感覚は後外腹側核（VPL），三叉神経からの入力は後内腹側核（VPM）が中継し，大脳皮質（3，1，2野）に投射する。内側膝状体は，脳幹から聴覚入力を受けて側頭葉1次聴覚領に投射する中継核である。外側膝状体は，視神経からの入力を受け，ニューロンを変えて後頭葉1次視覚領に出力する。前腹側核（VA）と外腹側核（VL）は，小脳と大脳皮質運動関連野（4，6野）とを基底核（赤核，線条体）を介して結び，随意運動を調節する。

包，前方は Monro 孔に接する。視床には多くの核があり，これらは体性感覚情報や自律神経機能情報など体内のさまざまな情報を統合・修飾して大脳皮質感覚領野（3, 1, 2 野）に投射し，また，小脳と大脳皮質運動野とを基底核を介して結び随意運動を調節している（図5-15）。筋紡錘や腱紡錘，皮膚受容器などからの感覚情報と，基底核および小脳からの運動制御情報を統合・修飾して大脳皮質運動関連領野（4, 6 野）に投射し，随意運動に反映させるのである。また，脳幹網様体からの上行性インパルスは視床非特殊核を介して広く大脳皮質に投射し覚醒レベルを調節する役目も担っているのである。

b. 大脳基底核

大脳基底核 basal ganglia には，尾状核 caudate nucleus，被殻 putamen，淡蒼球 globus pallidus，視床下核（ルイス核）subthalamic nuclei，赤核 nucleus rubber，黒質 substantia nigra がある（図5-16a）。尾状核と被殻を合わせて線条体 corpus striatum，被殻と淡蒼球を合わせてレンズ核 nucleus lenticularis と呼ぶ。大脳基底核群は錐体外路の中枢である。基底核は大脳皮質から入力を受け，視床を介して前頭葉運動野に，あるいは上丘および脳幹網様体を経て下位運動中枢へと連絡している（図5-16b，5-17）。

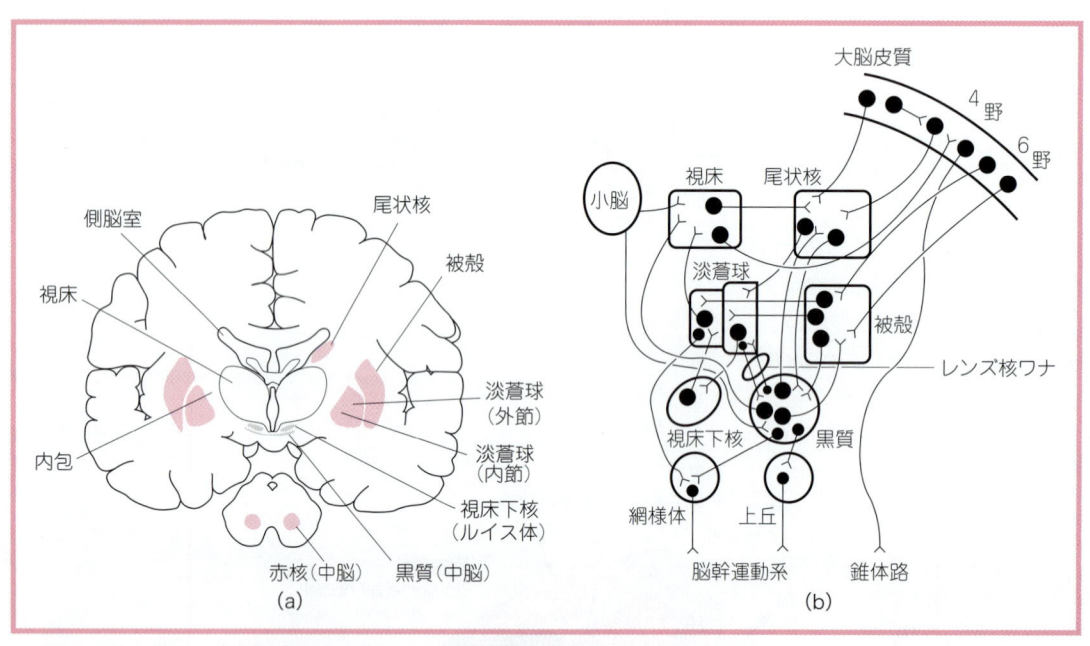

〈図5-16〉 視床・大脳基底核の位置（a）と神経回路（b）（(b)：文献1），図11-3）

大脳基底核から脊髄への直接の投射はない。大脳基底核は，大脳皮質→基底核→視床→大脳皮質というフィードバックループを作ることで，大脳皮質から脊髄への出力（錐体路）を制御して随意運動を円滑化する（図5-17）。そして，その障害では筋トーヌスの異常 hyper- or hypotonicity と不随意運動 involuntary movement が出現する。

とくに，淡蒼球および黒質からの出力は抑制性神経伝達物質 GABA を用い，これが下位運動中枢を持続して抑制している。この抑制が外れたときに運動が発現する（図5-17）。黒質から線条体への出力はドーパミンが関与し，線条体内の神経伝達にはアセチルコリンが関与する。パーキンソン Parkinson 病において黒質-線条体系のドーパミンが枯渇すると線条体の活動が低下し，線条体による

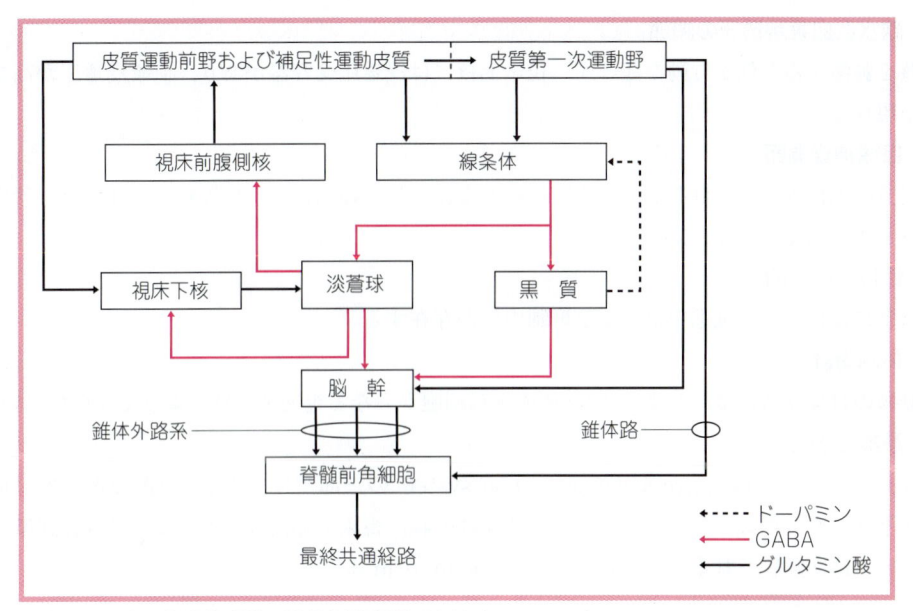

〈図5-17〉 大脳基底核の神経伝達物質（文献1），図11-4）
グルタミン酸作動性経路は促通作用を持ち，GABA作動性経路は抑制の増強に作用する。

淡蒼球への抑制が弱まる。その結果，淡蒼球による下位運動中枢への抑制が解除されにくくなり，**無動** akinesia になる。

6）視床下部の構造と機能

視床下部は，間脳の前腹側を占めており，第3脳室底を形成している。前方は視神経交叉のレベルより始まり，後方は中脳と接する。下部は漏斗を介して下垂体が付着している。視床下部は視床，大脳基底核，脳幹および嗅脳と連絡し，種々の自律機能の中枢として重要な役割を担う。また，視床下部は内分泌機能の重要な中枢でもあり，複数の核から下垂体前葉ホルモン放出ホルモンが分泌されるほか，視索上核および室傍核からは神経軸索が下垂体後葉に伸びて，抗利尿ホルモンやオキシトシンを分泌する（図5-18）。

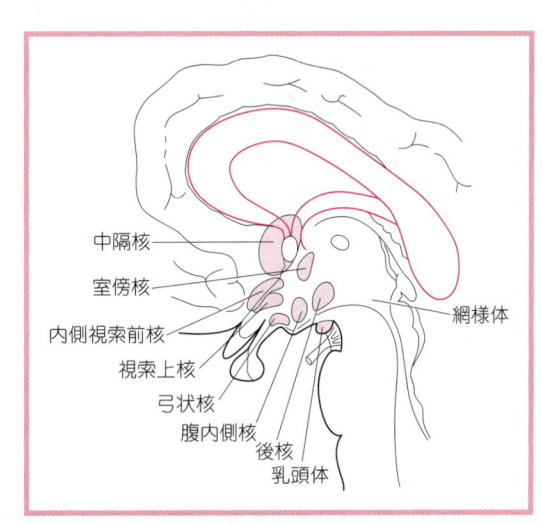

〈図5-18〉 視床下部内側の諸核

視床下部は自律神経の統合中枢である。

（1）体温調節中枢
放熱反応（皮膚血管の拡張と発汗）および産熱反応（ふるえや皮膚血管の収縮，立毛）などを統御する。

（2）摂食中枢
腹内側核は満腹中枢で，刺激すれば食欲が抑制される。腹外側野は食欲促進中枢である。

(3) 飲水と血漿浸透圧の調節

室傍核を刺激すると飲水行動を起こす。視索上核には浸透圧受容器があり、血漿浸透圧が高まると飲水行動が現れる。

(4) 自律神経調節

大脳皮質の上位支配を受けながら、心臓機能および血管収縮拡張、消化運動、瞳孔反射、膀胱運動の調節中枢として働く。

(5) 性行動の調節

視索前野には性行動の促進中枢および抑制中枢が存在する。

(6) 体内時計

哺乳動物の日周リズムは、およそ8000個の神経細胞からなる視交叉上核によって作られている。

(7) 意識の調節

上行網様賦活系 ascending reticular activation system の一部として意識の覚醒を保つのに重要である。視床下部は脳幹網様体を介して知覚入力を受け入れ、視床下部後部は大脳皮質に広範囲に投射している。視床下部が障害されると、無動無言 akinetic mutism になる。

7）大脳皮質の構造と機能

大脳は左右の半球 hemisphere からなり、それぞれ中心溝 central sulcus（Roland 溝）、外側溝 lateral sulcus（Sylvius 溝）、頭頂後頭溝 parieto-occipital sulcus により、前頭葉 frontal lobe、頭頂葉 parietal lobe、側頭葉 temporal lobe および後頭葉 occipital lobe に区分される（図5-19）。左右大脳半球は、正中において約 10^6 本の神経軸索からなる脳梁 corpus callosum により連絡している。

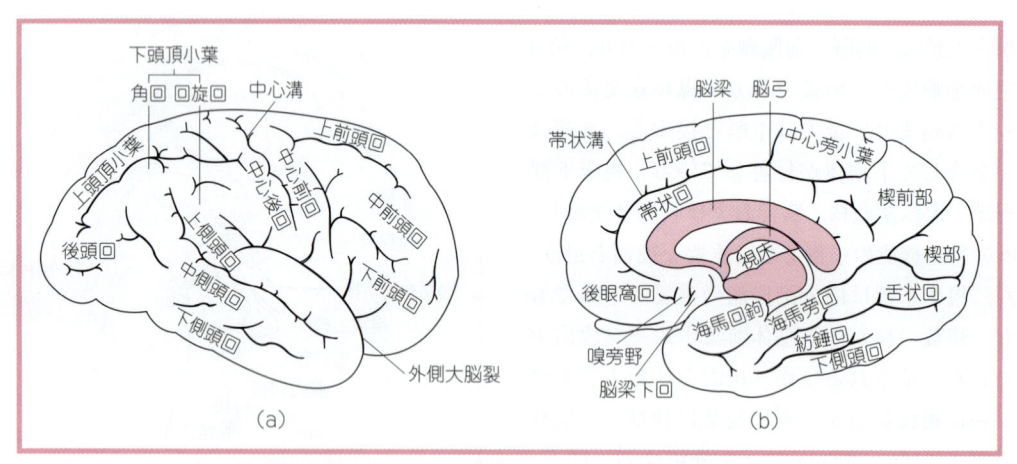

〈図5-19〉 右大脳半球の外側面像（a）と内側面像（b）（文献1）, 図11-5)

大脳皮質は、新皮質 neocortex と辺縁系 limbic system（島、海馬、嗅脳、帯状回、後眼窩回など）からなる。大脳皮質で覆われた脳表は脳回 gyrus と脳溝が入り組んだ構造のために、脳は体積に比べて表面積がきわめて大きい。その大脳皮質は、発生学的に原皮質 archicortex、古皮質 paleocortex、新皮質に分かれる。下等脊椎動物の大脳皮質はほとんどが原皮質に属し、嗅脳 rhinencephalon と呼ばれる。哺乳類になると古皮質（海馬 hippocampus）や新皮質が出現する。新皮質は霊長類で最も発達している。

a. 大脳皮質の層構造

組織学的には嗅脳や海馬は6層構造を示さない異皮質 allocortex であるのに対して，大脳皮質は6層構造をとる等皮質 isocortex で平均 2.5 mm の厚さがある。大脳皮質は表層から深層へ第Ⅰ～Ⅵ層が存在する（図 5-20）。

① 第Ⅰ層：分子層 molecular layer
　少数の小型紡錘型水平細胞と，深層の神経細胞からの軸索・樹状突起などの神経線維で構成される。

② 第Ⅱ層：外顆粒層 external granular layer
　小型顆粒細胞，錐体細胞が密集する。樹状突起は分子層に広がり，軸索は下行し連合線維として同側他皮質に向かう。Golgi type Ⅱ細胞も存在する。

③ 第Ⅲ層：外錐体細胞層 external pyramidal cell layer
　中型の錐体細胞が密集する。樹状突起は分子層に広がり，軸索は連合線維として同側他皮質に，あるいは交連線維として反対側半球の皮質に向かう。

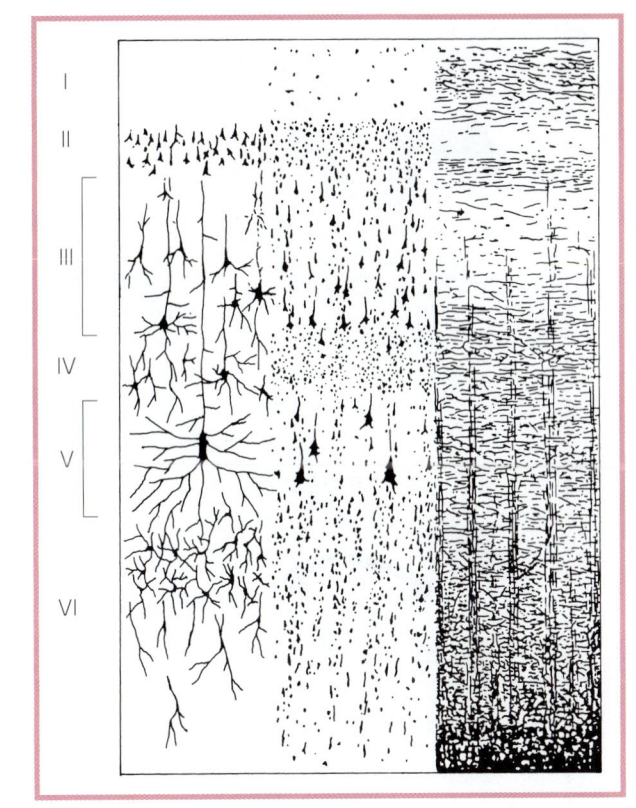

〈図 5-20〉 大脳皮質の6層構造
（文献1），図 11-6）

④ 第Ⅳ層：内顆粒層 internal granular cell layer
　星状細胞が密集する。視床特殊核の求心線維がこの層に終止する。

⑤ 第Ⅴ層：内錐体細胞層　internal pyramidal cell layer
　中型から大型の錐体細胞が密集する。運動野には巨大錐体細胞（Betz 細胞）がある。大型および中型錐体細胞の樹状突起はそれぞれ分子層および内顆粒細胞層に達し，軸索は皮質性投射線維や連合線維になる。

⑥ 第Ⅵ層：多細胞層 multiform layer
　大小の紡錘型細胞からなる。樹状突起は分子層および内顆粒細胞層に達し，軸索は皮質性投射線維や連合線維になる。

b. 大脳皮質の機能局在

Penfield らは大脳皮質各部の機能局在の詳細について明らかにし，Brodmann は大脳皮質を細胞構築学的に分類するとともに（図 5-21b），皮質各野を番号別に分類した脳地図を作った（図 5-21a）。
　大脳皮質は機能局在を有し，運動や感覚などの **1 次統合野** primary area と，1 次統合野の機能を統御する **連合野** association area，**辺縁系** limbic system に区分される。

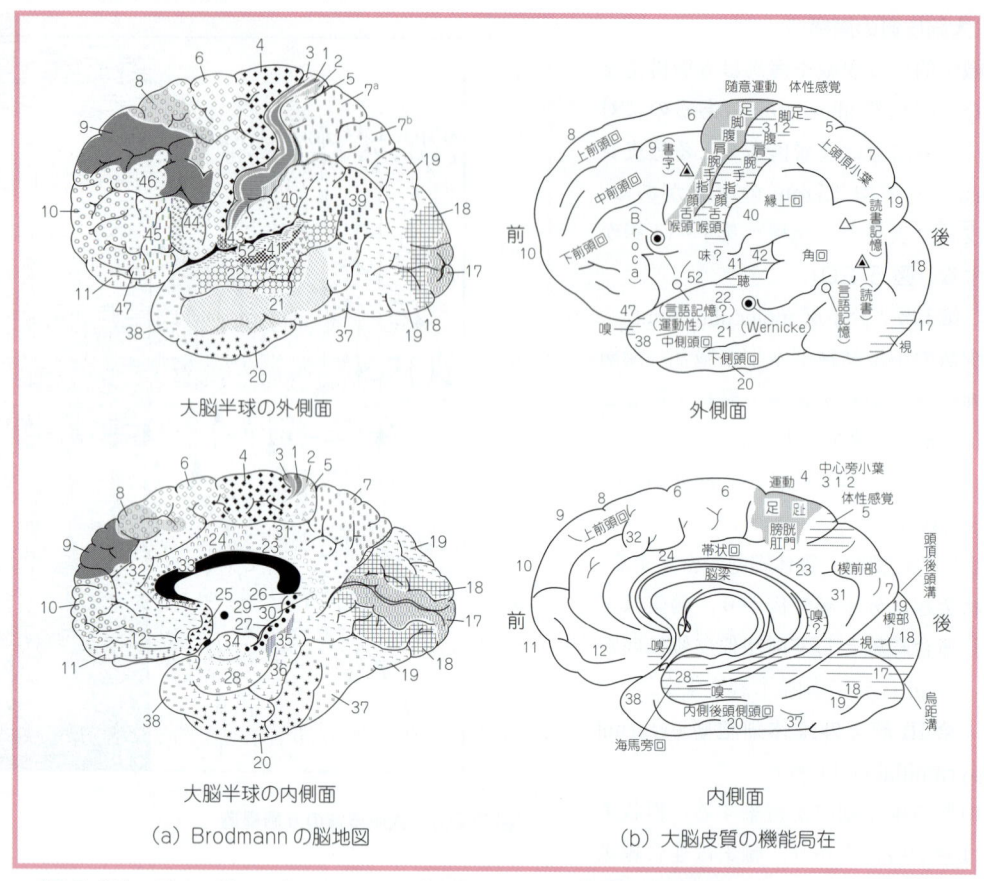

〈図5-21〉 ブロードマン Brodmann の脳地図（a）と大脳皮質の機能局在（b）
（文献1），図11-7, 11-10）

c. 1次統合野

(1) 随意運動中枢

随意運動の中枢は前頭葉中心前回 precentral gyrus（Brodmann の第4野）で，この部を刺激すると身体の反対側に運動が起こる。Penfield らは，詳細に検討して運動野体部再現地図 somatopy（運動野小人ホムンクルス homunculus）を著わした（図5-22）。頭を下に下肢を上にし，唇，口，舌，手指など巧緻運動を行う部位は広い面積を占め，体幹など粗大な運動を行う部位は狭い面積にとどまる。

補足運動野は第4野の前方で第6野にあり，内側面を刺激するとまとまった運動がみられる。第6, 8, 9, 10野は複雑な運動の組み合わせをプログラムする中枢であるといわれている。

優位半球の前頭葉第44野は運動性言語中枢（Broca 中枢）である。ここが障害されると運動性失語 motor aphasia をきたし，言語理解は保たれるが発語が困難になる。

(2) 体性感覚中枢

体性感覚の中枢は頭頂葉中心後回 post central gyrus で，Brodmann の第3, 1, 2野に相当する。ここは視床からの投射を受け，体性感覚の体部位局在再現がある（図5-23）。その後方の第5, 7野は体性感覚の連合野であり，障害されると体性感覚情報が正しく認識されなくなる（失認症 agnosia）。

聴覚の第1次中枢は側頭葉第41, 42野で，その連合野は上側頭回第22野である。優位半球の第22野は感覚性言語中枢 Wernicke 中枢と呼ばれ，障害されると感覚性失語 sensory aphasia をきたす。感覚

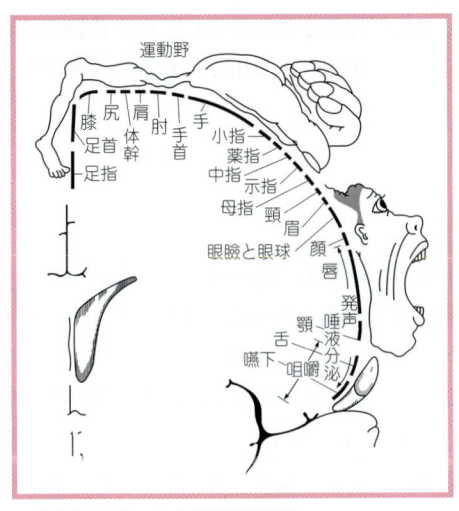

〈図 5-22〉 ヒト運動野地図
(文献 1), 図 11-8)

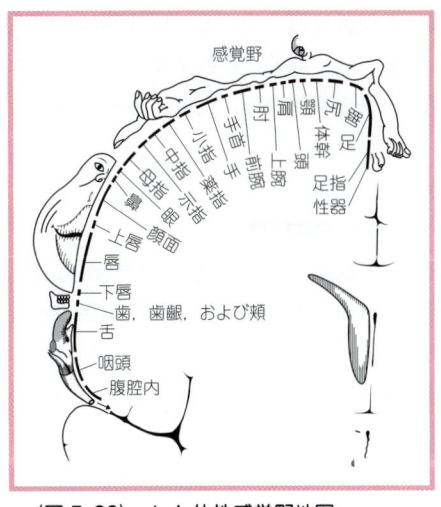

〈図 5-23〉 ヒト体性感覚野地図
(文献 1), 図 11-9)

性失語では言語理解が悪く自発言語には錯語が出現する。
　視覚の1次感覚中枢は後頭葉第17野で，外側膝状体からの投射を受けている。視覚連合野は第18, 19野で，出力を側頭葉や頭頂葉連合野に送り出す。同野の障害により視知覚が障害され見えているものの動きが把握できなくなる。

d. 連合野

前頭葉前頭前野（第9〜12, 46, 47野）は前頭性連合領域で，ヒトでは広い面積を占めている。高次精神機能をつかさどっており，ある問題を解決するための行動プログラムを時間・空間的に統御している。同野は視床および視床下部との間に豊富な連絡があり，また他のすべての皮質領域からも影響を受けている。通常，同野を刺激しても何の運動性反応がなく，一側を破壊してもほとんど影響がみられない。しかし，外傷などで同野が両側性に破壊されると，人格の変化，自発性の欠如と意欲低下，思考の浅薄化と注意力の障害，無関心と衝動的情動変化がみられるようになる。
　頭頂連合野は頭頂葉前方（第5, 7野）および後方（40, 39野）にある。体性感覚，視覚，聴覚野からの感覚情報を統合して，知覚および認識などの高次精神機能を統御する。この部位が障害されると，反対側の身体・空間認知ができなくなる（失認症 agnosia）。空間的な認知障害のために物体の形状が正しく把握できなくなり，積み木などで何か作らせようとしてもうまくいかない（構成失行 constructive apraxia）。
　優位半球の第40, 39野の障害では，身体個々の部位感覚が消失する。同野に障害を受けた場合，個々の指の区別ができない finger agnosia，身体の左右がわからなくなる right-left disorientation が出現するとともに，空間的な認知障害のために字を書けなくなり（失書 agraphia），位取りがうまくいかないために計算が困難になる（失算 acalculia）。これらを総称してゲルストマン Gerstmann 症候群という。

e. 辺縁系

辺縁系 limbic system の主な構成要素として，扁桃体，海馬体，海馬傍回，帯状回，中隔核がある。扁桃体は主に本能や情動を，海馬は記憶情報をつかさどり，視覚，聴覚，嗅覚，味覚および体性感覚情

報に関する線維投射を受ける。扁桃体は大脳皮質に対して投射線維を送るほかに，自律神経の統合中枢である視床下部や脳幹に投射する。海馬からは脳弓を経由して中隔核・視床に終わる経路のほか，帯状回を経て大脳皮質連合野に投射する経路がある。

f. 意識 consciousness
(1) 意識の神経機構
中脳・橋・延髄のほぼ中央に網様体があり，同部が視床および視床下部を経て大脳皮質を賦活し覚醒を維持している（上行性網様体賦活系 ascending reticular activating system，図5-11）。視床下部は脳幹網様体を介して知覚入力を受け入れ，視床下部後部は大脳皮質に広範囲に投射している。視床下部が障害されると，無動無言 akinetic mutism になる。また，大脳皮質が広範囲に障害されても失外套状態 apallic state になる。この状態を，いわゆる植物状態 vegetative state という。これは，脳幹部が障害されないために，呼吸や循環などの植物機能や覚醒機構が働いているが，その投射部位である視床下部や大脳皮質が障害されているために高次脳機能が働かない状態である。すなわち，覚醒はするが，周囲との意思疎通ができず，意味ある発語がない。自力移動が不可能で自力で食物を摂取できない，という状態である。

(2) 意識障害の分類
意識とは自己と他者を認知しているという主観的な状態であり，考える主体としての自己とその存在についてを表した，デカルトの"我思う，ゆえに我あり Cogito ergo sum"（Rene Descartes,『省察 *Meditationes de prima philosophia*』1641）という言葉に凝縮されている。しかしながら，他者の意識状態を表現する場合，通常は，①意識清明度の変化と，②意識の質の変化に分けて客観的な評価を下す必要がある。

①意識の明るさの分類（Mayo Clinic 分類，重症度の高いほうから）

深昏睡 deep coma：強い痛み刺激でも反応しないか，わずかに手足を動かす。
半昏睡 semi coma：痛み刺激で手足を動かし，また意味のない発語はあるが，自発運動は刺激を与えない限りはほとんどない。
昏迷 stupor：刺激で払いのけ動作を行う。自動運動がかなりみられ，問いに応じてハイ，イイエで答え，簡単な指示にも応じる。
傾眠 somnolence：各種刺激で目覚め，その間は随意運動や自発言語はあるが，幾分錯乱している。刺激がなくなると眠り込んでしまう。
錯乱 confusion：開眼しているが，外界の状況を認識し理解する能力が落ちている状態で，記憶力も落ちている。

②意識の質の変化

せん妄 delirium：軽度または中等度の意識混濁に，幻覚や妄想など異常な感覚を伴い，激しい不安や焦燥などによる活発な精神運動興奮が加わった状態である。症状は1日のうちでもかなり変動する。さまざまな程度で健忘を残す。
もうろう状態 twilight state：意識野が狭窄しているために外界にまんべんなく注意を払うことができず，全体の状況を的確に判断できない状態である。その間に行った行為に対して健忘を残すことが多い。
夢幻状態 dreamy state：覚醒はしているものの，思考内容は夢幻様で現実と区別がつかない。てんかんの精神運動発作に見られるように，発作性に出現し，短時間で終わるものが多い。

アメンチア amentia：意識障害はごく軽度で，外界との接触もある程度保たれているが，思考の散乱や見当識障害のために外界認知が正常にできない。このために本人自身が当惑する。

酩酊 drunkenness：単純酩酊と異常酩酊に分かれる。さらに，異常酩酊は複雑酩酊と病的酩酊に分かれる。複雑酩酊は，単純酩酊に比して脱抑制行動異常が高度のものをいう。ときに酩酊時の出来事についての部分的な健忘を残す。病的酩酊はさらに強い意識障害を伴うもので，せん妄あるいはもうろう状態を呈する。複雑酩酊時の異常行動が，その人の平素の性格，行動，あるいは置かれた状況からそれなりに理解可能であるのに対して，病的酩酊では了解不可能であることが多い。病的酩酊は必ずしも大量飲酒時に生じるとは限らず，その背景に脳の器質的な障害が存在する場合がある。

(3) 意識の定量的評価方法

意識障害の定量的評価と分類法で代表的なものを挙げるとすれば，Japan Coma Scale（JCS）と Glasgow Coma Scale（GCS）であろう（表5-4，表5-5）。JCSは検査が簡単でわかりやすい反面，運動の評価ができない。

GCSは世界で広く用いられ，運動の評価ができ，頭部外傷においては予後と相関する反面，失語症，四肢麻痺，開眼障害などが認められる場合，意識レベルの評価法として利用できない。コーマスケールでの合計点は15点満点（$E+V+M=3〜15$点）で，13〜15点を軽症，10〜12点を中等度，8，9点を重症，7点以下を最重症としている。

〈表5-4〉 JCS（3-3-9度方式）による意識障害の分類

Ⅰ 刺激しないでも覚醒している状態
　1：だいたい意識清明だが，今1つはっきりしない
　2：見当識障害がある
　3：自分の名前，生年月日がいえない
Ⅱ 刺激すると覚醒する状態（刺激をやめると眠り込む）
　10：普通の呼びかけで容易に開眼する
　　　（合目的的な運動（たとえば右手を握れ，離せ）をするし，言葉も出るが間違いが多い）
　20：大きな声または体を揺さぶることにより開眼する
　　　（顔面外傷などで開眼できない場合は簡単な命令に応じる。たとえば離握手など）
　30：痛み刺激を加えつつ，呼びかけを繰り返すと，辛うじて開眼する
Ⅲ 刺激をしても覚醒しない状態
　100：痛み刺激に対し，払いのけるような動作をする
　200：痛み刺激で少し手足を動かしたり，顔をしかめる
　300：痛み刺激に反応しない
　　R：不穏状態 restlessness，I：尿失禁 incontinence，A：無動性無言・失外套症候群 akinetic mutism, apallic state
Japan Coma Scaleの表記例：100-I，200-RI

5 神経系の構造と機能

〈表5-5〉 Glasgow Coma Scale

		スコア
①開眼 (eye opening, E)	自発的に開眼する 呼びかけで開眼する 痛み刺激を与えると開眼する 開眼しない	4 3 2 1
②言語反応 (verbal response, V)	見当識の保たれた会話 会話に混乱がある 混乱した単語のみ 理解不能の音声のみ なし	5 4 3 2 1
③運動反応 (best motor response, M)	命令に従う 合目的な運動をする 逃避反応としての運動 異常な屈曲反応 伸展反応 全く動かない	6 5 4 3 2 1
	合計（正常）	15

● Memo　意識障害と脳血流 ●

　脳機能は低酸素状態に敏感で，酸素欠乏時には意識障害が出現する。表5-6，表5-7は脳組織100g当たりの酸素消費量と意識障害との関係，および脳動脈血酸素分圧と意識障害との関係を示したものである。

〈表5-6〉 意識障害と脳酸素消費量

正常	3.3	ml/100 g/min
軽度意識混濁	2.5〜3.0	
中等度意識混濁	2.0〜2.5	
昏睡	2.0	

〈表5-7〉 意識障害と脳動脈血酸素分圧

正常	34	mmHg
意識障害	16〜17	
意識消失	5〜10	

● Memo 小児における意識障害の定量的評価法 ●

小児（乳幼児）では精神-身体機能が成人とは異なるため，小児用（乳児用）のJCS（表5-8），GCS（表5-9）が用いられている。GCSは成人と異なり11点満点である。

〈表5-8〉 小児JCSによる意識障害の分類

I. 刺激しないでも覚醒している状態
　　1：あやすと笑う。ただし不十分で声を出して笑わない
　　2：あやしても笑わないが視線は合う
　　3：母親と視線が合わない
II. 刺激すると覚醒する状態（刺激をやめると眠り込む）
　　10：飲み物を見せると飲もうとする。あるいは，乳首を見せれば欲しがって吸う
　　20：呼びかけると開眼して目を向ける
　　30：呼びかけを繰り返すと辛うじて開眼する
III. 刺激しても覚醒しない状態
　　100：痛み刺激に対し，払いのけるような動作をする
　　200：痛み刺激で少し手足を動かしたり顔をしかめたりする
　　300：痛み刺激に反応しない

〈表5-9〉 小児GCSによる意識障害の評価

		スコア
眼球機能	目で物を追う	4
	瞳孔反応（＋），外眼筋（EMO）機能不全	3
	瞳孔反応（−）またはEMO機能不全	2
	瞳孔反応（−）かつEMO機能麻痺	1
言語機能	てい泣	3
	自発呼吸	2
	無呼吸	1
運動機能	屈曲および伸展運動	4
	疼痛に対する逃避運動	3
	過度の緊張性がみられる	2
	弛緩性がみられる	1

演習編

C point 5.1　脳神経

問題　感覚神経を含まない脳神経の組合せはどれか。
A　I, II, III, IV
B　II, V, VII, VIII
C　III, IV, V, VI
D　IV, V, VI, VII
E　IV, VI, XI, XII

　脳神経 cranial nerve では，三叉（V），顔面（VII），舌咽（IX），迷走（X）の4対の神経が感覚神経と運動神経の両方を含む．嗅（I），視（II），聴（VIII）は感覚神経のみで構成される．動眼（III），滑車（IV），外転（VI），副（XI），舌下（XII）は運動神経である．脳神経の名称と機能は表5-3（p.53）参照．

正解　E
×A　嗅神経（I），視神経（II）は感覚神経である．
×B　三叉神経（V）は感覚が主成分で運動神経を含む，顔面神経（VII）は舌前2/3の味覚や耳介の感覚を含む．聴神経（VIII）は純粋感覚神経である．
×C　動眼神経（III），滑車神経（IV），外転神経（VI）は運動神経であるが，三叉神経（V）は感覚を含む．
×D　滑車神経（IV），外転神経（VI）神経は純粋運動神経だが，三叉神経（V），顔面神経（VII）は感覚成分を含む．
○E　滑車（IV），外転（VI），副（XI），舌下（XII）神経は運動神経である．

関連問題

問題　舌の運動に関係するのはどれか．
A　鼓索神経
B　三叉神経
C　舌咽神経
D　迷走神経
E　舌下神経

正解　E
×A　顔面神経（VII）において鼓索神経は同側の舌前2/3の味覚と涙腺，舌下腺，顎下腺分泌をつかさどる．
×B　三叉神経（V）は，咀嚼，嚥下および鼓膜筋収縮を支配する．
×C　舌咽神経（IX）は，同側の咽頭筋運動をつかさどり，同側の舌後1/3の味覚と耳下腺分泌を支配する．
×D　舌根部より後方や喉頭蓋谷の知覚を支配する．
○E　口蓋舌筋を除くすべての舌の運動を支配する．

C point 5.2　自律神経系の活動

> **問題**　交感神経活動亢進の症候はどれか。
> A　徐　脈
> B　発汗過多
> C　縮　瞳
> D　唾液分泌過多
> E　気管支痙攣

多くの効果器（臓器）に対して交感神経と副交感神経が二重支配しており，その作用は拮抗的である。交感神経の興奮は，αないしβアドレナリン作動性レセプターを介して作用する（表5-10）。胃腸・排泄器官，消化腺，気管支平滑筋，気管支腺に対しては抑制的に働き，その他の器官・臓器には興奮的に働く。皮膚では交感神経の興奮で血管平滑筋が収縮し血流量が減少する。一方で，交感神経による汗腺支配はアセチルコリンによるもので，発汗量が増加する。

〈表5-10〉　自律神経の刺激効果

	交感神経	副交感神経	アドレナリン作動性レセプター
瞳孔	散瞳（散大筋収縮）	縮瞳（括約筋収縮）	α
心臓（洞房結節）	心拍数増加	心拍数減少	β
心筋収縮力	増大	減少	β
小動脈	収縮	拡張	α
気管支	拡張	収縮	β
骨格筋動脈・冠動脈	拡張	収縮	β
気管支腺分泌	抑制	促進	α，β
消化管運動	抑制	促進	α，β
立毛筋	収縮		α

α，β：交感神経刺激で活性化されるアドレナリン作動性レセプター adrenergic receptor の種類

正解　B
×A　交感神経刺激で心拍数は増加し頻脈になる。
○B　汗腺は交感神経支配を受けるがアセチルコリン作動性である。汗腺がノルアドレナリン作動性であると，汗腺近傍の血管を収縮させて皮膚血流量を減少させ，熱放射を阻害してしまうからである。
×C　副交感神経が興奮すると瞳孔括約筋が収縮し縮瞳する。
×D　交感神経の興奮は消化腺に対して抑制的に作用する。
×E　副交感神経の興奮は気管支平滑筋を収縮させる。

関連問題　副交感神経機能

　問題　アトロピンの過剰投与でみられるのはどれか。
　　A　瞳孔散大
　　B　心拍数減少
　　C　気管支痙攣
　　D　胃酸分泌亢進
　　E　頻　尿

　アトロピンはムスカリン性アセチルコリン受容体においてアセチルコリンに拮抗して，副交感神経作用を阻害する。硫酸アトロピンの注射薬および点眼薬として，下記の場合などに頻繁に用いられる薬剤である。

注射液
・胃・十二指腸潰瘍における胃酸分泌ならびに運動亢進に対して投与される。
・胃腸の痙攣性疼痛，胆管・尿管の疝痛，痙攣性便秘の際に投与される。
・迷走神経性徐脈，迷走神経性房室ブロック，その他の徐脈・房室ブロックに投与される。
・術中の迷走神経刺激反射など有害な反射抑制を目的として，麻酔や消化管内視鏡検査の前に投与される。
・有機リン（殺虫剤や農薬，サリン）などのコリン受容体結合物質による中毒に用いられる。
・重症筋無力症でのコリン作動性クリーゼに用いられる。

点眼液
・散瞳を必要とする検査および治療に使用される。

　　正解　A
　○A　瞳孔括約筋の働きが阻害され散瞳する。
　×B　心拍数は増大する。
　×C　気管支平滑筋の収縮は抑制される。
　×D　胃酸分泌は抑制される。
　×E　膀胱平滑筋の収縮を抑制し・排尿筋を弛緩させるため尿閉を引き起こす。

C point 5.3　脊髄損傷と自律神経

　問題　17歳女子。水泳の高飛込みに失敗して頭頸部を強打した。直後に四肢の不全麻痺をきたし，救急車で搬送された。
　　この患者の診察について誤っているのはどれか。
　　A　血圧の低下に注意する。
　　B　低体温に注意する。
　　C　徐脈に注意する。
　　D　呼吸状態に注意する。
　　E　直腸膀胱障害が予想されるので尿道カテーテルを留置する。

　脊髄損傷直後は脊髄ショック spinal shock が起こり，障害レベル以下の弛緩性麻痺，感覚障害，および直腸膀胱障害を含めた自律神経障害が起こる。交感神経の節前ニューロンは胸腰髄にあり，副交感神経は迷走神経として走行しているために，頸髄損傷では副交感神経優位になる。

正解　B
○A　交感神経が障害されるために血圧が低下しやすい。
×B　交感神経が障害され，障害部以下の皮膚血管の拡張や発汗が停止する。熱の放散ができなくなるので，高体温になる。
○C　副交感神経優位になり，徐脈になる。
○D　呼吸運動において主要な吸気筋は横隔膜であり，呼気は通常受動的である。脊髄損傷部位よりも下方に横隔神経が存在する場合は致命的である。横隔神経（$C_{3〜5}$）は頸椎 C_{2-3} 間から C_{4-5} 間までを出てくる。横隔神経の主力は C_4 から出るので，C_{3-4} 間での亜脱臼などでは呼吸が維持されない可能性がでてくる。通常，C_4 レベル以上の高位頸椎損傷では致死的な呼吸麻痺が生じる可能性が高い。また，C_5 レベル以下の損傷でも浮腫が生じると C_4 が障害されることがある。
○E　脊髄離断後に膀胱機能は最初麻痺するが，1〜5週間で仙髄中枢を介した自律的な排尿を獲得する（自律膀胱）。尿道にカテーテルを留置する必要がある。

重要関連事項→　1）中枢神経系と末梢神経の構成を概説できる，7章5）蓄排尿の機序を説明できる

C point 5.4　脊髄障害による一般症状（1）　錐体路と錐体外路

問題　錐体路症状と関係ないのはどれか。
A　Babinski（バビンスキー）徴候
B　筋固縮
C　表在反射の消失
D　折りたたみナイフ現象
E　筋伸張反射の亢進

　脊髄錐体路障害では，障害部以下で同側性に運動麻痺を生じる。麻痺は障害の程度に依存するが，**上肢では伸筋群，下肢では屈筋群により強く現れる**傾向がある。筋萎縮は初期にはないが，麻痺が長期化すると廃用性萎縮を生じる。

　錐体路障害で上位ニューロンが障害されると，αないしγ運動ニューロン（動的ないし静的運動ニューロン）への抑制が減弱し筋緊張が亢進する。そして，筋の受動的伸展に際し，抵抗がある程度強くなったところで急に抵抗がなくなる "**折りたたみナイフ現象**" がみられる。被動的に筋を伸張させた当初は，反射的に筋紡錘からの求心性インパルスが増加して，α運動ニューロンが興奮して筋緊張が亢進する。さらに伸張させると，反射的に腱紡錘からの求心インパルスが増加して被動筋の収縮を抑制し，急に筋緊張が低下するためにこの現象が起こる。

　筋の固縮は錐体外路障害で現れ，筋を屈伸させるときに歯車様の抵抗が生じる。表5-11に錐体路障害と錐体外路障害の鑑別を示す。

〈表 5-11〉 錐体路障害と錐体外路障害の鑑別

	錐体路性障害	錐体外路性障害
筋トーヌス亢進	痙縮 spacity	固縮 rigidity
特徴	折りたたみナイフ現象	歯車現象
分布	上肢では屈筋，下肢では伸筋	四肢，体幹すべての筋
不随意運動	（−）	（＋）
腱反射	亢進	正常または軽度亢進
Babinski 徴候	（＋）	（−）
運動麻痺	（＋）	（−）または軽度（＋）

正解　B
○A　正常の足底反射 plantar reflex では拇趾が底屈するが，錐体路障害があると背屈する。これがバビンスキー Babinski 徴候である。また，拇趾の背屈とともに他の四指は外転する。これは Babinski の開扇現象 framing sign と呼ばれている。これらの生理学的機序は不明である。
×B　錐体外路障害で，四肢および体幹の筋肉が固縮する。
○C　錐体路障害で腹壁反射 abdominal reflex，挙睾筋反射 cremaster reflex，肛門反射 anal reflex などの表在反射は障害側で低下・消失する。表在反射の反射弓は，深部反射のように単純ではなく，求心性神経と遠心性神経が必ずしも同じ脊髄分節から出ているとは限らない。表在反射の出現は深部反射ほど迅速ではないが，刺激に加重性があり何度も繰り返すと出やすくなる。
○D　錐体路障害では筋屈伸時に特有の抵抗を生じる。この抵抗がある程度強くなったところで急に抵抗がなくなる状態を"折りたたみナイフ現象"という。
○E　α運動ニューロンの興奮性が亢進し，少しの筋肉の受動的伸展に対しても筋収縮が生じる。そのため伸張反射が亢進する。足間代 ankle clonus は筋伸張反射の亢進で生じる。

C point 5.5　脊髄障害による一般症状（2）　表在感覚による障害部位の診断

問題　皮膚感覚の神経支配について正しいのはどれか。
A　前額部　────　三叉神経第 2 枝
B　後頭部　────　三叉神経第 3 枝
C　母　指　────　第 8 頸神経
D　臍　部　────　第 1 腰神経
E　肛　門　────　第 5 仙骨神経

表在感覚障害の分布をデルマトーム（表5-12）に当てはめて障害された脊髄レベルを推定する（図5-24）。ここで，頸椎は 7 椎体であるのに対して，頸髄は C_1〜C_8 までの 8 分節存在する。そのために，頸神経 C_1〜C_7 までは当該椎体の上の椎間孔で出入りするが，頸神経 C_8 が第 7 頸椎-第 1 胸椎間を出るために，胸神経 Th_1 から腰神経 L_5 までは当該椎体の下の椎間孔を出入りする（図5-25）。

したがって，椎間板ヘルニアなどによる神経根障害がある場合，C_6 領域デルマトームの知覚が障害されている場合は C_{5-6} 間に病変があることが疑われ，L_2 に知覚障害がある場合は L_{2-3} 間に病変があることが疑われる。

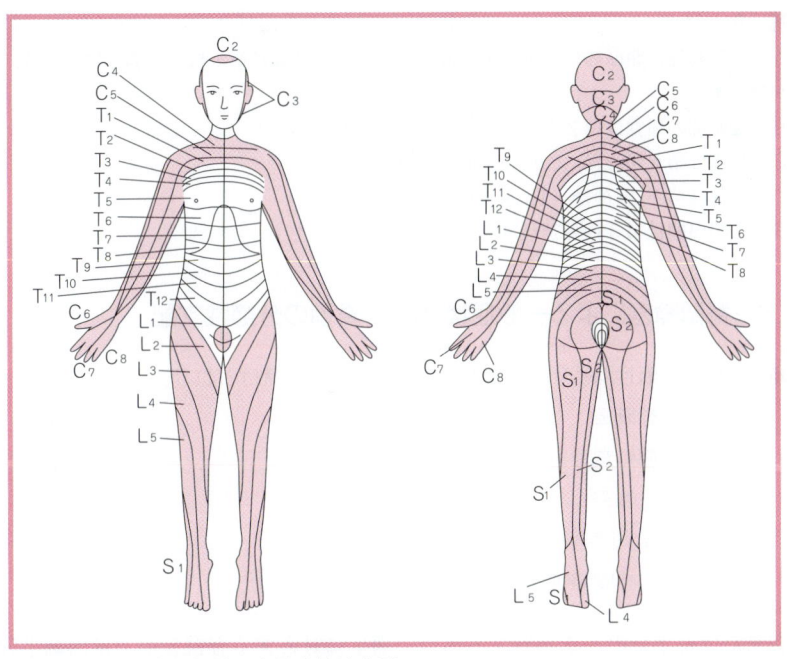

〈図5-24〉 表在知覚の脊髄分節性支配

〈表5-12〉 重要なデルマトーム

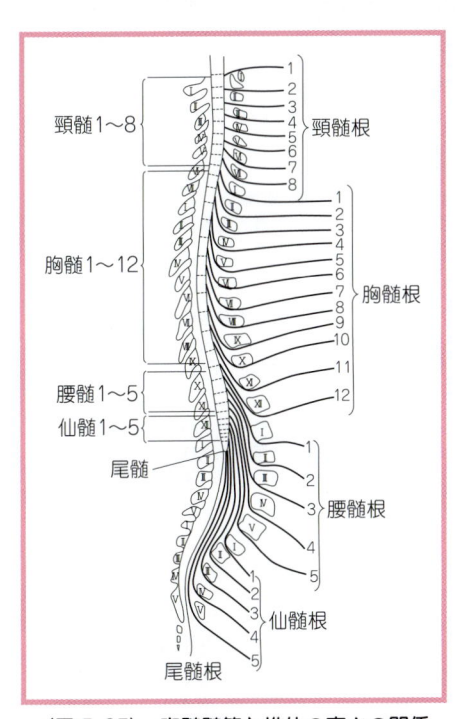

C_3	前頸部	L_1	鼠径靱帯
C_6	母指	L_5	拇趾
T_5	乳頭	S_1	踵部
T_{10}	臍	S_5	肛門周囲

〈図5-25〉 脊髄髄節と椎体の高さの関係

5. 神経系の構造と機能

正解　E
×A　三叉神経は顔面の知覚を支配する。このうち前額部は第1枝，上顎部は第2枝，下顎部は第3枝が分布する。
×B　後頭部の知覚は第2から3頸神経 C_{2-3} が支配する。
×C　母指は第6頸神経（C_6）の領域である。
×D　臍部は第10胸神経（Th_{10}）の領域である。
○E　肛門周囲は第5仙骨神経（S_5）の領域である。

C point 5.6　脊髄障害による一般症状（3）　脊髄の分節性支配

> 問題　脊髄右半側の横断性障害で障害分節以下に見られる症状はどれか。
> A　左半側の運動麻痺
> B　左半側の深部感覚障害
> C　両側の温痛覚障害
> D　右半側の温痛覚障害
> E　右半側の深部感覚障害

　脊髄障害が右または左半分のみを横断する場合，病巣に対応する脊髄分節では同側半分の全知覚脱出がみられる（図5-26①髄節症状）。その分節以下では，long-tract sign が出現する（図5-26②）。すなわち，障害側では後索障害による深部感覚障害と錐体路障害による運動麻痺が出現する。反対側では，脊髄視床路の障害により温・痛覚や触角の一部の脱出がみられる。これらをあわせてブラウン・セカール Brown-Séquard 症候群と呼ぶ。

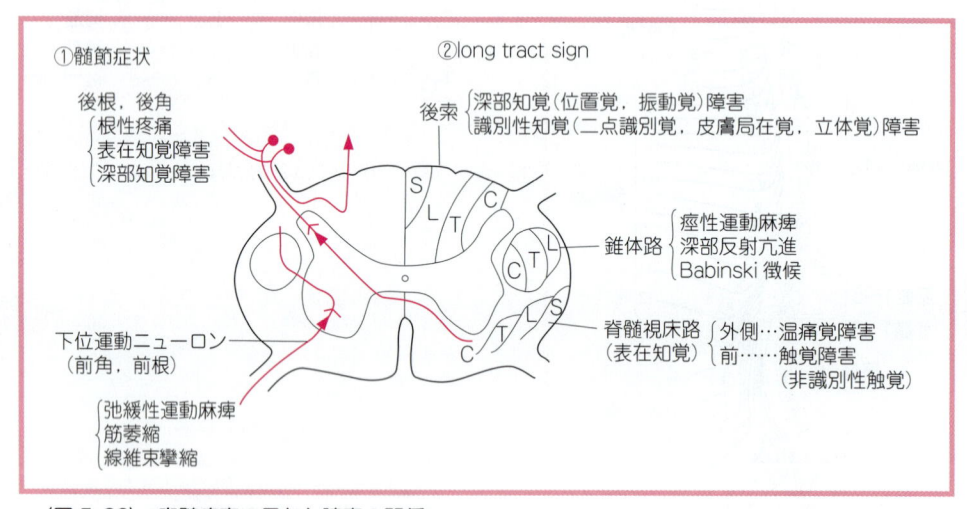

〈図5-26〉　脊髄病変の局在と障害の関係
後索，錐体路，脊髄視床路などで，仙髄（S），腰髄（L），胸髄（T），頸髄（C）などの脊髄分節へ向かう下行性神経線維，ないしこれらの脊髄分節からの上行性神経線維が，図のように規則正しく配置されている。

正解　E
　脊髄右半側の横断性障害ではlong-tract signとして障害分節以下で次のようなものがみられる。
×A　運動麻痺は右半側でみられる。
×B　深部感覚障害は右半側でみられる。
×C　温痛覚障害は左半側のみに生じる。
×D　温痛覚障害は左半側でみられる。
○E　深部感覚障害は右半側でみられる。

関連問題　ブラウン・セカール Brown-Séquard 症候群

> **問題**　一側下肢の運動麻痺，深部感覚障害と対側下肢の温痛覚障害とを生じるのはどれか。
> 　A　馬尾神経障害
> 　B　横断性脊髄障害
> 　C　中心性脊髄障害
> 　D　前脊髄動脈症候群
> 　E　Brown-Séquard 症候群
>
> （100G-85）

正解　E
×A　馬尾神経障害では神経根症状が主体で，解離性感覚障害はみられない。
×B　横断性脊髄障害は，障害部以下の全知覚麻痺と運動麻痺，直腸肛門障害がみられる。
×C　温痛覚と触覚は中心管の近傍を通る。温痛覚で強い宙吊り型障害が出現する。
×D　前脊髄動脈は，脊髄の前2/3に血液を送り，その領域には前角，脊髄視床路，錐体路が含まれる。そのために対麻痺，障害部以下の温痛覚障害，直腸膀胱障害が出現する。
○E　障害側では後索障害による深部感覚障害と錐体路障害による運動麻痺が出現する。反対側では，脊髄視床路の障害により温・痛覚や触角の一部の脱出がみられる。

> ●**Memo　ロンベルグ徴候 Romberg's sign**●
> 　Romberg 徴候は，脊髄の後根や後索が障害され，深部位知覚が麻痺したときに陽性になる。被検者を，両足をそろえつま先を閉じた状態で立たせ，体が安定しているかを見る。ついで，閉眼させて身体の動揺を見る（その際に両手を前方に挙上させるとよい）と，身体が大きく揺れて倒れてしまうことがある。これを陽性とする。

C point 5.7　脳幹機能と神経核

> **問題1**　動眼神経核の存在部位はどこか。
> 　A　視　床
> 　B　視床下部
> 　C　中　脳
> 　D　橋
> 　E　延　髄
>
> （87A-26）

脳神経核の位置および脳神経の走行の概略はぜひ知っておきたい。第Ⅰ（嗅神経）および第Ⅱ（視神

経）以外の脳神経核はすべて中脳・橋・延髄など脳幹に存在する（図5-27）。第Ⅲ,Ⅳ脳神経核は中脳に存在し，第Ⅴ脳神経核は延髄から橋にかけて，第Ⅵ,Ⅶ,Ⅷ脳神経核は橋（一部は延髄）に存在する。第Ⅸ,Ⅹ,ⅩⅠおよびⅩⅡ脳神経核は延髄にある。

なお，脳神経が頭蓋外に出る場合は以下を通る。

① Ⅲ, Ⅳ, V₁, Ⅵ は上眼窩裂より。
② V₂ は正円孔，V₃ は卵円孔より。
③ Ⅶ, Ⅷ は内耳道より。Ⅶは顔面神経管を経て。
④ Ⅸ, Ⅹ, ⅩⅠ は頸静脈孔より。
⑤ ⅩⅡ は舌下神経管より。

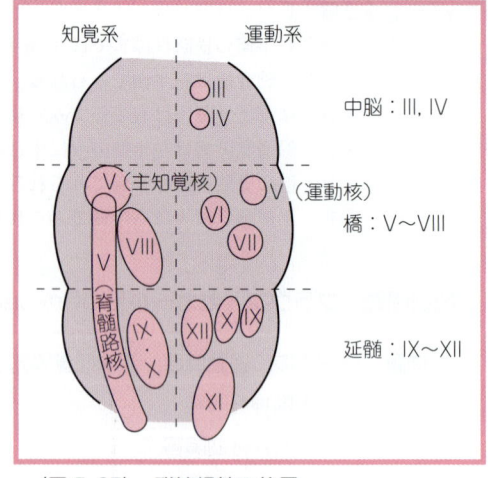

〈図5-27〉 脳神経核の位置

正解　C
×A　視床障害では，障害と反対側の，①深部感覚障害，②激しい自発痛，③表在感覚の鈍麻，④舞踏病様ないしアテトーゼ様運動，⑤軽微な片麻痺が出現する。
×B　交感神経障害によるHorner症候群，食欲異常，尿崩症などが出現することがある。
○C　動眼神経は中脳の中央部にある動眼神経核より出て大脳脚の近くで中脳を出る。Weber症候群では，動眼神経が大脳脚を通る部位で障害され，同側の動眼神経麻痺とともに反対側の片麻痺を生じる。
×D　脳出血のうち典型的な橋出血では，交感神経障害による縮瞳 pin-point pupils をきたすが，中脳にある動眼神経核が障害されず，対光反射は消失しない。
×E　延髄にある第Ⅸ～ⅩⅡ神経の麻痺は"球麻痺"と呼ばれる。

問題2　中脳に神経核が存在するのはどれか。
　　A　外転神経
　　B　動眼神経
　　C　顔面神経
　　D　舌咽神経
　　E　舌下神経

正解　B
×A　外転神経核（Ⅵ）は橋に存在する。
○B　動眼神経核（Ⅲ）と滑車神経核（Ⅳ）は中脳に存在する。
×C　顔面神経（Ⅶ），外転（Ⅵ）および蝸牛神経核（Ⅷ）は主に橋に存在する。顔面神経核のうち顔面上部を支配する神経核は両側大脳皮質運動野から2重支配されており，中枢性顔面神経麻痺では，顔面下部の麻痺に比べて顔面上部の麻痺は軽い（額に皺がよる）。末梢性顔面神経麻痺では顔面上部を含めて半側が麻痺する。
×D　舌咽神経核（Ⅸ）は延髄にある。
×E　舌下神経核（ⅩⅡ）は延髄にある。

問題3 舌が偏位するときに障害されているのはどれか。
A 顔面神経
B 舌咽神経
C 迷走神経
D 副神経
E 舌下神経

(91A-58)

正解　E
×A 顔面神経は同側の表情筋を支配する運動神経と，舌前2/3の味覚をつかさどる鼓索神経，耳介の感覚を一部つかさどる感覚神経，涙，舌下，顎下腺分泌をつかさどる自律神経が含まれる。
×B 舌咽神経は迷走神経とともに咽頭，咀嚼筋を支配するほかに，舌後1/3および軟口蓋の味覚をつかさどる。
×C 運動神経と自律神経の混合神経で，臓器を広く支配する。
×D 純粋運動神経で，胸鎖乳突筋，僧帽筋を支配する。神経細胞体は上部頸髄 C_{2-3} にあり，上行して延髄より出る。
○E 純粋運動神経で，舌筋を支配する。

問題4 角膜反射の求心路と遠心路の組合せはどれか。
A 動眼神経　———　三叉神経
B 三叉神経　———　三叉神経
C 三叉神経　———　動眼神経
D 顔面神経　———　三叉神経
E 三叉神経　———　顔面神経

角膜反射 corneal reflex の求心路は三叉神経第Ⅰ枝で，中枢は橋，遠心路は顔面神経である。検者は自分の指を示して被検者に注視させ，視線を一方にずらせてその反対側から，角膜を軽く面貌などで触れる（図5-28）。両眼が迅速に閉じられるのが正常である。

三叉神経第Ⅰ枝麻痺では，障害側を刺激しても閉眼は両側で起こらない。一方，顔面神経麻痺では，健側を刺激しても病側で眼輪筋が収縮せず，病側が閉眼しなくなる。

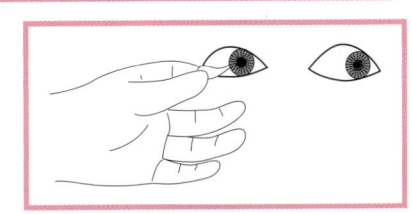

〈図5-28〉角膜反射

正解　E

C point 5.8　脳幹機能とその障害（1）

問題　脳幹（延髄，橋および中脳）の障害で<u>起こりえない</u>のはどれか。
A　深部腱反射亢進
B　輻輳障害
C　バリズム
D　Horner（ホルネル）症候群
E　除脳硬直

ホルネル症候群 Horner's syndrome
　頸部交感神経遮断術後や頸部および肺尖部腫瘍，脳幹部梗塞などで，頸部交感神経節や交感神経で C_8 および T_1，T_2 レベルの脊髄交通枝が障害されると同側に出現する。また，延髄外側症候群 Wallenberg syndrome や視床下部障害など交感神経中枢や下行性経路の障害でもみられる。上眼瞼の偽性下垂，眼球陥凹，縮瞳，眼瞼裂の狭小および顔面，頭部，頸部の血管拡張と無汗症 anhidrosis を特徴とする。

正解　C
○A　脳幹部で錐体路が障害されるため，深部反射が亢進する。
○B　輻輳は近くのものを見るときに"寄り目"になる反射で立体視には欠かせない。中脳障害で出現する。
×C　バリズムは身体を投げ出すような激しい不随意運動である。反対側の視床下核の障害で生じる。
○D　ホルネル症候群は，視床→脳幹→ C_8 および T_1，T_2 側核→頸部交感神経幹の経路のいずれかの障害で生じる。
○E　中脳の上丘と下丘の間で切断されると，上位中枢からの抑制が除去されて抗重力筋に過剰な緊張が生じ，除脳硬直が生じる。

C point 5.9　脳幹機能とその障害（2）

問題　閉じ込め症候群〈locked-in syndrome〉で障害されるのはどれか。
A　意　識
B　眼球の垂直運動
C　対光反射
D　四肢運動
E　知　覚

　橋背側部には網様体，脊髄視床路などの知覚経路，外転神経核，顔面神経核，三叉神経核（主知覚核，脊髄路核，中脳路核，運動核），内耳神経核（前庭および蝸牛神経核），青斑核がある。
　橋腹側部には，橋核と呼ばれる神経細胞集団があり，その間を中脳の大脳脚を介して大脳皮質からの錐体路が通る。橋核は皮質橋路を介して新皮質から入力を受ける。脳底動脈梗塞や脳幹腫瘍などに罹患した場合で病巣が腹側に限定されていると，意識は保たれるが，錐体路や皮質核路の障害により顔面麻痺，球麻痺および四肢麻痺が起こり，意思の表出が困難になる。これを**閉じ込め** locked-in **症候群**という。

正解　D
×A　網様体が障害されず，意識が清明であるのが特徴である．
×B　外転神経が障害され水平運動は損なわれるが，動眼神経による眼球の垂直運動と眼瞼の開閉は保たれる．
×C　皮質橋核・下位脳神経核路障害により三叉，顔面神経麻痺および球麻痺が出現する．延髄の病変で第Ⅸ，Ⅹ，ⅩⅠおよびⅩⅡ脳神経が両側性に障害され，発語，嚥下，咀嚼ができなくなった状態を球麻痺という．対光反射は第ⅡおよびⅢ脳神経が関与し，中脳および視覚経路の障害で生じる．
○D　両側錐体路障害により四肢の運動麻痺が現れる．
×E　知覚の伝導路は橋背側部を上行するので，障害されない．

C point 5.10　脳幹機能と意識障害

問題　頭部外傷後に深昏睡の状態で搬送された患者．瞳孔は両眼とも正円形であり，右は4mm，左は8mmである．左で直接対光反射が消失しているが，間接対光反射は保たれている．原因はどれか．

A　左視神経損傷
B　右視神経損傷
C　左外転神経麻痺
D　左動眼神経麻痺
E　右動眼神経麻痺

頭蓋内出血や脳腫瘍などの占拠病変がテント上に発生，増大し，頭蓋内圧の亢進が代償できなくなると，側頭葉の内側（海馬回）がテント切痕部に嵌入し，脳幹部を下側方に圧排する．これを**テント（切痕）ヘルニア** downward transtentorial herniation という．初期症状として，中脳圧迫による強い意識障害と嵌入側の動眼神経麻痺，および大脳脚圧迫による錐体路障害による嵌入側と反対側の片麻痺がみられる．テント切痕部には動眼神経に後大脳動脈が走行しているため，後大脳動脈圧迫による後頭葉の虚血が圧迫側で生じる．このために意識障害ではっきりしないが，反対側の同名半盲がみられる．

テント切痕ヘルニアが進行すると，最も抵抗の弱い中脳部が屈曲し，脳底部血管を牽引する．その結果，中脳に虚血や出血を引き起こす．さらに，嵌入した側頭葉自身が虚血状態に陥り，浮腫をきたして膨大し，ますます脳幹部圧迫を強めるという悪循環 circulus vitiosus に陥る．

したがって，この型の脳ヘルニアは早期に発見してただちに対策を構ずべきであり，時機を失すれば死亡する．**除脳硬直** decerebrate rigidity が起こる前までの速やかな対処が求められるゆえんである．

正解　D
意識障害とともに**瞳孔不同** anisocoria がみられる．おそらく，テント切痕ヘルニアであろう．テント切痕部で左動眼神経が圧迫されて生じた瞳孔不同がみられる．対光反射の求心路は同側の視神経で，遠心路は両側の動眼神経である．正常では，光を直接当てた瞳孔が縮小する（**直接対光反射**）だけでなく，他方の直接光を当てない瞳孔も同様に縮小する（**間接対光反射**）．視神経の損傷では障害側の直接および間接対光反射が消失するが，動眼神経の障害では間接対光反射が保たれる．

C point 5.11　小脳の構造と機能

問題　小脳核のニューロンと抑制性シナプスを形成しているのはどれか。
A　顆粒細胞
B　苔状線維
C　登上線維
D　プルキンエ細胞
E　ゴルジ細胞

　小脳への求心性線維は，登上線維 climbing fiber と苔状線維 mossy fiber の2つの系がある。登上線維は，延髄の対側下オリーブ核より下小脳脚を経て交叉し，小脳皮質に至る。苔状線維は，下オリーブ核以外の小脳への求心性線維である（図5-14, p.56）。

　苔状線維は側枝を出して小脳核と興奮性シナプスを形成した後，多くの顆粒細胞とシナプスを形成する。顆粒細胞は平行線維を出して，プルキンエ細胞やバスケット細胞，ゴルジ細胞に興奮性シナプス結合する。バスケット細胞とゴルジ細胞はともにプルキンエ細胞に抑制性結合する。登上線維は小脳核およびプルキンエ細胞と興奮性シナプスを形成する。

　プルキンエ細胞の軸索は小脳皮質からの出力を形成し，小脳核に対して抑制性シナプス結合を行う。小脳へのすべての興奮性入力は小脳核を興奮させると同時に，顆粒細胞からプルキンエ細胞を経て，小脳核への抑制性出力に転換される。この小脳フィードバック経路は，運動誤差の修正に関与しているものと思われている。

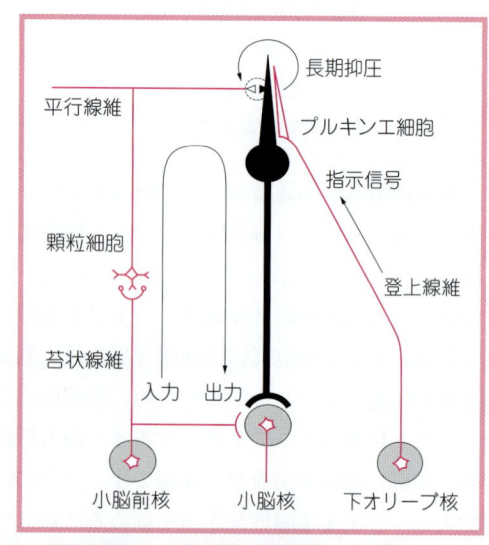

　小脳の神経回路は運動のプログラミングを保存しているが，これは平行線維とプルキンエ細胞樹状突起間におけるシナプス可塑性の一種，**長期抑圧**（long-term depression, LTD）に依存している（図5-29）。苔状線維と登上線維が同時に活動すると，後シナプスで Ca^{2+} が上昇し，長期にわたりシナプス伝達が抑圧される。長期的シナプス伝達効率の変化に基づきシナプス結合が強化ないし減弱され，これがプルキンエ細胞からの出力に反映されて，運動記憶として新たな神経回路が形成される。

〈図5-29〉　小脳皮質の可塑性シナプス

正解　D
×A　顆粒細胞は平行線維を出して，プルキンエ細胞やバスケット細胞，ゴルジ細胞に興奮性シナプス結合する。
×B　苔状線維は小脳核および顆粒細胞に興奮性シナプス結合する。
×C　登上線維はプルキンエ細胞に興奮性シナプス結合する。
○D　プルキンエ細胞は小脳核に抑制性シナプス結合する。
×E　ゴルジ細胞はプルキンエ細胞に抑制性シナプス結合する。

C point 5.12　小脳の機能と障害

> **問題**　小脳障害でみられる所見はどれか。
> A　動作の始めに力が入りにくい。
> B　大きな力を要する動作ほど下手である。
> C　単純な動作は閉眼したほうが上手にできる。
> D　針の穴に糸を通しにくい。
> E　静かに座っていても指先が細かくふるえる。

小脳は両側半球と中央部の虫部および片葉小節葉からなる。小脳障害による症状は、障害部位により差が出てくる。

① **小脳虫部症状**：平衡障害が強く、起立、座位の障害や歩行障害が著明である。運動失調は体幹運動失調 truncal ataxia であり、仰臥位では四肢に明らかな運動失調は認めない。

② **小脳半球症状**：障害のある側の四肢に運動失調が出現する。筋トーヌスの低下、構語障害、書字障害、眼振も出現する。起立時に両下肢をそろえると障害側へ倒れやすいが、Romberg 徴候は陰性である。

③ **片側小節葉障害**：前庭神経核と連絡しており平衡障害、体幹失調、眼振、頭位の異常をみる。

運動失調はおおまかに、末梢神経性、脊髄性、小脳性および前庭性失調に分けられる。ここで重要なのは、Romberg 徴候である（p.75 Memo 参照）。**Romberg 徴候が陽性の場合は末梢神経性失調か後索障害である**。深部感覚障害に加えて温痛覚障害があれば末梢神経性失調であり、温痛覚障害がなければ後索障害による脊髄性失調である。**Romberg 徴候が陰性の場合は小脳性または前庭性の失調である**。ここで前庭性の失調では、起立、座位、歩行時の平衡障害と眼振が出現するものの、四肢の運動失調は認められない。表 5-13 に小脳性失調と脊髄性失調の鑑別点をあげる。一般に、小脳障害は代償作用が働き、良性腫瘍や小さな出血などでは典型的な症状が出揃わないことがまれではない。

〈表 5-13〉　小脳性失調と脊髄性失調の鑑別点

症　状	小脳性失調	脊髄性失調
深部感覚障害	(−)	(+)
Romberg 徴候	(−)	(+)
推尺異常	(+) （最後に目的物に到達する）	(+) （目的物に到達しない）
振戦	企図振戦	粗大振戦
歩行	よろめき歩行	床を見ながらバタンバタンと歩く
言語	(+)	(−)
深部反射	軽度低下	消失

正解　D
×A　動作の開始に伴い、企図振戦はみられるが脱力はない。
×B　大きな力を要するほど運動失調が強いということはない。
×C　脊髄性運動失調は閉眼で増悪するが、小脳性の場合はあまり変わらない。
○D　運動失調により熟練した細かい動作ができなくなる。
×E　静止時の振戦は、大脳基底核障害に伴う Parkinson 症候群に特徴的である。

関連問題　小脳障害

問題　小脳を障害すると起こる症状はどれか．
　A　廃用性筋萎縮
　B　筋固縮
　C　企図振戦
　D　上方注視麻痺
　E　縮　瞳

正解　C
×A　脊髄錐体路障害では筋萎縮は初期にはないが，麻痺が長期化すると廃用性萎縮を生じる．反面，脊髄障害で核性および核下性麻痺では筋萎縮が著明である．小脳障害では筋萎縮は生じない．
×B　筋固縮は錐体外路障害で出現する．
○C　小脳の障害では動作の開始に伴い振戦がみられる．
×D　中脳の障害で起こる．パリノー Parinaud 徴候は，松果体部腫瘍や第3脳室後半部腫瘍が中脳背側（上丘）を圧迫すると出現する．両側性垂直性上方注視障害と輻輳麻痺とを特徴とする．
×E　頸部交感神経節の障害，延髄外側症候群（Wallenberg症候群）および視床下部障害など，交感神経中枢や下行性経路の障害で同側に Horner 症候群がみられる．上眼瞼の偽性下垂，眼球陥凹，縮瞳，眼瞼裂の狭小および顔面，頭部，頸部の血管拡張と無汗症 anhidrosis を特徴とする．

C point 5.13　大脳基底核と錐体外路症状

問題　大脳基底核の障害でみられない症状はどれか．
　A　無　動
　B　深部反射亢進
　C　筋固縮
　D　静止振戦
　E　アテトーゼ

大脳基底核は錐体外路系の中枢として，運動を調節・統御し，運動の安定化と平滑化を行う．基底核の障害では，錐体外路症状，すなわち筋トーヌスの異常 hyper-or hypotonicity と不随意運動 involuntary movement が出現する．錐体路障害である重度の運動麻痺，巧緻運動障害，痙縮はみられない．表5-11の錐体路障害と錐体外路障害の鑑別点を参照．

基底核障害と錐体外路症状

① **筋緊張異常**：固縮 rigidity，歯車様現象 cog-wheel rigidity，鉛管様現象 lead-pipe phenomenon と呼ばれ，四肢，体幹すべての筋にみられる．筋緊張が亢進し，被動的に筋肉を屈伸させると一様な抵抗を受ける．
② **運動の減少**：筋緊張が亢進して運動が始められず，動きが少ない状態になる．運動緩慢 bradykinesia，無動 akinesia など自発運動が減少した状態になる．運動開始困難 initial hesitation など，運動の開始が困難だがいったん動き始めると次第に運動の振幅が増大する状態もみられる．
③ **運動過多**：不随意運動である．振戦，舞踏病，アテトーゼ，ジストニー，バリズムなどがある（次問参照）．
④ **自律神経障害**：基底核障害では，流涎，多汗など自律神経症状を伴うことがある．

正解　B
○A　Parkinson病などで黒質-線条体系が障害されると，下位運動中枢に対する抑制解除がなされず，筋緊張が亢進して無動になる。
×B　深部反射亢進は錐体路障害でみられる。
○C　筋緊張異常がみられる。
○D　静止振戦は，Parkinson病の主症状である。
○E　アテトーゼとは四肢末梢の比較的ゆっくりとした不規則な不随意運動である。被殻の障害で出現する。

C point 5.14　大脳基底核の病変と不随意運動

問題　次の組合せで正しいのはどれか。
A　Huntington（ハンチントン）舞踏病　──　企図振戦
B　Parkinson（パーキンソン）病　　　　──　静止振戦
C　脳性麻痺　　　　　　　　　　　　　──　羽ばたき振戦
D　筋萎縮性側索硬化症　　　　　　　　──　チック
E　抗コリン薬　　　　　　　　　　　　──　ヘミバリズム

不随意運動は，①出現する時期（安静時 or 運動時），②身体部位（身体の一部 or 全身），③運動のパターン，④運動の速度，に注意して分類する。不随意運動には以下のものがある。

① **振戦** tremor：律動的な不随意運動である。Parkinson病の振戦は静止振戦 resting tremor と，姿勢を保持するときに出現する姿勢時振戦 postural tremor がある。丸薬を丸める pill-rolling などの動作が見られる。企図振戦 intention tremor は小脳性振戦として有名で，運動時に四肢体幹に出現し目標到達前あるいは到達直後に高まる。羽ばたき振戦は肝性脳症や尿毒症，低酸素脳症などでみられることがあり，左右上肢を外転・挙上させると手首や手指に羽ばたき様運動が起こる。

② **舞踏病** chorea：随意運動であるかのような自然さを持つ速い不規則な不随意運動（顔をしかめる，舌を出す，手を出す，身体をねじるなど）が出現する。しかし，その出現部位は限られていることが多い。

③ **アテトーゼ** athetosis：被殻の障害でみられる。主に手指など四肢の遠位筋にみられる，比較的ゆっくりとした，のたうち回る不規則な運動である。精神的緊張時や動作開始時に増強し，その間，随意運動が妨げられる。睡眠中には消失する。

④ **ジストニー** dystonia：線条体，ことに被殻の障害で出現する。頸，体幹筋ないしそれに付随した四肢近位筋群の，比較的ゆっくりとした，長く続く，力強い，捻じ曲げるような動きである。先天性のものは5～15歳の小児にみられ，特発性痙性斜頸もこの一種である。後天的には脳炎後のParkinson病などに伴って出現する。

⑤ **バリズム** ballism：体幹に近い部位に強く起こる身体を投げ出すような激しい不随意運動で，数秒に1回の頻度で不規則に繰り返す。多くは一側性で，これをヘミバリズム hemiballism という。反対側の視床下核（Luys核）が病変部位である。多くは中年以降に起こり，血管障害によるものが大部分で，一定期間持続した後は自然に消失する。覚醒時は持続して，深い睡眠時にのみ消失するので疲労消耗する。

正解　B

×A　舞踏病にはHuntington舞踏病と小舞踏病がある。これら筋緊張減退・運動亢進症候群は尾状核の障害に伴って現れる。Huntington舞踏病では上肢と体幹を大きく振り回すような運動を示し，精神的な緊張で悪化する。

○B　Parkinson病は黒質-線条体系の障害で出現する。静止振戦では周波数4〜7Hzの振戦が四肢に見られ，これに筋固縮と無動を伴う。

×C　羽ばたき振戦は，肝性脳症や尿毒症，低酸素脳症などでみられる。脳性麻痺ではアテトーゼがみられる。

×D　チックは顔面，頸部，肩の律動的な不随意運動で，精神的な緊張で増悪する。筋萎縮性側索硬化症は，脳神経運動核および脊髄側索・前索・前核の障害により錐体路が障害される。その際に線維束性攣縮がみられる。その際は，四肢の一部の筋がピクピク動いたり，舌がモゾモゾと波打つように動いたりする。筋萎縮性側索硬化症では錐体外路は障害されず不随意運動はみられない。

×E　抗コリン薬では口渇や便秘，排尿障害がみられるが，ヘミバリズムは起こさない。抗Parkinson病薬（L-DOPA，抗コリン薬，ドパミン作動性薬）や抗てんかん薬（フェニトイン，カルバマゼピン），抗精神病薬（フェノチアジン系およびブチロフェノン）で，口唇をモグモグさせる，口ジスキネジアoral dyskinesiaが起こる。口ジスキネジアに対してはハロペリドールが有効である。

関連問題　錐体路症状

問題　錐体路症状について正しいのはどれか。

A　安静時振戦
B　Romberg（ロンベルグ）徴候陽性
C　折りたたみナイフ現象
D　歯車様筋固縮
E　深部腱反射低下

正解　C

×A　安静時振戦 resting tremor などの不随意運動は錐体外路障害でみられる。
×B　ロンベルグ徴候は，脊髄の後根や後索が障害され，深部位知覚が麻痺したときに陽性になる。
○C　錐体路障害では筋痙縮が起こり，筋屈伸時に特有の抵抗を生じる。痙縮している筋を動かしていると，抵抗がある程度強くなったところで急になくなる状態を，折りたたみナイフ現象という。
×D　錐体外路障害で現れ，筋を屈伸させるときに歯車様の抵抗が生じる。
×E　錐体路障害では深部腱反射は亢進する。

C point 5.15　パーキンソン Parkinson 病

問題　Parkinson（パーキンソン）病でみられない症状はどれか。

A　鉛管固縮
B　仮面様顔貌
C　無　動
D　企図振戦
E　姿勢反射異常

Parkinson病は黒質-線条体系の障害でドーパミンが減少し，相対的にアセチルコリンが優位になり出現する。**寡動（無動），振戦，筋固縮，姿勢反射異常の四徴**を呈する中枢神経変性疾患である。Parkinson病の振戦には静止振戦と，姿勢を保持するときに出現する姿勢時振戦 postural tremor があ

る。静止振戦は周波数 4〜7 Hz で主動筋と拮抗筋が交互に動くために発生し，四肢にみられる。錐体外路障害でみられる筋固縮は歯車様現象，鉛管様現象と呼ばれ，四肢と体幹のすべての筋にみられる。四肢の錐体外路障害は発症当初は非対称，病状が進行して対称的になることがある。

正解　D
○A　鉛管固縮では筋緊張が亢進し，被動的に筋肉を屈伸させると一様な抵抗を受ける。
○B　仮面様顔貌で顔面の表情が乏しくなる。
○C　動作が少なくなり，かつ動作の開始に時間がかかるようになる。
×D　企図振戦は小脳性振戦として有名である。運動時に四肢体幹でみられ，目標到達前あるいは到達直後に高まる。Parkinson 病ではみられない。
○E　姿勢反射異常では加速歩行（前に倒れるように進み，急に止まれない）がみられ，その際は上半身を前屈し，両手を前下方に垂らして重心が極端に前に移動する。

●Memo　パーキンソン Parkinson 病の治療薬●

L-DOPA で中枢に届くのは全体の 5% に過ぎず，残りの大半は末梢で作用するために副作用を起こすことがある。これを防ぐために，末梢性脱炭酸酵素阻害薬も投与する。表 5-14 は Parkinson 病に対する治療薬と禁忌薬をまとめたものである。

〈表 5-14〉　Parkinson 病に対する治療薬と禁忌薬

治療薬		禁忌薬	
ドーパミン前駆体	L-DOPA	抗精神病薬	クロルプロマジン
ドーパミン受容体刺激薬	ブロモクリプチン	抗潰瘍薬	ハロペリドール
脱炭酸酵素阻害薬	カルビドパ	制吐薬	スルピリド
抗コリン薬	ベンセラシド	降圧薬	メトクロプラミド
	トリヘキシフェニジル		レセルピン
			α-メチルドーパ

C point 5.16　大脳皮質の機能局在

問題　大脳の機能局在についての組合せで誤っているのはどれか。
A　前頭葉 ――― 思　考
B　側頭葉 ――― 聴覚中枢
C　後頭葉 ――― 視覚中枢
D　頭頂葉 ――― 随意運動
E　海馬体 ――― 記　憶

大脳半球の機能局在に関しての基本的な問題で，やさしい。前頭葉は意欲や思考など高次精神機能をつかさどるほか，運動性言語中枢および随意運動中枢が存在する。側頭葉は後方を聴覚中枢およびその連合野が占め，前方の皮質下に海馬および扁桃体など辺縁系が存在する。辺縁系は，他の皮質領域や視床下部，視床と密接な線維連絡があり，情動や記憶に関与する。頭頂葉は前部に体性感覚中枢が存在し，後方の連合野で体性感覚，視覚野，聴覚野からの感覚情報を統合して，知覚および認識などの高次精神機能を統御する。後頭葉は視覚中枢およびその連合野からなる。

大脳半球の機能に関して左右半球に違いがある。左右の大脳半球間は脳梁 corpus callosum を介して交連線維で連絡している。重篤なてんかん患者に対して脳梁を切断して左右脳を分離すると，てんかん

の頻度と重篤性が減少するが，神経学的な障害はほとんど示さない．このような分離脳患者に，例えば右視野に映った画像を左手で書くように指示しても，画像情報が左半球に留まったままで書けない（左手は右半球に支配されるため）．

一方，分離脳患者に対して詳細な神経心理学的な検討を行った結果，左右半球が高次脳機能の特別の部分を担うように特殊化されていることがわかってきた．

図 5-30 は分離脳患者で確認された左右半球の機能特殊性を示す．例えば言語に関しては，論理的な意味づけを含めて左半球に機能が局在する．一方，右半球は複雑な空間的な問題と言語を必要としない課題を処理する．

右視野に意味がある文字を投影すると，左右眼球網膜に映った視覚情報は，左後頭葉の視覚野に投射され，他皮質と連合してその意味を理解する．しかし，同じ文字を左視野に投影しても，右後頭葉に投射された視覚情報は意味づけはなされない．

正解　D
○A　思考，意欲などの高次精神機能は前頭葉前頭前野がつかさどる．
○B　聴覚の中枢は側頭葉にある．優位半球側には感覚性言語中枢（Wernicke 中枢）があり，障害されると感覚性失語 sensory aphasia をきたす．
○C　視覚中枢およびその連合野は後頭葉にある．
×D　随意運動の中枢は，前頭葉の中心前回（Brodmann の第 4 野）にある．
○E　難治性てんかんで両側の海馬を摘出した患者は，摘出術を受ける以前のことは覚えているが新しいことが記銘できなくなった．この事実により，海馬が記憶に重要な部位であることが判明した．

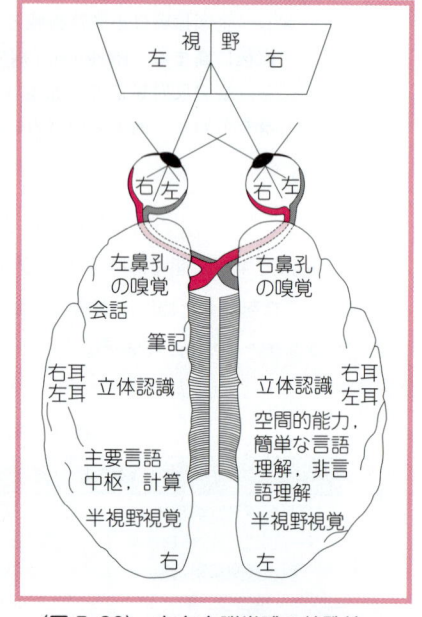

〈図 5-30〉　左右大脳半球の特殊性

C point 5.17　植物状態

問題　植物状態にあてはまるものはどれか．
A　平坦脳波
B　追視
C　自発呼吸消失
D　深昏睡
E　脳幹反射消失

（遷延性）植物状態（persistent）vegetative state とは，昏睡状態などの強い意識障害から回復したものの，大脳半球や上位脳幹部の高度の損傷または機能不全のために，大脳による精神活動と自発運動は欠如しているが，脳幹機能のうち自律神経系は比較的正常に機能し，睡眠と覚醒のサイクルがはっきりと区別されるものをいう．

障害部位との関連では，

①無動性無言 akinetic mutism：帯状回前半部（area 24）ないし間脳から上位の脳幹部の障害

②失外套症候群 apallic syndrome：大脳半球広範囲にわたる障害とも表現される。

具体的な症状として以下があげられる。
①昏睡から回復したものの，後遺症として周囲との意思の疎通が不可能
②周囲の状況は把握できない。
③自力移動が不可能
④自力の食物摂食および飲水が不可能
⑤糞尿失禁状態
⑥意味のある発語が不可能
⑦眼球は物体の動きを追っても認識できない（不随意的な追視中枢は上丘（中脳）にあるため）。

> 正解　B
> ×A　平坦脳波は，脳幹部を含めた全脳機能の停止を示す。
> ○B　不随意的な追視中枢は上丘（中脳）にあるため追視は可能である。
> ×C　自発呼吸は自律系機能に属し，残存する。
> ×D　睡眠と覚醒のサイクルは保たれ，開眼と閉眼を繰り返す。昏睡状態とは異なる。
> ×E　個別の脳神経の損傷がない限り，脳幹反射は保たれていることが多い。

C point 5.18　植物状態と脳死

問題　37歳の男性。4か月前に作業中高所から転落して右前頭・側頭部に急性硬膜下血腫を生じた。血腫除去術を受けたが，現在も四肢の自動運動はほとんどみられない。尿便失禁あり。追視はできるが周囲の状況の認識はできない。意思の疎通はなく，発語もできない。
この患者で正しいのはどれか。

A　閉じ込め症候群（locked-in syndrome）
B　植物状態
C　半昏睡
D　遷延性昏睡
E　脳　死

(84D-7)

脳死 brain death は大脳，脳幹を含めた全脳機能を不可逆的に喪失した状態である。心機能は自律的な保たれているが，自発呼吸が停止しているため，換気を主とする全身管理によってのみ血液中の酸素濃度が保持されている。

脳死の特徴としては以下が挙げられる。
①深昏睡（JCS 300，GCS 3点）。自発運動，除脳硬直，除皮質硬直，けいれんがみられれば脳死ではない。
②自発呼吸の消失
③瞳孔固定（左右ともに直径4 mm 以上で正中固定）
④脳幹反射の消失（対光，角膜，毛様体脊髄，眼球頭，前庭，咽頭，咳反射）
⑤平坦脳波（最低4導出で30分間）
上記諸条件が満たされた後，6時間経過を見て変化がないことを確認する。

ただし，以下の除外例がある。
①小児（6歳未満）
②脳死と類似した状態になりうる症例
　(1)　急性薬物中毒
　(2)　低体温：直腸温で32℃以下の低体温があれば，脳死判定をしてはならない。低体温があればブランケットなどで加温する。
　(3)　代謝・内分泌障害：肝性脳症，高浸透圧性昏睡，尿毒症性脳症などでは可逆性が期待される場合があるので除外する。

> 正解　B
> ×A　閉じ込め症候群は中脳と橋の間の皮質脊髄路の両側性断絶，または下位運動ニューロンの広範囲の病変などで起こる。脳幹網様体は障害されないため，患者の意識は清明ではあるが，眼球の上下転および眼瞼開閉以外の身体のあらゆる部分の運動が麻痺しているため，意思の伝達が困難な状態に陥る。
> ○B　植物状態は，頭部外傷などによる強い意識障害から回復した後でも高度な精神活動が失われ，自律神経機能すなわち植物機能だけが残っている状態である。原因となる障害部位は大脳皮質だけでなく脳幹のこともある。植物状態は「意識障害」から回復した状態であり，睡眠と覚醒のリズムが保たれ開眼するので，Japan Coma Scaleで判定するとすれば，一桁（2）のA（appalic）である。脳死とはまったく異なる。
> ×C　痛み刺激で手足を動かしまた意味のない発語はあるが，開眼・追視はできない。
> ×D　昏睡状態が遷延化したもので，開眼・追視はしない。
> ×E　脳死では深昏睡のうえ，自発呼吸が消失している。

6. 感覚の生理学と感覚器

一般目標：刺激に対する感覚受容の種類と機序を説明できる

外界からの刺激には可視光や熱，電磁波，音，重力，加速度，圧力，張力などの物理的な刺激，匂い，味，二酸化炭素濃度，酸・アルカリなど化学的な刺激があり，人体はこれら各種の刺激に対応した感覚器を備えている（表6-1）。とくに，視覚および聴覚に関わる感覚器については重要で，基本事項は押さえておきたい。

◆チェック事項◆

1）視覚情報の受容の仕組みと伝導路を説明できる

a. 眼の構造

ヒトは波長が400～700 nmの電磁波を受容でき，光としてとらえる。光は眼球前部の角膜から眼球内に入り，水晶体 lens，硝子体 vitreous body を経て網膜 retina 上に倒像を結ぶ（図6-1）。

虹彩 iris は瞳孔の大きさを調節することで入射光量を調節するとともに焦点深度を調整する。瞳孔括約筋は副交感神経（動眼神経）に支配され，瞳孔散大筋は交感神経に支配される。

網膜は，光受容器である錐体 cone および杆体 rod 視細胞 visual cell が並び，その外側に色素上皮 pigmented epithelium，脈絡膜 choroid membrane，強膜 sclera が存在する。

前眼房水は毛様体で分泌され，シュレム Schlemm 管で吸収される。前眼房水圧を眼圧といい，10～21 mmHg が正常眼圧である。緑内障では眼圧が亢進し，発作時に激しい頭痛を伴う。

網膜は厚さ 200 μm の膜で8層からなる（図6-2）。光受容器は錐体および杆体視細胞で，最外側に

〈表6-1〉 感覚の分類

特殊感覚 special sensation	神経	感覚器および一次中枢
嗅覚 olfaction	I	鼻粘膜および嗅球
視覚 vision	II	網膜および外側膝状体・後頭葉
味覚 taste	VII, IX, X	舌・口腔粘膜および延髄孤束核
聴覚 audition	VIII	中耳・内耳および内側膝状体・側頭葉
前庭覚 vestibular sensation	VIII	内耳および延髄前庭神経核
体性感覚 somatic sensation		
表在感覚 superficial sensation	脊髄視床路	皮膚粘膜受容器および視床
深部感覚 deep sensation	後索	筋肉・腱および視床
内臓感覚 visceral sensation		
臓器感覚 organic sensation	自律神経	圧・伸展受容器および延髄
内臓痛覚 visceral pain	内臓求心性神経	自由神経終末および視床

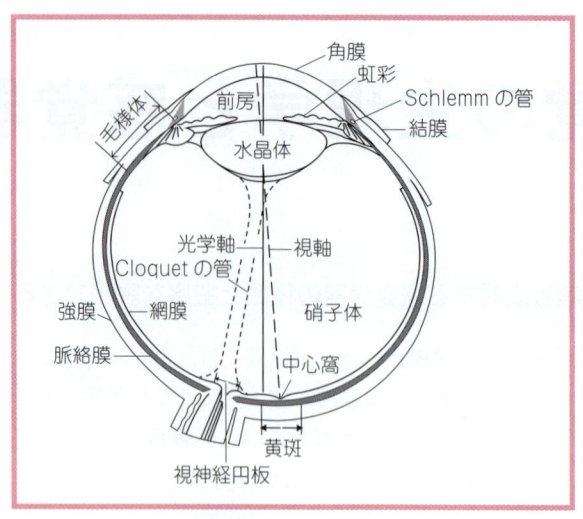

〈図6-1〉 眼球の構造（文献1），図13-10)

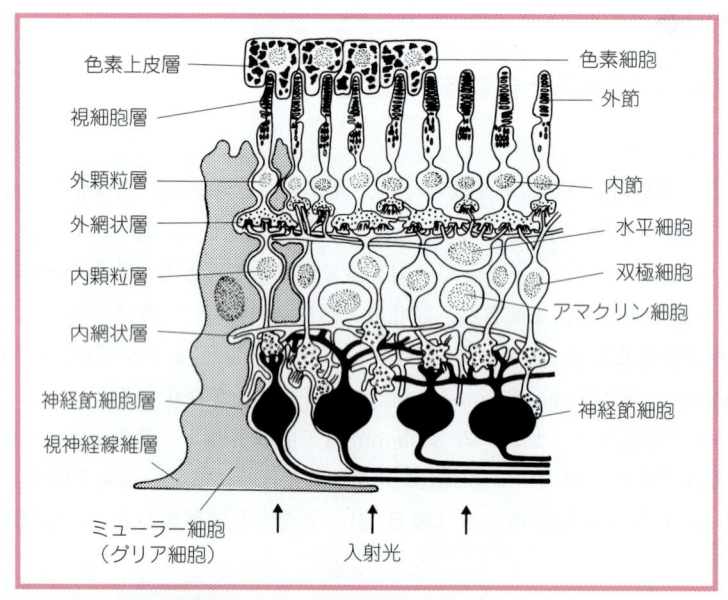

〈図6-2〉 網膜の構造（文献1），図13-14)

モザイク状に配置されている。

　杆体細胞は薄暗いところでも明暗に反応する暗所視の受容器であり，錐体細胞は明るいところで特定の波長の光（赤，青，緑），すなわち色彩に反応する明所視の受容器である。ヒトの1眼には錐体視細胞が 6×10^6 個あるのに対して，杆体視細胞は 1.2×10^8 個で，杆体細胞のほうがはるかに多い。両者の分布は一様ではなく，中心窩 central fovea には錐体視細胞のみが分布し，周辺部に移るにつれて錐体視細胞が減り杆体視細胞が増加するようになる。中心窩の周辺を黄斑 macula lutea という。

　錐体視細胞と杆体視細胞は外網状層で双極細胞 bipolar cell とシナプス結合し，双極細胞は神経節細胞とシナプス結合する。視覚情報は視細胞から双極細胞を経て神経節細胞から出る視神経により中枢へ伝えられる。さらに，外網状層で水平細胞が，内網状層ではアマクリン細胞が，側方から干渉することで垂直方向の情報伝達を干渉する。神経節細胞からの軸索は視神経を構成するが，1×10^6 本前後で，

これは数十から数百の視細胞の興奮が1本の視神経線維に収束することを表す。ミュラー細胞は網膜を縦方向に貫くグリア細胞である。

b. 光受容機序

網膜に達した光は，杆体および錐体視細胞にある光感受性物質（視物質）に作用して化学変化を起こすことにより，これらの細胞に刺激強度に依存した受容器電位を起こす。杆体細胞の視物質は，オプシンとレチナールの複合体からなるタンパク質である。レチナールはビタミンAのアルデヒドで，ビタミンAが不足すると夜盲症が起こる。錐体細胞の視物質は赤，青，緑の光に対応して3種類あり，それぞれ異なる錐体細胞に存在する。そのひとつはホトプシンとレチナールからなるヨドプシンで，赤色光に反応する。他の2種類の構造はわかっていない。

図6-3は網膜神経細胞の光応答反応である。杆体視細胞に強い光を照射すると，抑制性過分極応答が持続する。ついで双極

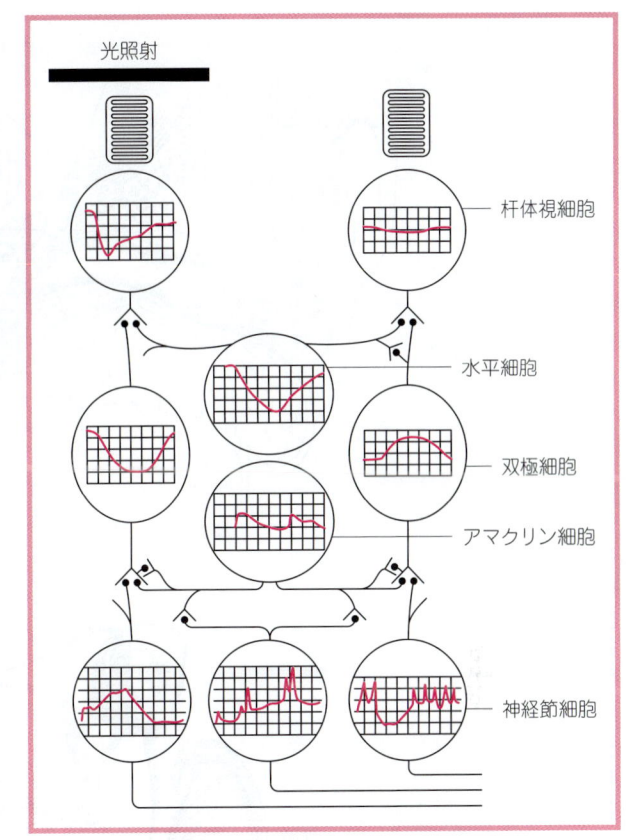

〈図6-3〉 網膜細胞の光応答反応（細胞内記録）
（Dowling, 1970）

細胞が，視神経細胞からのシナプス伝達に対して過分極応答する。神経節細胞は双極細胞の過分極応答を受けて一時的に強く脱分極し，活動電位の発射が増加する（on状態）。

隣接部位の杆体視細胞には応答がみられないが，双極細胞は水平細胞の活動による修飾を受けて脱分極する。神経節細胞は，双極細胞の脱分極やアマクリン細胞の活動による修飾を受けて，一時的に過分極する（off状態）。

このように，網膜における視覚情報の処理は，神経節細胞が光刺激の強度に応じて活動電位の発射頻度を変え，光の波長に応じてon→offあるいはoff→onへの放電パターンを変化させることで行われている。そして，同じ受容野内で生じる明るさの差異に反応して出力を行っている。これは，網膜が当たる光の絶対的な強さよりも，むしろ空間の局所変化を感知するのに都合がよい。例えば，何か影が横切った場合，影が投影される中心とその周辺が異なるパターンで応答し，これが視覚情報として出力されるのである。

（視覚神経路については「C point 6.2」（p.104）参照）

c. 視覚反射

虹彩の大きさを変えることにより，瞳孔に入る光量を30倍変化させることができる。**対光反射** light reflex は，瞳孔への光の入射により瞳孔が収縮する反射である。一側瞳孔に光を当て，同側の瞳孔が収縮する直接対光反射と，反対側瞳孔が収縮する間接対光反射に分かれる。

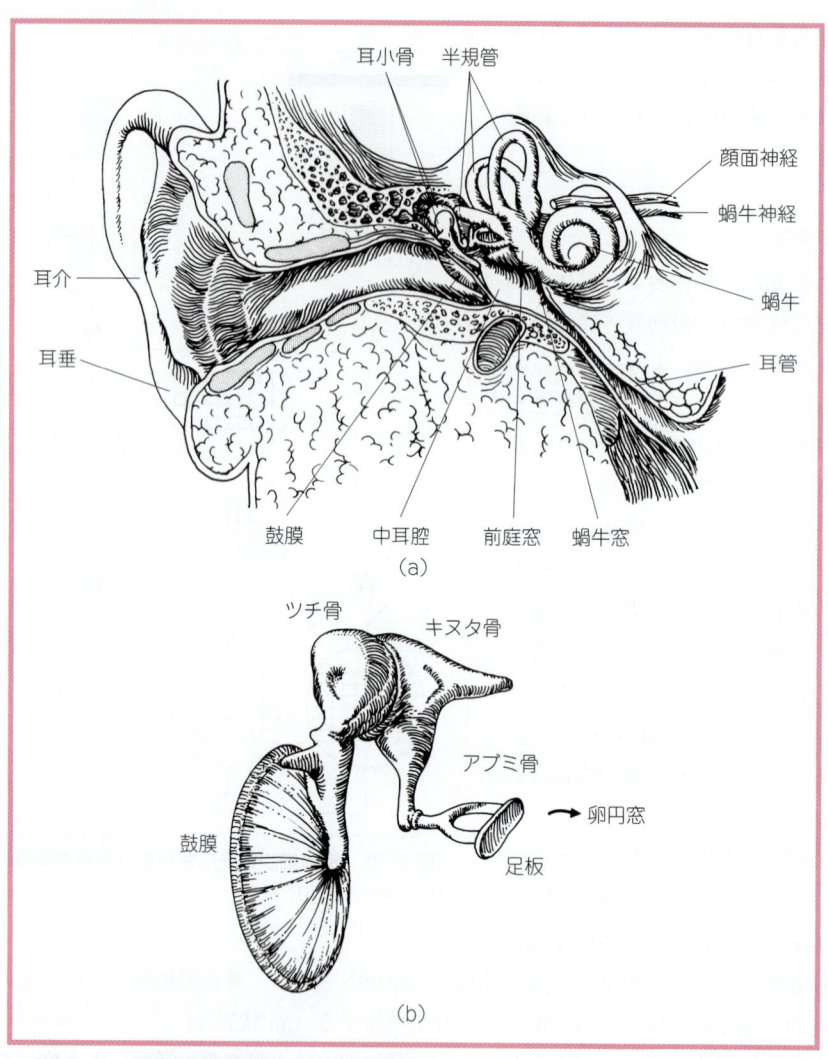

〈図6-4〉 聴覚器官の構造（a）と中耳（b）
（文献1），図13-28，13-29）

　反射経路は，光刺激が視神経（II）を経由して同側視蓋前域に至り，ここから<u>両側動眼神経副核</u>（Edinger-Westphal nucleus）に入力される。同核から副交感神経節前線維が動眼神経（III）を経由して毛様体神経節に送られ，ここでニューロンを変えて瞳孔括約筋に出力されて瞳孔が収縮する。

　近い物体に焦点を当てて物を見るためには，光がレンズで大きく屈折する必要がある。こうした場合は，副交感神経性の調節が働き，毛様体が収縮により毛様小帯が緩んでレンズが球形に近い形をとるようになる（調節反射）。また，両側眼球は内転してより眼になり（<u>輻輳</u>），瞳孔が収縮して視野深度と視力を増加させる（<u>輻輳反射</u> convergence reflex）。

2）聴覚・平衡覚器官の構造と機能について

　聴覚器官は外耳，中耳，内耳からなる。外耳は耳介と外耳道からなり，耳介は集音器として，外耳道は音響共振系として働く（図6-4a）。中耳と外耳は鼓膜で仕切られているが，中耳内は耳管を経て鼻

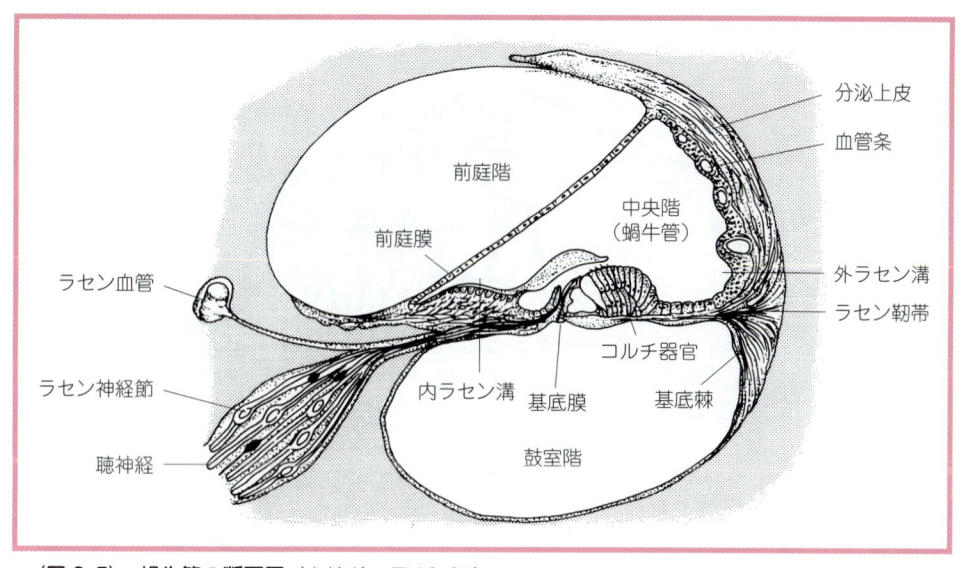

〈図6-5〉 蝸牛管の断面図（文献1），図13-31）

腔や口腔と連絡しているため，鼓膜の内外の気圧は等しい．鼓膜は厚さ0.1 mm，直径10 mmの膜で，その振動はツチ骨，キヌタ骨，アブミ骨を介して内耳へと伝達される（図6-4b）．

鼓膜の張力は，鼓膜張筋およびアブミ骨筋により調節されている．強い音刺激が加わると，前者は鼓膜を中耳内に引き込み，後者はアブミ骨を前庭窓に引き込んで，鼓膜に加わる音圧を緩和させて鼓膜を保護する．

内耳は蝸牛 cochlea と前庭 vestibular organ からなる．蝸牛が聴覚，前庭のうち耳石器 otolith organ が重力と直線化速度を検出し，三半規管 semicircular canalis が頭部の回転加速度を検出する（図6-4）．これらの器官は側頭骨中にあり，内部がリンパ液で満たされている．

a. 蝸　牛

外耳道を伝わる音の伝導が空気伝導 air conduction で，頭蓋骨を伝わるものを骨伝導 bone conduction という．空気伝導は，鼓膜を振動させて耳小骨を介して前庭窓から蝸牛内へ振動が伝えられる．骨伝導の振動は，直接，蝸牛内に伝達される．

蝸牛は約 $2\frac{2}{3}$ 回転するらせん状の管で，その全長にわたり前庭膜（ライスネル膜）と基底膜が蝸牛管を前庭階，中央階，鼓室階の3層に区切っている（図6-5）．

前庭階と鼓室階は蝸牛の先端部（蝸牛頂）で連なり，外リンパ液を含む．鼓室階は蝸牛基部にある蝸牛窓に終わる．中央階はカリウムイオンに富む内リンパ液で満たされている．

前庭窓の振動は，前庭階の外リンパに伝わり，蝸牛頂を経て鼓室階を伝播しながら基底膜を振動させ，蝸牛窓に抜ける．

b. コルチ器官

基底膜が振動する際に，コルチ器官 Corti organ にある有毛細胞が刺激され，求心性インパルスが発生する．コルチ器官は音受容感覚器で，基底膜上を蝸牛頂～蝸牛底に配列されている．内・外有毛細胞の先端は蓋膜に固定されている（図6-6）．有毛細胞の基底側で，ラセン神経節細胞 spiral ganglion

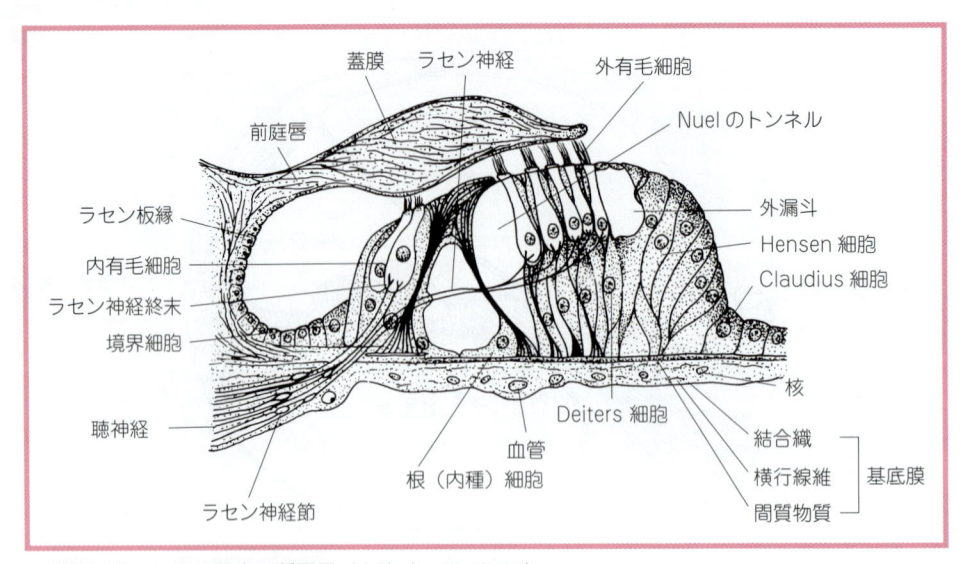

〈図6-6〉 コルチ器官の断面図（文献1），図13-31）

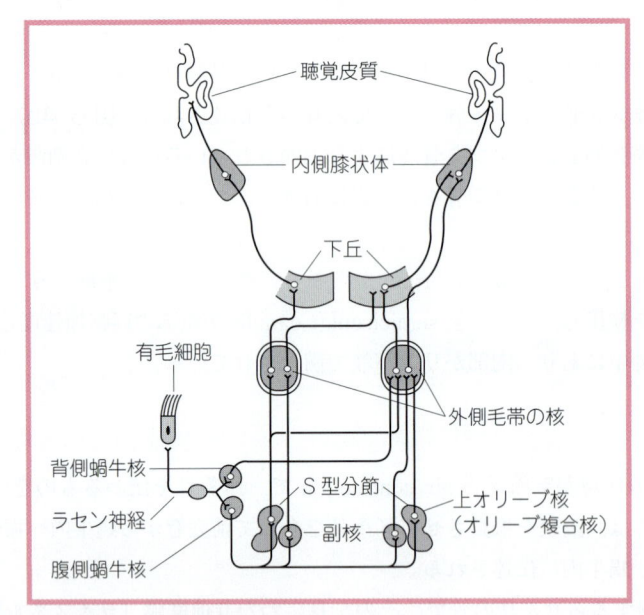

〈図6-7〉 聴覚伝導路（文献1），図13-33）

cellの樹状突起とシナプス結合する．ラセン神経節細胞は双極細胞で，軸索は聴神経（VIII）となって求心性インパルスを送る．

　音は内耳に伝えられ，そのリンパを振動させることにより基底膜が振動する．基底膜が振動する際には振動周波数により，振動波の振幅が最大となる場所が異なる．これを音の周波数情報として弁別する（進行波説，von Békésy）．

c. 聴覚伝導路（図6-7）

　有毛細胞からの聴覚情報は第VIII脳神経を通じ，橋下部にある背側および腹側蝸牛神経核に投射する．これらの蝸牛神経核からは両側のオリーブ複合体および下丘に連絡している．オリーブ複合体では，

両耳からの音情報を比較して音源がどこにあるかを計算している。

下丘からは視床の内側膝状体に連絡し，さらに聴放線を経て側頭葉の一次聴覚皮質と連絡している。

d. 音の性質

音は空気中に進む縦方向の圧力波で，常温で約 340 m/sec の速度で進む。この圧力波が正弦波である場合，$c = f\lambda$ である（c は速度，f は周波数，λ は波長を表す）。

鼓膜に加わる圧力は，振動の周期に従って正弦波状に変化する。正弦波の振幅（P）を音圧と呼び，音の強さは音圧によって決まる。ヒトの 1000 Hz 付近での聴覚閾値を P_0 として，音圧レベル（sound pressure level; SPL）が計算できる。P_0 は基準音圧で，0.0002 Pa（パスカル）である。

$$SPL = 20 \log_{10} P/P_0 \quad (\text{dB：デシベル})$$

もし，音圧が基準音圧よりも 10 倍大きいならば 20 dB の音であるということになる。100 dB 以上の音圧レベルでは聴力障害が生じ，120 dB 以上では聴覚痛を引き起こす。

e. ヒトの聴覚感度

若年者では周波数応答は 20 Hz から 20 kHz の範囲であるといわれているが，年齢とともに高周波数帯側が落ちて 50 歳では上限が平均 12 kHz になる。最大の感度は 1000 Hz から 4000 Hz の周波数域にある。

f. 平衡感覚 equilibrium sensation

三半規管と耳石器が関与する。三半規管では，前，後，水平半規管が互いに直行する平面内に配置されており，各半規管は定められた方向における頭部の回転加速度を検出する（図 6-8）。半規管の膨大部には，先端部に動毛を備えた多数の有毛細胞が収められた**クプラ** cupula と呼ばれる受容装置があり（図 6-9），リンパ液の動きを検出している。双極細胞の樹状突起は有毛細胞とシナプスを形成し，軸索は前庭神経（VIII）を形成している。

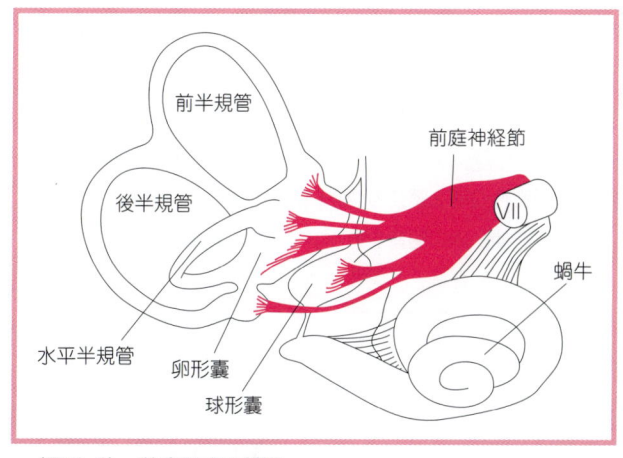

〈図 6-8〉 前庭器官の構造

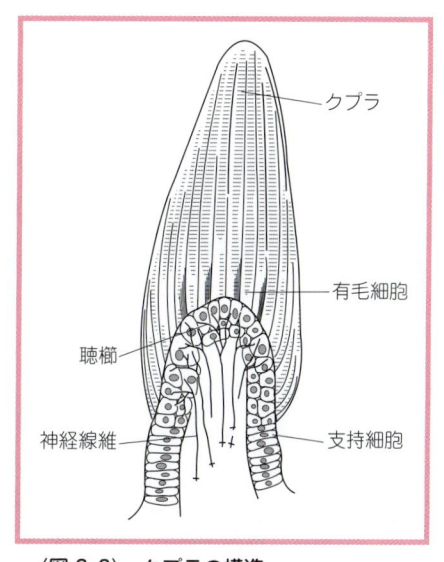

〈図 6-9〉 クプラの構造
（文献 1），図 13-41）

g. 耳石器

耳石器は重力および加速度を受容する装置で、卵形嚢と球形嚢からなる（図6-8）。

ともに有毛細胞と支持細胞からなり、その上を炭酸カルシウムの結晶を含むゼラチン様の膜が覆う（図6-10）。有毛細胞の感覚毛はゼラチン膜に伸びている。

双極細胞の樹状突起は有毛細胞とシナプスを形成し、軸索は三半規管からの線維と合流して前庭神経（VIII）を形成する。

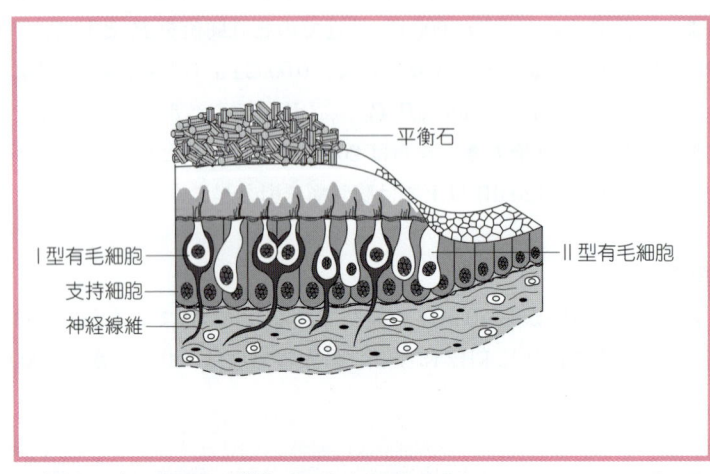

〈図6-10〉 耳石器の構造（文献1），図13-42）

●Memo　騒音性難聴とヘッドフォン●

80フォンを超える強い音への曝露で、一過性聴力損失（聴覚疲労）をきたす。長期間にわたり聴覚疲労を反復すると、コルチ器官の有毛細胞が損傷されて騒音性難聴をきたす。騒音性難聴には以下のような特徴がある。

① 不可逆性の感音性難聴である。
② 初期には4000 Hzの高音域を中心とした聴力損失（C^5 dip）が出現する。
③ 高音圧、高周波、長時間曝露ほど発症しやすい。

携帯音楽プレーヤーなどでヘッドフォンを使い、音響的に孤立した状態で何時間も音楽を聞いていると、順応が生じて強大音に対する感受性が低下する。さらに、オープンエア型のヘッドフォンだと、周辺の騒音より大きな音で聞こうとボリュームを上げる傾向にあり、騒音性難聴を誘発しやすい。対策として、携帯プレーヤーの使用時間を制限するとともに、密閉型ヘッドフォンを使い周辺騒音をカットすることが望ましい。交通に気をつけることはいうまでもない。

3) 嗅覚と味覚の受容機序と伝導路を概説できる

嗅覚と味覚では，それぞれの受容器が物質の化学的性質を情報として処理し，中枢に伝達する。いずれも化学物質が粘膜上の粘液や唾液に溶け込み，受容器細胞を興奮させる。

a. 嗅 覚

鼻腔天井の嗅上皮には5000万個ほどの嗅細胞が支持細胞およびボーマン腺とともに存在する（図6-11）。嗅細胞 olfactory cell は双極ニューロンで，樹状突起が嗅線毛 olfactory cilia に分かれて鼻腔に出ており，嗅線毛はボーマン腺から分泌された粘液に覆われている。

嗅細胞から中枢側へ伸びている神経突起が嗅神経 olfactory nerve（第Ⅰ脳神経）となり，篩骨 ethmoid を貫いて頭蓋内に入り，嗅球に達する（図6-12）。

嗅神経は，嗅球で僧帽細胞や房飾細胞とシナプス結合する（図6-12）。僧帽細胞や房飾細胞の軸索

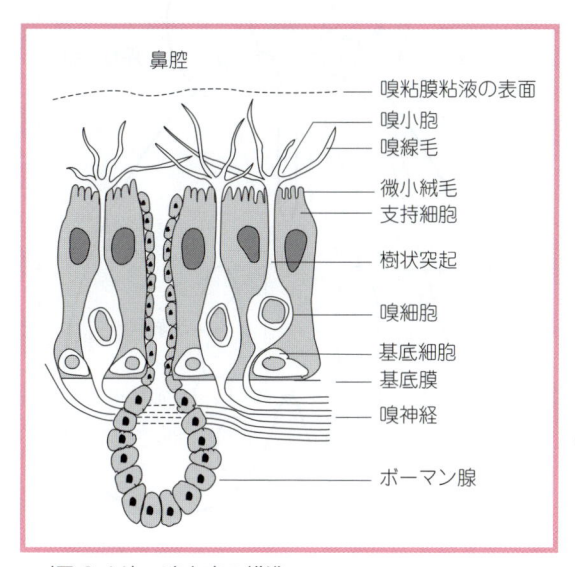

〈図6-11〉 嗅上皮の構造
（文献1），図13-2）

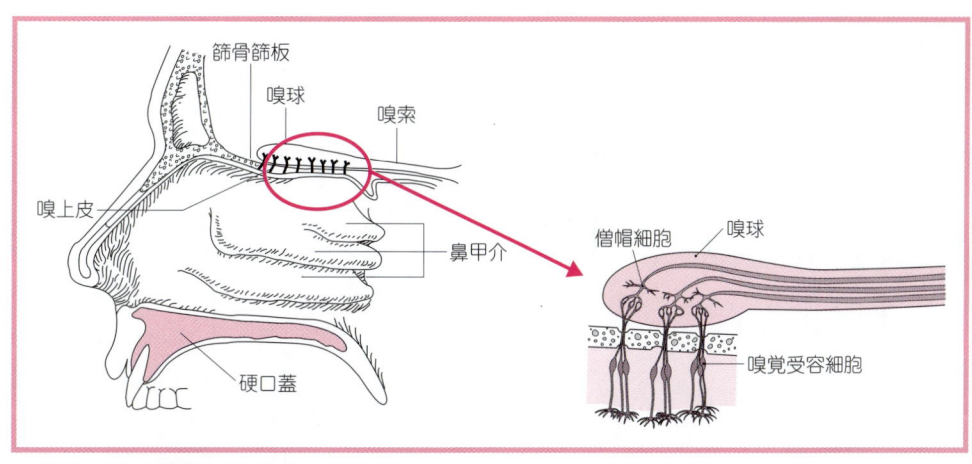

〈図6-12〉 嗅神経（文献1），図13-1）

は，嗅索 olfactory tract をしばらく後方に走行してから，内・外側嗅条へと枝分かれして，内側嗅条は扁桃核でニューロンを変えて前有孔質や大脳半球内面に終わる。外側嗅条は側頭葉の前梨状葉や扁桃体核に終わる（図6-13）。梨状葉は嗅皮質 olfactory cortex の大部分を占め，匂いの識別に関わっている。嗅球や梨状葉は旧皮質 palaeocortex に属し，構造的には非哺乳類の前脳同様に3層構造をとる。嗅皮質は視床を介さずに直接感覚を受け取る唯一の皮質である。ここから視床を介した眼窩前頭皮質への投射路は，意識下の匂いを媒介している。

　嗅細胞の線毛に嗅覚受容体が存在し，ここに匂い物質が結合するとGタンパク質の活性化を経てアデニル酸シクラーゼが活性化し，細胞内cAMP濃度が上昇する。cAMP濃度が上昇すると非選択的陽

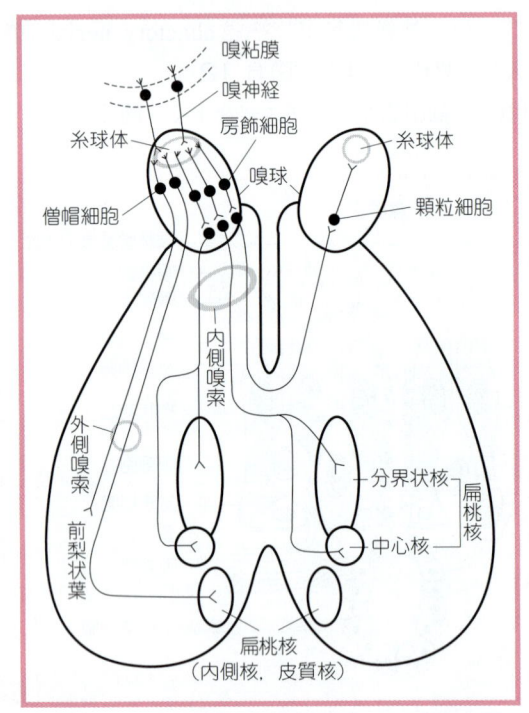

〈図6-13〉 大脳下面での嗅神経およびその模式図
（文献1），図13-3）

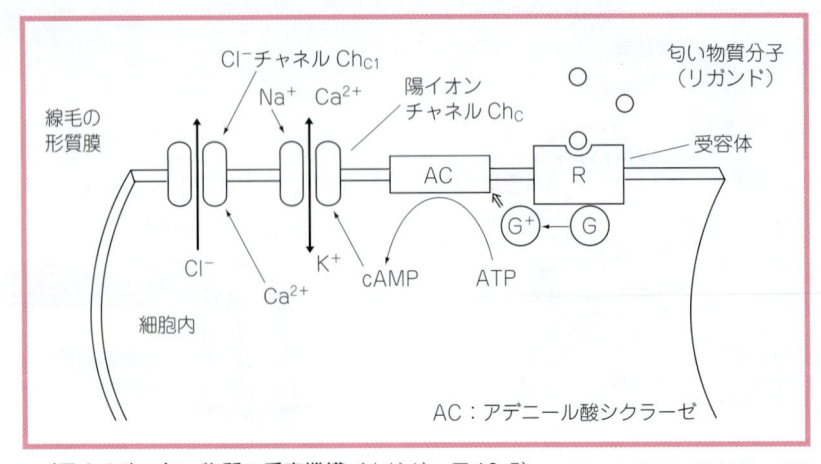

〈図6-14〉 匂い物質の受容機構（文献1），図13-5）

イオンチャネルが開き，細胞膜が脱分極する。匂い分子の濃度に応じて細胞内 Ca^{2+} が増加し，これが Ca^{2+} 依存性 Cl^- チャネルを段階的に開口させ，脱分極を段階的に増強する（図6-14）。このメカニズムは，匂いの強弱に関与している。

ヒトの匂い受容体がせいぜい1000種類ほどであるのに，数千種類以上の匂いをかぎ分けるのは，1種類の匂い分子で興奮する複数の受容体を中枢で組み合わせ処理するからである。

b. 味覚

味蕾は50〜150個の味覚受容細胞からなり，舌，口蓋，咽頭，喉頭蓋，食道上部に分布している（図6-15a）。味蕾細胞の寿命は約10日で，細胞の交代が頻回に起こる。味覚は，甘み，塩味，酸味，苦味および旨味を要素とするが，これらは舌表面の各部位で反応閾値を異にする（図6-14b）。味物質で構造が明らかなものは水素イオン（酸味），硫酸イオン・塩素イオン（塩味）やグルタミン酸（旨味）で，反面，苦味や甘味は多くの物質で感じられ，あまり明確ではない。

舌の前方2/3の味蕾から出た神経軸索は，同側の鼓索神経（顔面神経，VII）を介して伝えられる。舌の後方1/3と咽頭からの味覚は同側の舌咽神経（IX）を介して，舌以外の部位で口腔と軟口蓋からの味覚は迷走神経（X）を介して延髄（孤束核）に達する（図6-15c）。ここから出る2次ニューロンは，交叉して内側毛帯を上行して視床内側基底核に達し，ここからの3次ニューロンは大脳皮質弁蓋部味覚野に入る（図6-15c）。

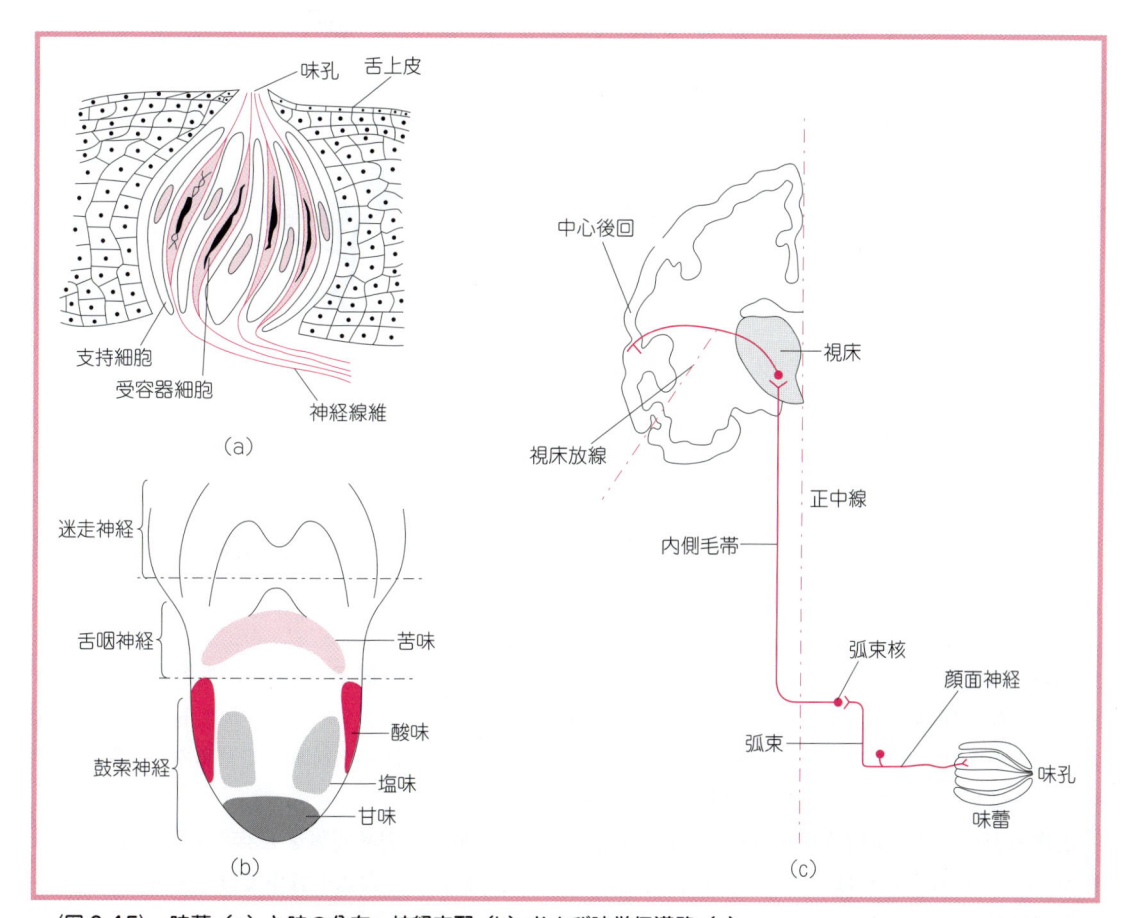

〈図6-15〉 味蕾（a）と味の分布，神経支配（b）および味覚伝導路（c）

4）表在感覚と深部感覚の受容機序と伝導路を説明できる

a. 表在感覚

表在感覚は圧覚，触覚，温度覚および痛覚からなり，皮膚およびこれに接する粘膜に分布する感覚器で受容される。

（1）圧覚と触覚

マイスネル Meissner 小体（図6-16a）は無毛部皮膚隆起部，例えば掌紋にある。クラウゼ Klause 小体（図6-16b）は皮膚と粘膜の境界部，例えば口唇に存在し，パチニ Pacini 小体（図6-16d）は真皮の深くにある。これらは触覚の受容器と考えられ，一般に圧覚よりも鋭敏かつ感度が高い。ルフィニ Ruffini 小体（図6-16c）とメルケル Merkel 小体（図6-16f）は圧覚の受容器である。これらの受容器からは，有髄の求心線維（Aβ）が出る。

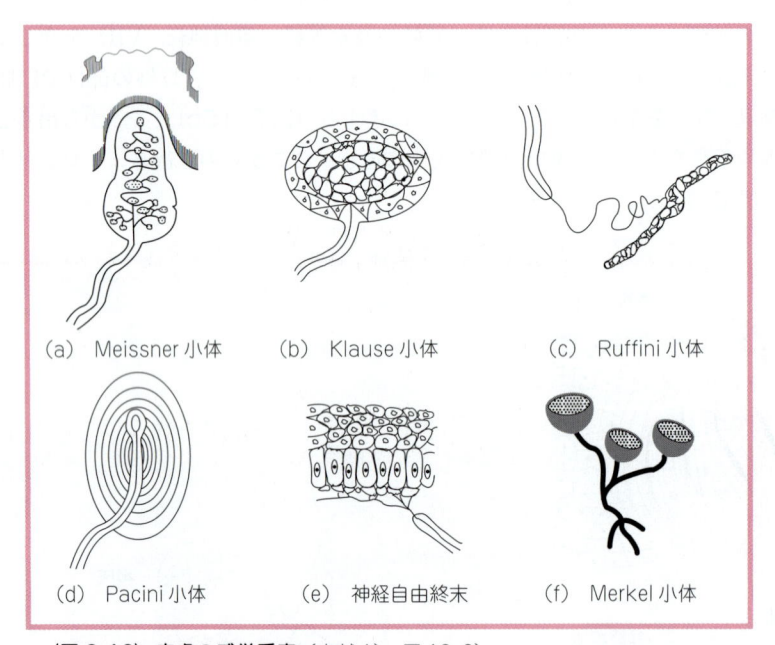

〈図6-16〉皮膚の感覚受容（文献1），図12-6）

（2）温度感覚

冷覚と温覚があり，それぞれ Aδ 有髄線維および無髄 C 線維の自由神経終末（図6-16e）が受容器として働いている

（3）痛 覚

速い「刺すような痛み」に対しては Aδ 有髄線維の自由神経終末（図6-16e）が受容器として働く。遅い灼熱痛や痒みに対しては，無髄 C 線維の自由神経終末が働く。ヒスタミン，セロトニン，アセチルコリンやブラジキニンは障害された組織から放出され，自由神経終末を刺激して"痛み"を発生させる。痒みはヒスタミンにより生じる痛覚の変形である。

皮膚の表面の2点を同時に刺激したとき，2点を弁別する最小の刺激間隔を **2点弁別閾値** two-point threshold という。これは，皮膚の表在感覚受容器の密度に依存し，大腿や背中では6〜7 cm，指先や口唇では数 mm である。

b. 深部感覚

　身体の位置や運動，あるいは身体に加えられた抵抗感や重量は，筋，腱および関節にある筋紡錘や腱紡錘などの固有受容器で知覚される。関節の角度や回転速度は，関節内のパチニ小体やルフィニ小体などの圧受容器により検出される。また，骨膜や筋肉，腱，関節には自由神経終末が分布し，疼くような深部痛覚を発生させるが，その局在は不明瞭である場合が多い。

(1) 筋紡錘

　筋紡錘は，普通の筋線維（錘外線維 extrafusal muscle fibers）の間にある伸張受容器である（図6-17）。結合組織の被膜に包まれた2～10本の筋線維（錘内線維 intrafusal muscle fibers）と，これを支配する感覚神経および運動神経からなる。長さ5～8 mm の細い紡錘器官で，両端を平行に走る錘外線維に付着させて錘外線維の伸張をモニターしている。

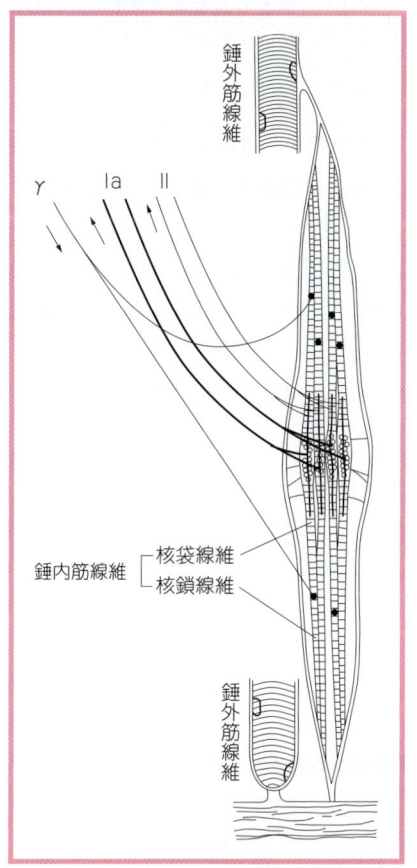

〈図6-17〉　筋紡錘の構造
（文献1），図12-8）

　錘内線維の中央部が受容部で，伸張に応じて膜電位が変化する。受容部には Ia および II 群の感覚線維が分布し，一次終末および二次終末を形成している（図6-17）。このうち一次終末の興奮頻度は，筋紡錘の伸張の程度と伸張速度に依存し，二次終末の興奮は主として筋の長さに依存する（図6-18）。

　錘内線維の両端には γ 運動線維が分布し，筋紡錘の収縮を引き起こす。この **γ 運動神経の役割は，筋紡錘の長さを調節して伸張受容器としての感度を維持することにある**。α 運動神経が興奮して錘外線維

（普通の筋線維）が収縮すると，筋紡錘が弛緩して筋紡錘中央部の興奮性が低下してしまうので，求心性インパルスによる筋の長さの測定ができなくなる。γ運動神経は，筋紡錘の両端部を収縮させて中央部の興奮性を保ち，筋紡錘の感受性を低下させないようにしている。

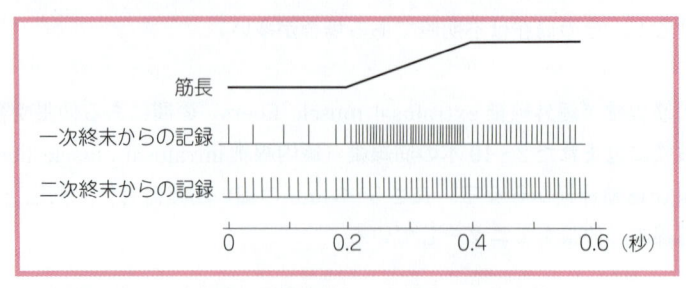

〈図6-18〉 一次終末の動的応答と二次終末の静的応答

(2) 腱紡錘

ゴルジ腱器官（Golgi tendon organ, GTO）は腱束の中にある張力受容器で，Ib群感覚神経終末が分布している。筋が能動的に収縮した場合や受動的に伸張した場合には，腱が伸展されて腱紡錘からの求心性インパルスが増加する。

GTOからのIb求心線維の興奮は，抑制性介在ニューロンを介して同名筋や協力筋の収縮を抑制する（逆伸張反射，図6-19）。この反射は，過度の筋緊張による筋・腱の断裂を防ぎ，筋張力を一定にするのに役立っている。

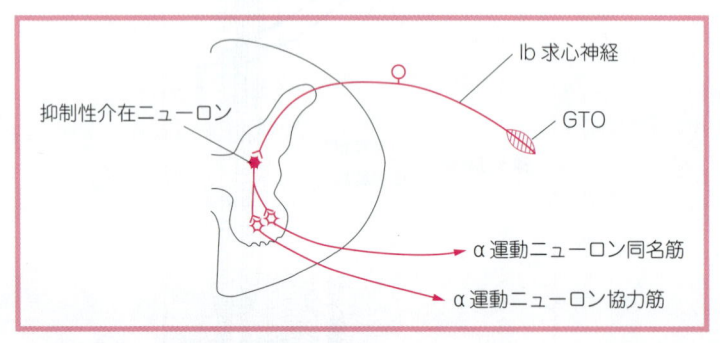

〈図6-19〉 逆伸張反射のメカニズム

錐体路障害では筋の受動的伸展に対する抵抗が増強する。そして，この受動的伸展に対する抵抗は，筋肉の伸展が進むと急になくなる（折りたたみナイフ現象）。錐体路障害によりαないしγ運動ニューロンに対する抑制が減弱し，筋の伸張による筋紡錘からの求心性インパルスのわずかな増加でも，反射的に筋が収縮して強い抵抗が生じるのである。さらに強く伸張してゆくとGTOが強く興奮するようになり，逆伸張反射が働いて急に抵抗が消失するのである。

(3) 内臓感覚と関連痛

内臓受容器は，動脈の内腔圧や膀胱・腸管・静脈の充満度を，臓器壁面の伸張により間接的に測定する。末梢自律神経系には，内臓臓器にある感覚受容器からの内臓性求心性線維が含まれる。

腹腔・胸腔からの求心線維は迷走神経を通じて内臓の侵害性情報を伝える。内臓性求心性線維の刺激

で内臓痛 visceral pain が引き起こされるが，同時に自律神経反射が起こる。

　求心線維の一部は細胞体を脊髄神経節に持ち，後根より脊髄に至る。このために，内臓の炎症で同じ高さの皮膚分節に皮膚の発赤や関連痛 referred pain が生じる（図6-20）。心筋梗塞時には左肩，左上腕，前胸部に放散する関連痛が生じる。心臓の内臓求心神経は交感神経を通り，第3頸髄から第5胸髄に入る（C_3〜T_5）。C_3〜T_5 の皮膚知覚神経は，肩，上腕，前胸部に分布している。

　虫垂炎の症状は臍を中心とした腹痛から始まる。虫垂の内臓求心神経は交感神経を通り，第10, 11胸髄（$T_{10, 11}$）に入る。また，$T_{10, 11}$ の皮膚知覚神経は臍周辺に分布している。虫垂炎が進行して虫垂の化膿が前方の腹壁に達すると，炎症が腹膜に波及し，腹痛が臍のまわりから腹の右下のほうへ移っていく。

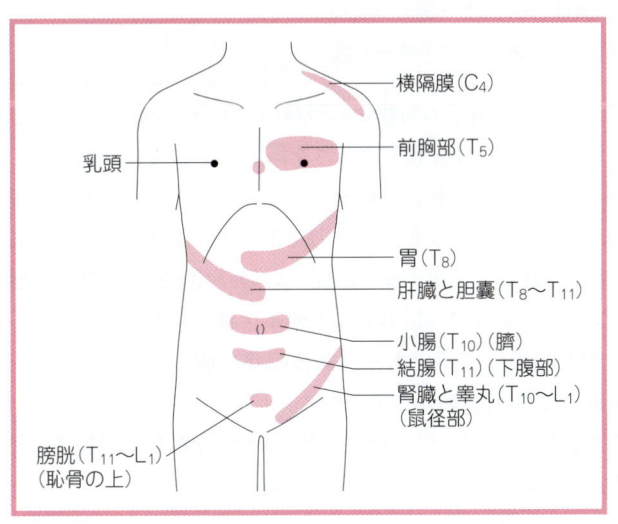

〈図6-20〉　内臓の炎症と関連痛および皮膚発赤部位

演習篇

C point 6.1　眼球の構造と視覚情報の受容

> **問題**　眼球内を光が通過する順序で正しい組み合わせはどれか。
> A　角膜→水晶体→前房→硝子体→網膜
> B　角膜→硝子体→前房→水晶体→網膜
> C　角膜→前房→硝子体→水晶体→網膜
> D　角膜→水晶体→硝子体→前房→網膜
> E　角膜→前房→水晶体→硝子体→網膜

　p.89で述べたように，光は眼球前部の角膜から眼球内に入り，前房，虹彩，水晶体，硝子体を経て網膜上に倒像を結ぶ（図6-1）。虹彩は瞳孔の大きさを調節することで入射光量を調節するとともに焦点深度を調整する。瞳孔括約筋は副交感神経（動眼神経）に支配され，瞳孔散大筋は交感神経に支配される。前房は前眼房水で満たされ，これは角膜の張力を維持するように働いている。前房水は毛様体で分泌され，シュレム管で吸収される。前房水圧を眼圧といい，10～21 mmHgが正常眼圧である。

　光受容器は錐体および杆体視細胞で，最外側にモザイク状に配置されている。杆体細胞は薄暗いところでも明暗に反応する暗所視の受容器であり，錐体細胞は明るいところで特定の波長の光（赤，青，緑），すなわち色彩に反応する明所視の受容器である。

　両者の分布は一様ではなく，中心窩には錐体視細胞のみが分布し，周辺部に移るにつれて錐体視細胞が減り杆体視細胞が増加するようになる。中心窩の周辺を黄斑という。

> 正解　E
> 光が通る経路は，角膜→前房→（虹彩→）水晶体→硝子体→網膜である（p.90，図6-1）。

C point 6.2　視神経回路

> **問題**　左後頭葉の損傷でみられる視野障害はどれか。
> A　左眼視野欠損
> B　両耳側性半盲
> C　左鼻側視野欠損
> D　右同名半盲
> E　左同名半盲

　視覚神経路の知識について整理する（図6-21）。眼球に入る映像情報は，網膜上では倒像になる。すなわち，視野耳側の情報は網膜鼻側に投影され，視野鼻側の情報は網膜耳側に投影される。また，視野の上半分の映像情報は網膜の下半分に，視野の下半分の映像情報は網膜の上半分に投影される。

　視神経は網膜を貫いて眼球の後極より出て視神経束 optic nerve となる。視神経は視神経管を経て頭蓋内に入り，視神経交叉 optic chiasma に達して部分交叉する。すなわち，網膜耳側からの非交叉性線維と，反対側の網膜鼻側からの交叉性線維が合流する。つまり，同側網膜の内側と対側網膜の外側の視覚情報が合流して中枢に伝達されることになる。

　合流した視神経線維は視索 optic tract を形成し，外側膝状体 lateral geniculate body と上丘 superior colliculus に投射される。外側膝状体は 6 層構造で，第 1, 4, 6 層は反対側からの線維を，第 2, 3, 5 層は同側からの線維を受けている。網膜の上半分の線維は内側へ，下半分の線維は外側に投射する。ここで，視神経線維の大部分は二次ニューロンに連絡する。

視覚路は外側膝状体を出ると**視放線** optic radiation として幅広い神経束を形成し，側脳室の下角や後角周囲を通って後頭葉の視覚一次中枢（第 17 野）に投射される。後頭葉の外側面で第 17 野の前方にある第 18, 19 野は視覚の連合野で，見たものの認知に関わる。空間視をつかさどる系は頭頂葉後部へ，形態視をつかさどる系は側頭葉下側頭回へ情報が運ばれる。上丘（視蓋前域）は視覚刺激の局在の認識や視標の追跡に関与する。

視神経交叉よりも後方での視覚経路の障害では，同側網膜の内側と対側網膜の外側の視覚情報に欠損が生じ，両眼において反対側の視野に欠損が生じる。これを，**同名半盲** homonymous hemianopsia という。

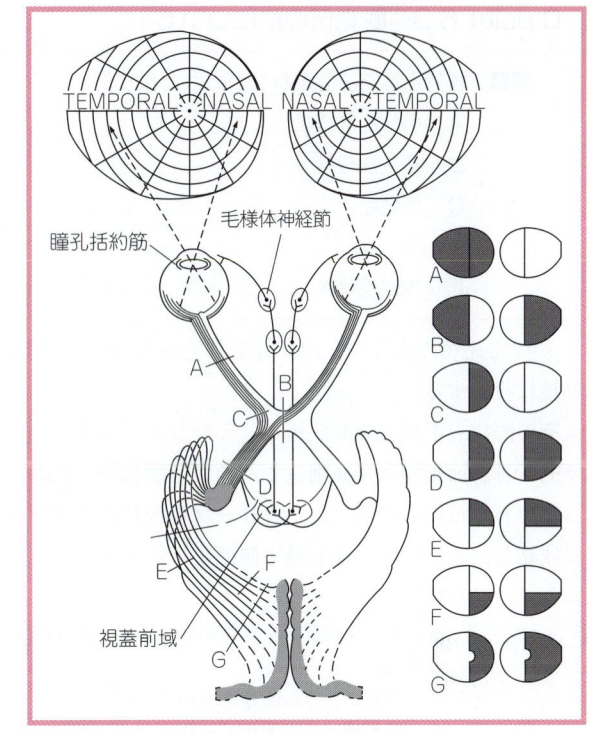

〈図 6-21〉 **視覚の伝導路とその障害**
(文献 1)，図 13-15)

正解　D
×A　左視野欠損は，眼球内や視神経管内など視神経交叉より前方での障害で発生する（図 6-21 A の位置）。
×B　両耳側性半盲は視神経交叉を内側から圧迫した場合に生じやすい（図 6-21 B の位置）。
×C　左鼻側視野欠損は左網膜の外側に投影された映像が欠損することで，左側の視神経線維のうち非交叉性神経線維が障害された場合に出現する（図 6-21 C の位置）。
○D　右同名半盲は，両眼とも右側の視野が欠損する場合で，視神経交叉よりも後方の左側の視覚路障害（図 6-21 D および G）で生じる。ちなみに，外側膝状体の障害では黄斑部を含めて視野欠損が生じるが，後頭葉障害では黄斑部の障害が回避される。
×E　左側の同名半盲は視神経交叉よりも後方の右側の視覚路障害で発生する。

C point 6.3 聴覚伝導路について

> **問題** 聴覚伝導路に含まれないのはどれか。
> A　らせん神経節
> B　蝸牛神経核
> C　外側毛体
> D　下　丘
> E　外側膝状体

p.94 で述べたように，内耳有毛細胞からの聴覚情報は第 VIII 脳神経を通じ，背側および腹側蝸牛神経核に投射する。

その際に有毛細胞の基底側で，ラセン神経節細胞 spiral ganglion cell の樹状突起とシナプス結合する。ラセン神経節細胞は双極細胞で，軸索は聴神経（VIII）となって求心性インパルスを蝸牛神経核に送る。

蝸牛神経核からは両側の上オリーブ複合体および下丘に連絡している。下丘からは視床の内側膝状体に連絡し，さらに聴放線を経て側頭葉一次聴覚皮質とつながっている（図6-7参照）。

> 正解　E
> ○A　らせん神経節の双極細胞は，蝸牛基底膜上の有毛細胞とシナプスを形成し，同側蝸牛神経核に軸索を送る。
> ○B　延髄における聴覚伝導路である。
> ○C　蝸牛神経核および上オリーブ核から両側性の投射を受け，下丘に連絡している。
> ○D　中脳における主たる聴覚神経核である。上行性の聴覚情報は下丘を経て視床に至る。
> ×E　聴覚情報が投射されるのは内側膝状体である。内側膝状体は聴放線を経て側頭葉の一次聴覚皮質と連絡している。外側膝状体は視覚情報経路である。

C point 6.4 聴覚伝導路と聴力検査

> **問題** 誤っている組み合わせはどれか。
> A　伝音性難聴　──── 耳小骨
> B　アブミ骨筋反射　──── 耳石器
> C　純音性聴力検査　──── 自覚的検査
> D　聴性脳幹反応　──── 新生児スクリーニング
> E　感音性難聴　──── 内有毛細胞

伝音性難聴は，一連の音を振動エネルギーとしてとらえて内耳リンパ液を有効に振動させる過程が障害された場合に発生する。外耳道炎，外耳道異物，鼓膜穿孔，中耳炎，外耳・中耳の奇形，耳小骨硬化症など，外耳および中耳の障害で発生する。

感音性難聴は，内耳リンパ液の振動を有毛細胞でとらえ，電気信号に変換して聴覚中枢に伝達する過程が障害された場合に発生する。聴覚伝導路は橋に入った後，部分交叉するので，一側中枢の障害では難聴を起こしにくいが，方向感や語音明瞭度が悪化する。突発性難聴，メニエル Méniér 病，内耳炎，小脳橋角部腫瘍，アミノ配糖体系抗生物質（ストレプトマイシン，カナマイシン，ゲンタマイシン）による難聴，騒音性難聴などが挙げられる。

聴覚検査法

ヒトの可聴域は 20～20000 Hz であるが，聴力検査は 125～8000 Hz の範囲で行われる。

(1) ウェーバー Weber 試験

音叉を振動させ，柄を額の正中部に当てる。正常者では音が額の正中から聞こえるが，一側性難聴があると偏位 lateralize する。伝音性難聴では患側の耳に，感音性難聴では健側の耳に強く聞こえる。

(2) リンネ Rinne 試験

音叉を振動させてその柄を乳様突起に当てて骨導を見る。骨導が聞こえなくなったら被検者に合図をさせて，音叉の振動部を外耳口に近づけ，聞こえるかどうかを聞く（気導）。正常者および感音性難聴では気導が骨導よりも長く聞こえる（陽性）。伝音性難聴では気導が短縮することで骨導が長く聞こえる（陰性）。

(3) 純音聴力検査 pure tone audiometory

オージオメーターにより各種の純音を電気的に増幅・発振し，気導聴力と骨導聴力を調べる。発振器は通常，125, 250, 500, 1000, 2000, 4000, 8000 Hz の周波数で，振幅は最小可聴音圧である 0 dB から 120 dB まで調節できる。

右耳の気導を（○），骨導を（[）で表し，左耳の気導を（×），骨導を（]）で表す。

気導聴力が低下しているが骨導聴力が正常な場合を伝音性難聴，気導聴力と骨導聴力が等しく低下している場合を感音性難聴，気導聴力の低下のほうが骨導聴力の低下よりも大きい場合を混合性難聴，と分けることができる。図 6-22 は右感音性難聴の 1 例で，4000 Hz での聴力損失がみられる。4000 Hz の高音域を中心とした聴力損失（C^5 dip）は，騒音性難聴の初期に特徴的である。

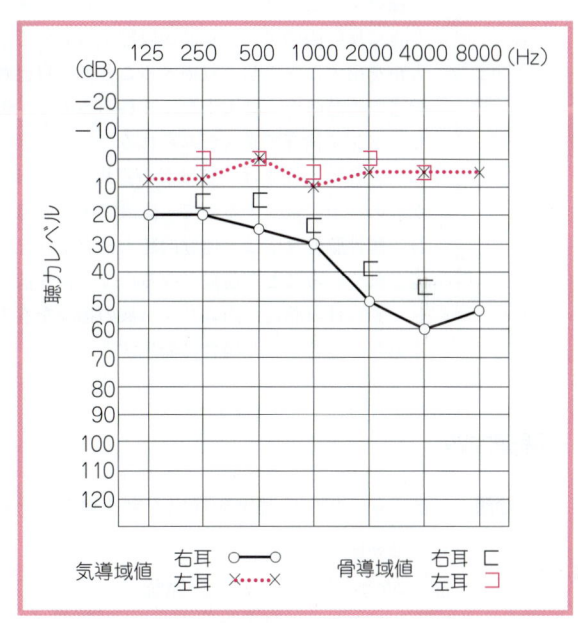

〈図 6-22〉右感音性難聴のオージオグラム

感音性難聴で，内耳障害かそれよりも中枢側の障害かを区別するためには，補充現象 recruitment phenomenon の有無を知る必要がある。これは，検査音圧を上げてゆくと音の大きさの感覚が異常に増強する現象で，内耳性難聴の特徴である。

(4) 他覚的聴力検査

全く被検者の意思が介入しないさまざまな検査法が開発され，自覚的な検査法に対する判断や答申能力がない被検者，あるいは詐病患者などに広く応用されつつある。蝸電図，インピーダンス検査，聴性誘発反応がある。このうち，蝸電図は内耳の電気現象を導出するものである。インピーダンス検査は，アブミ骨筋反射を鼓膜のインピーダンスの変化として測定する検査である。

聴性誘発反応には，音刺激後 1～10 ミリ秒

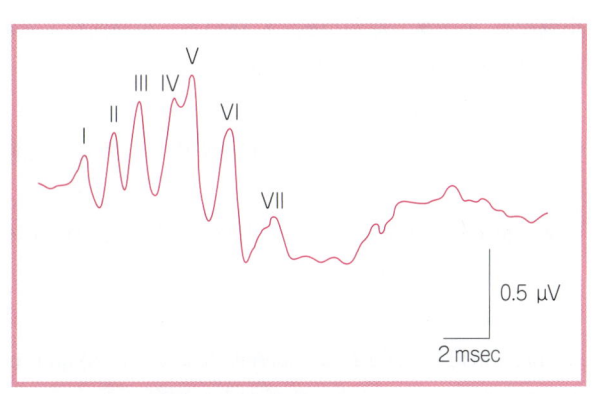

〈図 6-23〉聴性脳幹反応（ABR）
通常，V 波が最も著明である。

で現れる聴性脳幹反応 auditory brain stem response（ABR）がよく用いられる（図6-23）。聴性脳幹反応は，耳介-頭頂誘導で導出した脳波で，これを数百回から数千回加算平均したものである。波形潜時の延長，振幅の偏位などで脳幹の障害部位を推定する。

I，II波は蝸牛神経および蝸牛神経核の活動電位で，III波が上オリーブ核，IV波が外側毛帯，V波が下丘，VI波が内側膝状体，の活動電位を表す。

正解　B
- ○A　伝音性難聴は外耳および中耳の障害で発生する。耳小骨硬化症など耳小骨の障害では伝音性難聴になる。
- ×B　中耳腔の耳小筋には鼓膜張筋およびアブミ骨筋がある。両筋ともその収縮によって鼓膜と卵円窓の振動を減衰させて，中耳における音の伝達効率を下げる。アブミ骨筋反射は，強大な音が入力したときに反射的にアブミ骨筋が収縮するもので，過大音に対する防御機構として作用するほか，自身が大声を出すに先んじて収縮することで，自己刺激効果を減じる作用がある。ただし，過大音から筋収縮までの潜時が，最大十数ミリ秒あるので，爆発音など瞬間的に入力する過大音には働かない。インピーダンス検査で異常がみられる。
- ○C　純音聴力検査は，被検者の意思が介在する自覚的聴覚検査である。「音が聞こえたか聞こえないか」の答申に依存するので，意識障害の患者では検査が難しい。
- ○D　聴性脳幹反応は，他覚的聴力検査で乳幼児や意識障害者にも適応できる。ただし，音が内耳に伝達されていることが前提となるので，検査前に中耳や外耳の状態はチェックする必要がある。
- ○E　感音性難聴は，内耳リンパ液の振動を有毛細胞でとらえ，電気信号に変換して聴覚中枢に伝達する過程が障害された場合に発生する。

関連問題

> **問題**　一側の前庭機能の障害を検出できる検査はどれか。
> A　注視眼振検査
> B　Weber（ウェーバー）試験
> C　頭位変換性眼振検査
> D　カロリック試験
> E　Romberg（ロンベルグ）試験

平衡感覚は，前庭および半規管からの信号が中枢で処理される過程で生じる（図6-24）。前庭および半規管からの信号は，延髄外側の前庭神経核に達する。ここでニューロンを変えて下小脳脚を通り，小脳片葉-小節葉（原始小脳）に終わる。小脳回路で処理された情報は，小脳片葉-小節葉から小脳室頂核を経て前庭神経核に出力される。

前庭神経核からは，
① 錐体外路として前庭脊髄路を形成し，両側脊髄前索〜側索外側部を下降して身体の平衡を調節する，
② 視床から大脳皮質に至り平衡感覚として知覚される，
③ 両側の内側縦束を介して眼球運動（III，IV，VI）に関与し，前庭-眼筋反射弓を形成する，
などの経路がある。

前庭（末梢），小脳および脳幹障害では眼振 nystagmus が生じる。Frenzel眼鏡を用いると視覚による影響を除くことができ，眼振がよく観察できる。このうち，眼振と一側の前庭器官麻痺を関連づけられるものは，前庭神経節よりも末梢の障害を検知する検査に限られ，本問ではカロリック試験が当ては

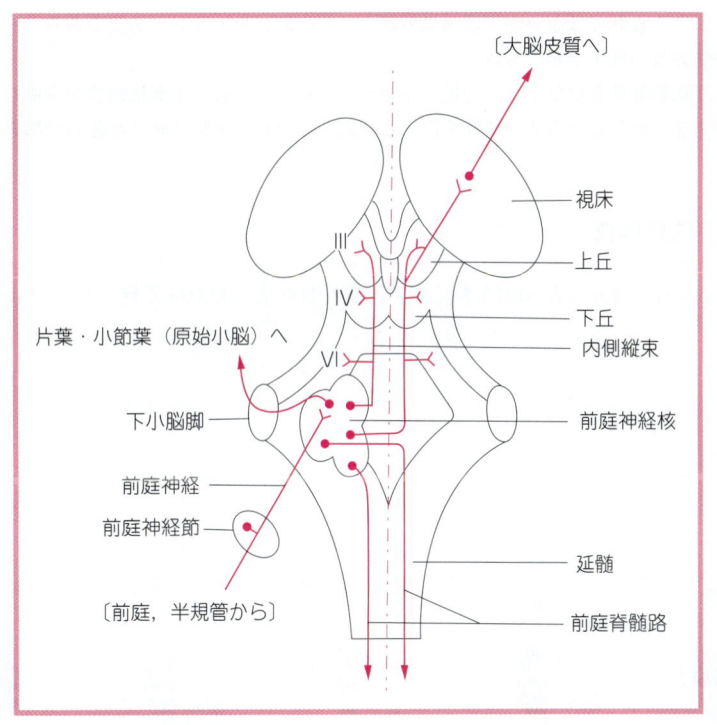

〈図6-24〉 平衡覚路

まる。

正解　D

× A　自発眼振検査のひとつ。眼の前に注視するものを置き，上下左右を注視しながら眼振の有無をみる。眼振は急速相と緩徐相が交互に出現する場合，急速な動きの方向を眼振方向とする（田崎・斉藤『ベッドサイドの神経の見方』改定13版，南江堂）。眼振は前庭だけでなく小脳障害や脳幹部の障害で見られる。眼振は中枢障害でも末梢性障害でも生じる。

× B　音叉を振動させ，柄を額の正中部に当てる。正常者では音が額の正中から聞こえるが，一側性難聴があると偏位 lateralize するという聴覚検査である。

× C　頭位変換眼振検査は自発眼振検査のひとつで，良性発作性頭位めまい症 benign paroxysmal positional vertigo などで頭の位置により眼振が誘発される場合などで行われる（図6-25）。めまい頭位をとると，数秒後に回転性の眼振が出現する。また，頭位変換検査で座位と懸垂頭位では眼振の回旋方向が逆転することが多い。めまい頭位で下になった内耳の障害であることが多いが，必ずしも障害側を同定できるとは限らない。

○ D　カロリック試験 caloric test は，眼振誘発検査である。外耳道に冷水ないし温水（原則的には30℃ないし44℃）を入れて，一側内耳の内リンパ液を流動させることで眼振を誘発させる。冷水では注入側とは逆方向に急速相を有する眼振が誘発される。ベッドサイドでは20℃ないしは氷冷水を用

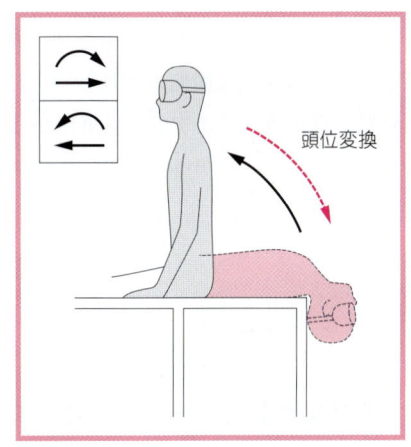

〈図6-25〉 頭位変換眼振検査
（鈴木淳一他『標準耳鼻咽喉科・頭頸部外科学』第3版，医学書院，1997，p.388，図 VI-30）
頭位の変換で眼振の回旋方向が逆転している。

いることもまれではないが，事前に外耳ないし中耳のチェックが必要である。一側の内耳（前庭）機能障害で反応低下が起こる。

×E　平衡機能検査のひとつ。脊髄の後根や後索が障害され，深部位知覚が麻痺したときに陽性になる。被検者を，両足をそろえつま先を閉じた状態で立たせ，閉眼させて身体の動揺を見る。

C point 6.5　味覚検査

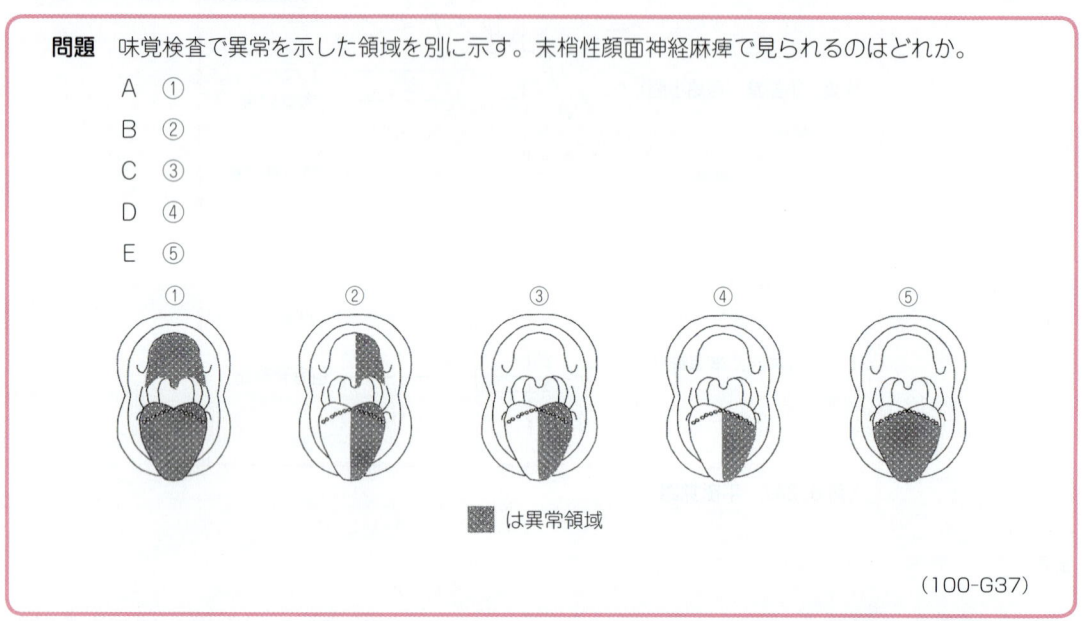

> **問題**　味覚検査で異常を示した領域を別に示す。末梢性顔面神経麻痺で見られるのはどれか。
>
> A　①
> B　②
> C　③
> D　④
> E　⑤
>
> ■は異常領域
>
> （100-G37）

舌の前方2/3の味蕾から出た神経軸索は同側の鼓索神経（顔面神経，Ⅶ）に入る。舌の後方1/3と咽頭からの味覚は同側の舌咽神経（Ⅸ），舌以外の部位で軟口蓋と口腔からは迷走神経（Ⅹ）を介して延髄（孤束核）に達する。孤束核から出る2次ニューロンは，交叉して内側毛帯を上行して視床内側基底核に達し，ここからの3次ニューロンは大脳皮質弁蓋部味覚野に入る。

> 顔面神経…舌の前2/3
> 舌咽神経…舌の後ろ1/3と咽頭

正解　D

重要関連事項　→　3）嗅覚と味覚の受容機序と伝導路を概説できる

C point 6.6　表在感覚と受容器

> **問題**　皮膚の温度受容器はどれか。
> A　Meissner（マイスネル）小体
> B　Pacini（パチニ）小体
> C　Merkel（メルケル）小体
> D　Ruffini（ルフィニ）小体
> E　自由神経終末

　皮膚には触覚，圧覚，振動覚，温度，痛覚に対しての感覚受容器が存在する。外部環境からの刺激は，刺激の強度と持続時間に応じてそれぞれの受容器で符号化され，求心性神経線維を経て中枢神経へ伝達される。

　外部刺激が受容器で符号化される際に，刺激の開始と持続時間は，各受容器で活動電位の発生と持続に置き換えられる。また，刺激の強度は活性化した受容器の数と発生した活動電位の数に符号化される。

　ある受容器，例えば，メルケル盤やルフィニ終末は長い刺激に対して持続的に反応する。このように刺激が持続している間は活動電位が発生し続ける受容器を，遅順応性 slowly adapting 受容器ないし非順応性 non adapting 受容器という（図6-26a）。

　他方，マイスネル小体やパチニ小体の反応は，刺激に対して素早く開始するが，その後，刺激が続いていても停止する。刺激を受けた直後は活動電位を数多く発生するが，刺激が同強度で続くと順応を起こして活動電位を減らすためである。このように，刺激の開始時のみに活動電位を発し，その後静止状態になる受容器を，速順応性 rapidly adapting 受容器（図6-26b, c）と呼ぶ。

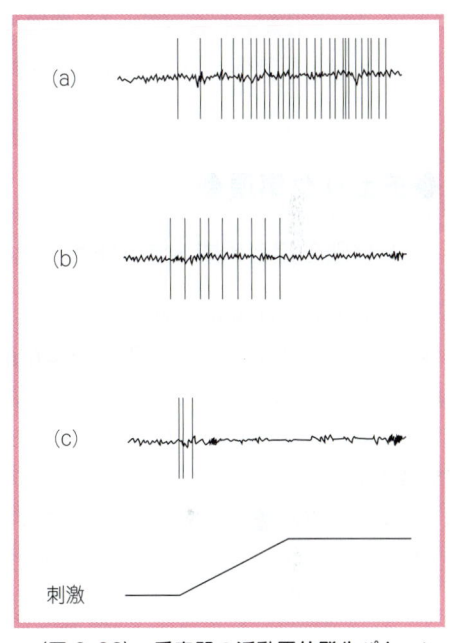

〈図6-26〉　受容器の活動電位発生パターン

正解　E

×A　マイスネル小体は，真皮乳頭付近に分布する触覚受容器である。速順応性受容器で，皮膚の動きが変化するときのみ発火する（図6-26b）。

×B　パチニ小体は，真皮下層や皮下組織に分布する触覚受容器である。皮膚への刺激の開始および終了時に，皮膚の動きの加速度を検出して発火する（図6-26c）。

×C　メルケル小体は，主に無毛皮膚の表皮胚芽層に分布する触圧覚受容器で，持続的な皮膚刺激に対して遅順応型応答を行う（図6-26a）。

×D　ルフィニ小体は真皮下層に分布する小胞に包まれた神経終末で，持続的な皮膚の圧迫に対して遅順応型応答を行う（図6-26a）。

○E　自由神経終末は，温度感覚および痛覚に対する受容体で侵害受容器 nociceptor として働く。また，皮膚温の上昇ないし下降に反応して速順応型応答を行うものがあるが，これらは，順応時間が短く，順応が起こると外気温を感じなくなる。一方，一定温度で非順応型応答を行うものもある。低温や高温の物体に触れたときに，温度感覚とともに灼熱痛を感じるのは，自由神経終末が刺激されるためである。

7. 腎・尿路系（体液・電解質バランスを含む）

一般目標：腎・尿路系の構造と機能を理解する

腎臓・尿路系の機能として，①体液量および血液浸透圧の調節，②電解質平衡の調節，③代謝産物および外来物質の排泄，④ホルモンの産生と分泌，ビタミンDの活性化，が挙げられる。腎臓は，急激な血糖低下時や飢餓状態では糖新生を行い，腎機能を維持する仕組みをもっている。腎臓・尿路系では，これらの機能と構造との間に非常に密接な関係がある。この点を留意しながら要点をまとめる。

◆チェック事項◆

1）体液の量と組成・浸透圧を小児と成人を区別して説明できる

体液は成人では体重の60％を占める。**体重の40％が細胞内液で，20％が細胞外液である。**細胞外液のうち，組織液として細胞間隙に存在するのは全体重の15％で，血漿およびリンパ液として脈管内に存在するのが残りの5％である。体液は胎児で体重の約90％，新生児では75％，老人では50％以下である。細胞外液が小児で多く，年齢とともに減少し，腎血漿流量および糸球体ろ過率も年齢に応じて減少する。

一方，血漿浸透圧は年齢にかかわらずほぼ一定で，腎臓による水分・電解質再吸収の調節により，280〜295 mOsm/kgH$_2$Oの狭い範囲に保たれる。血漿浸透圧は以下の式により求められる。

$$血漿浸透圧(mOsm/kgH_2O) = [血漿 Na^+濃度(mEq/l) + 血漿 K^+濃度(mEq/l)] \times 2 + BUN(mg/dl)/2.8 + 血糖値(mg/dl)/18$$

2）腎尿路系の位置・形態と血管分布・神経支配を説明できる

泌尿器官は左右一対の腎臓・尿管および膀胱，尿道からなる。腎臓1個は重量約150g，10cmの長径がある。腎臓の上端は左が第11胸椎の高さ，右が肝臓との位置関係から第12胸椎から第1腰椎の高さにあり，全体が後腹膜腔にある。尿管の長さは25〜30 cmである。膀胱への蓄尿や排尿は交感神経および副交感神経が関与している。膀胱は，男性では直腸の前面に，女性では子宮の前面にあり，上面は腹膜でおおわれている。尿道の長さは女性で3〜4 cm，男性では16〜20 cmであり，尿道括約筋は陰部神経が支配している。

a．腎臓の構造

腎臓の重さは全体重の0.5％以下である。一方で，腹部大動脈から左右の腎臓へは心拍出量のほぼ25％（1.25 l/min）の血液が灌流している。尿の生成による内部環境の維持のために，血液中のグルコー

スをエネルギーとして使用しているが，低血糖状態でエネルギーの供給が不足すると，腎臓自身が糖新生を行い，エネルギーを補うようになる。

腎の断面図と腎血管を図7-1，図7-2に示す。腎は皮質 cortex と髄質 medulla からなる。皮質には直径約 0.2 mm の細かい粒子状構造物（糸球体）が存在する。

髄質は腎杯 calix に突出した線状の構造物の集合で，腎錐体を形成している。尿細管はここを通過し合流しあいながら腎盂に終わる。腎盂からは尿管が出て，生成した尿を膀胱へ運ぶ。

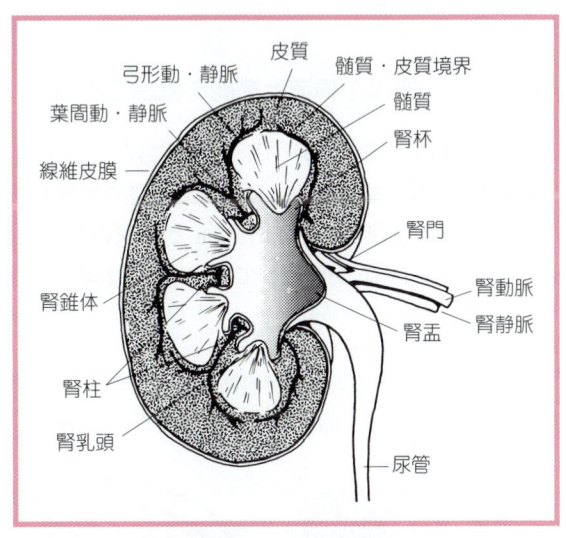

〈図7-1〉 腎臓断面図（文献1），図4-1）

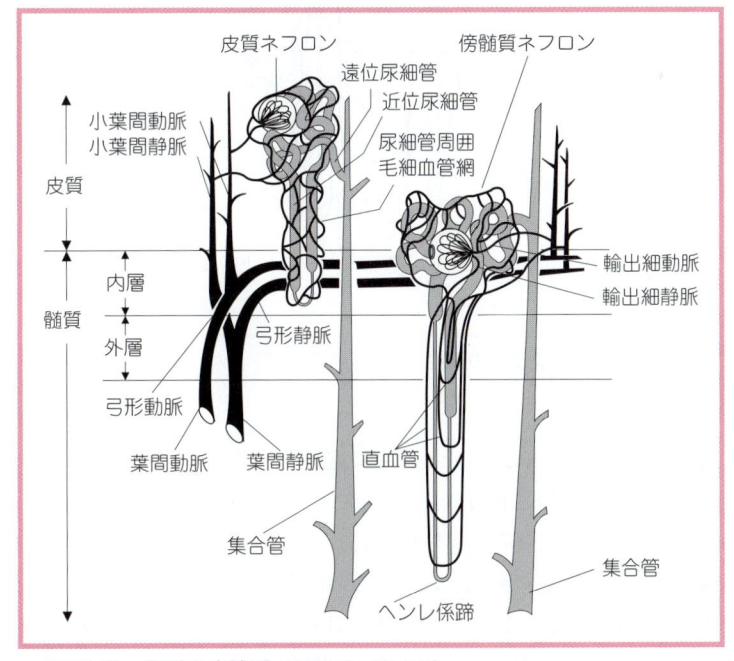

〈図7-2〉 腎臓の血管系（文献1），図4-3）

b. 腎臓の血管系

腹部大動脈より左右に分岐した腎動脈は逐次分枝し，腎皮質を上行して弓状動脈になる．さらに小葉間動脈，輸入細動脈，毛細血管に分枝する．毛細血管は**糸球体**を形成し，ここで濾過された血液は，輸出細動脈，小葉間静脈，弓状静脈を経て腎静脈にいたる．輸入細動脈および輸出細動脈には交感神経が分布し，糸球体血流量を調節している．

腎髄質には弓状動脈から**下行血管**および**上行直血管**が分枝し，ネフロンへの酸素や栄養素の運搬・尿の濃縮，再吸収した水分，物質の運搬をつかさどる．

3）腎の機能の全体像やネフロン各部の構造と機能を概説できる

腎の基本的な単位は**ネフロン** nephron（図7-3）で，腎1個当たり120～125万個のネフロンが存在する．ネフロンは機能が異なる構造単位で構成され，①腎小体，②近位尿細管，③ヘンレ係蹄，④遠位尿細管・集合管からなる．ネフロンで血漿の**ろ過** filtration と原尿の生成，原尿からの物質の**再吸収** reabsorption，原尿への物質の**分泌** secretion が行われて尿が生成される．

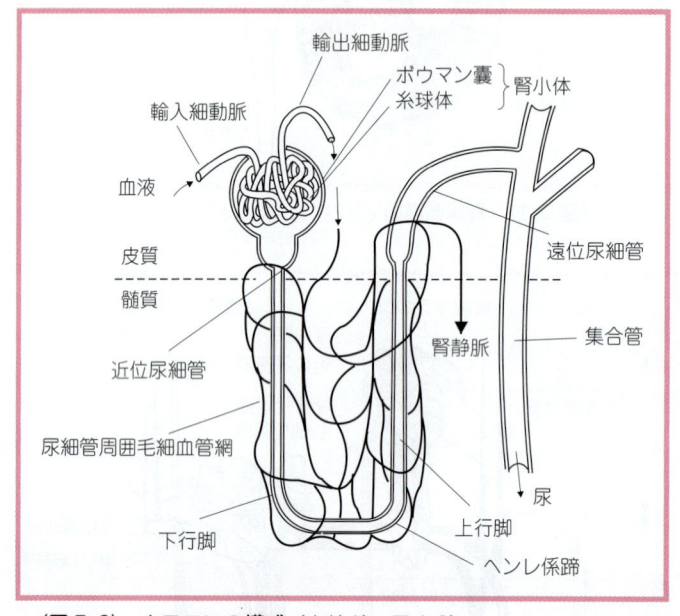

〈図7-3〉 ネフロンの構成（文献1），図4-2）

糸球体では血液成分が限外ろ過され，水分とともに電解質，グルコース，アミノ酸および一定の大きさ以下のタンパク質が原尿中に排出される．

近位尿細管からは原尿中のおよそ67%の H_2O，Na^+，K^+，Cl^- が再吸収される．また，ほぼ全量のブドウ糖，アミノ酸，タンパク質が再吸収される．この段階では，原尿の浸透圧は血漿浸透圧とほぼ同じである．**ヘンレ係蹄**や**遠位尿細管・集合管**で残りの H_2O，Na^+ が再吸収される．再吸収された物質は尿細管周囲を走行している毛細血管網を介して血液中に取り込まれる．

これらの過程で，①尿が濃縮され，②尿中に代謝産物や異物が排泄され，③電解質のバランス，体液量，浸透圧，酸・塩基平衡が調節される．

4）腎糸球体におけるろ過の機序を説明できる

尿の産生の第1段階は糸球体からボウマン嚢腔への血漿**限外ろ過**に始まる。限外ろ過では，タンパク質のような大分子をこし分けて，ブドウ糖のような小分子は自由に通過させる。

腎糸球体は毛細血管で構成されている。糸球体係蹄は毛細血管の内皮細胞，基底膜，上皮細胞からなる。内皮細胞と上皮細胞の足突起で多孔性の網目構造を形成し，直径50～60 Åの物質をブロックしている（図7-4）。

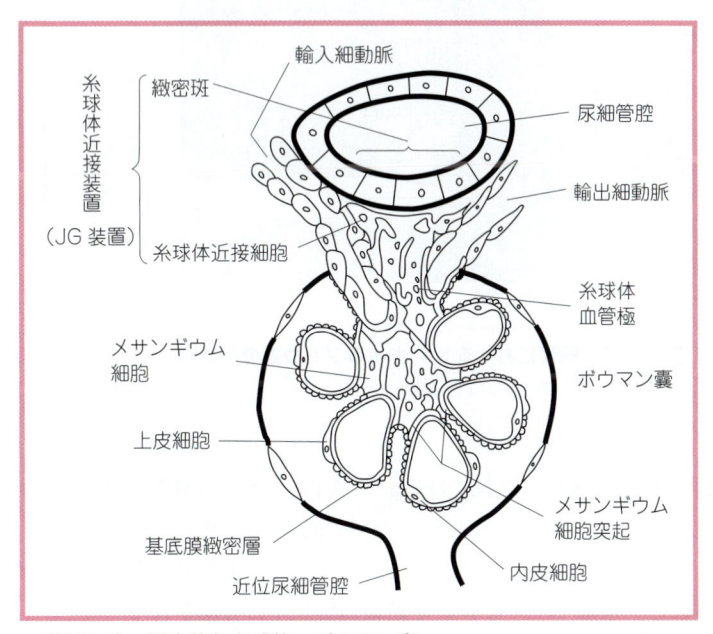

〈図7-4〉 腎小体と糸球体・ボウマン嚢
（『ニューチャート内科 4. 腎』医学評論社，2000，図1.7）

ミオグロビンは直径約40 Åでこの網目をかろうじて通過できるが，ヘモグロビンは直径約65 Åで通過できない。また，基底膜の緻密層が陰性に荷電しているため，アルブミンのように陰性に荷電している分子は，直径が小さくても基底膜と反発しあって通過できない。こうして，血漿内の水分と小分子だけを限外濾過し，原尿内に排泄するのである。

限外ろ過によって1日に水は約180 l，Na^+は約25000 mEqがボウマン嚢内に出て原尿がつくられる。

5）尿細管各部における再吸収・分泌機構と尿の濃縮過程が説明できる

6）水電解質・酸塩基平衡の調節機構を概説できる

a．近位尿細管における再吸収・分泌機構
（1） Na^+およびブドウ糖の再吸収（図7-5）

近位尿細管では，原尿中のブドウ糖やアミノ酸はNa^+との共輸送により上皮細胞内へ移動する。また，原尿中のNa^+は細胞内で生成された水素イオン（H^+）と共役し，逆輸送で尿細管上皮細胞内に取

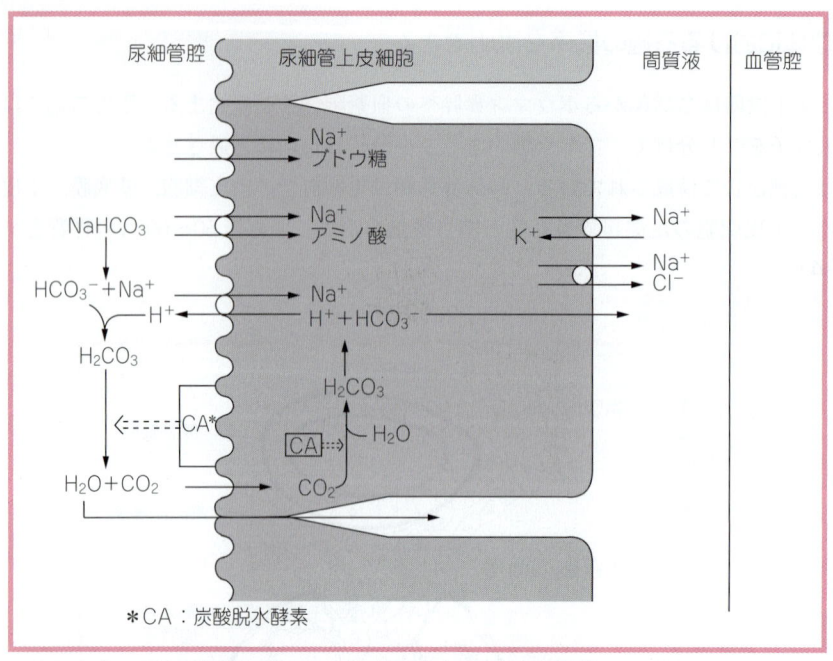

〈図7-5〉 近位尿細管におけるNa⁺およびブドウ糖の再吸収
(『ニューチャート内科4. 腎』図1.9)

り込まれる。尿細管上皮内に移動したNa⁺はNa-K-ATPポンプの働きで血管腔側へ移動する。上皮細胞内に取り込まれたブドウ糖，アミノ酸はそれぞれ担体により血管内へ移動する。

上皮細胞内では炭酸脱水酵素 carbonic anhydrase（CA）により細胞内で水素イオンと重炭酸イオン（HCO_3^-）が生成される。水素イオンはNa⁺と逆輸送で尿中に分泌される。重炭酸イオンは血管内に取り込まれ，血液の酸塩基平衡調節に利用される。Na⁺は能動的に再吸収されるほかに，細胞間隙から受動的に再吸収される。近位尿細管では糸球体で限外ろ過されたNa⁺と水分子のおよそ67％，ほぼ100％のアミノ酸およびブドウ糖が再吸収される。

(2) タンパク質の再吸収

ミオグロビン程度の分子量（約17000）のタンパク質は糸球体でろ過されてしまう。同様に，それより小さなタンパク質はろ過され，糸球体ろ過液には40 mg/lのタンパク質が含まれている。糸球体ろ過量を180 l/日として，7200 mgのタンパク質が原尿に含まれることになる。このタンパク質は近位尿細管で飲作用 pinocytosis を受けて尿細管細胞内に取り込まれる。

近位尿細管では再吸収活動に加えて物質の分泌活動を行っている。代謝産物（胆汁酸，プロスタグランディン，尿酸塩など）や外来物質（ペニシリン，サルチル酸，パラアミノ馬尿酸（PAH）など）は，近位尿細管で血液から原尿内へ能動輸送され，尿として積極的に体外へ排泄されている。

b. 尿の希釈・濃縮過程とヘンレ係蹄

ヘンレ係蹄の下行脚では，原尿から水が分離される。また，ヘンレ係蹄上行脚では，原尿中の約25％のNaClおよびK⁺が再吸収される。尿はヘンレ係蹄を通過する過程で希釈・濃縮されるが，水の動態と溶質の動態がヘンレ係蹄の部位により異なる（図7-6）。

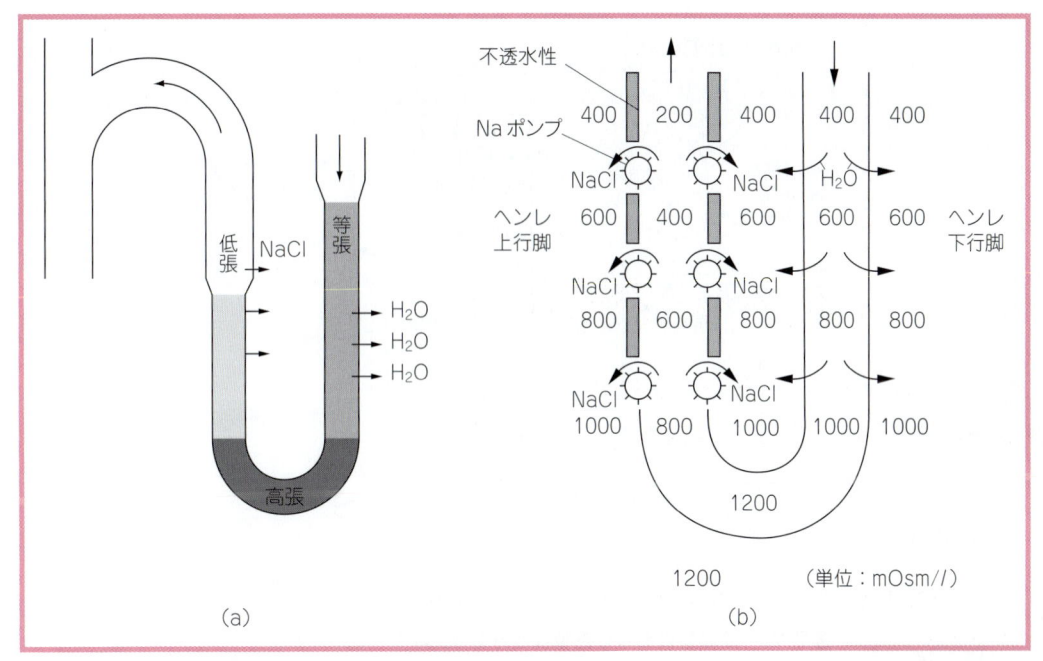

〈図7-6〉 ヘンレ係蹄における水（a）と NaCl（b）の移動
（『ニューチャート内科 4．腎』図 1.10，1.11）
腎髄質の間質液浸透圧は高い。原尿は近位尿細管を経てヘンレ係蹄下行脚を通過するに従って，浸透圧効果により水分子（H_2O）が移動する。上行脚では NaCl の透過性が高いために，NaCl が移動して尿が希釈される。原尿の浸透圧が相対的に間質より高くなった状態では，能動輸送による NaCl の再吸収が進み，尿が希釈される。

近位尿細管からヘンレ係蹄下行脚に入る原尿は血液と等浸透圧である。ヘンレ係蹄下行脚は水分子の透過性が高く，尿素および NaCl の透過性が低い。髄質領域の間質液浸透圧が高いために，原尿から水が再吸収され尿は濃縮される。髄質内に吸収された水は直血管を流れる血液内に移動して除去される。
　ヘンレ係蹄の上行脚では，水分子の透過性が低く NaCl に対する透過性が高い。原尿がここを通過する過程する際に原尿の浸透圧が髄質領域の間質液浸透圧よりも低くなると，原尿から髄質へ Na ポンプにより NaCl が能動的に移動する。原尿の NaCl 濃度は低下し，尿浸透圧は低下して尿は希釈される。

c．遠位尿細管は酸塩基平衡と水バランスに重要な役割をはたす
　溶質の移動による尿の希釈はヘンレの上行脚で始まり，遠位尿細管前部でも継続して行われる（図7-7）。同部位では尿細管周囲が腎皮質で等浸透圧であるため，溶質の移動は能動輸送で行われる。遠位尿細管と集合管は原尿中の NaCl の 5〜8％ を再吸収し，K^+ と H^+ を分泌排泄する。NaCl の再吸収と K^+ および H^+ の分泌は，副腎皮質より放出されるアルドステロンにより調節される。したがって，血漿のカリウムバランスは遠位尿細管で調節される。
　集合管においては，抗利尿ホルモン antidiuretic hormone（ADH）の血漿濃度に依存して 8〜17％ の水の再吸収が行われる。

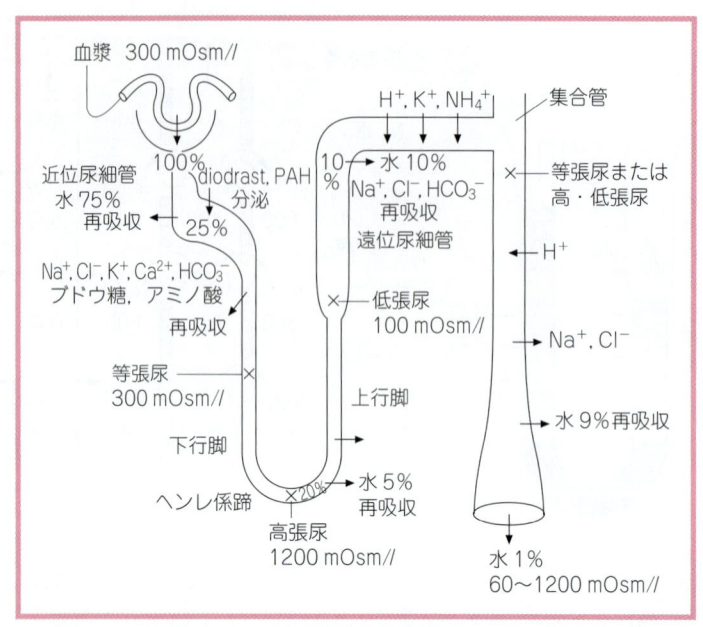

〈図 7-7〉　尿細管における再吸収と分泌（文献 1），図 4-5）
糸球体ろ過量を 100（％）としたときの各部位での水の再吸収量と尿浸透圧を表す。

7）腎に作用するホルモン・血管作動性物質の作用を説明できる

　腎臓はホルモンをはじめとして様々なシグナル分子を産生・代謝する。近位尿細管ではビタミン D の活性化，尿細管周囲の毛細血管内皮細胞でのエリスロポエチン産生，腎髄質部でプロスタグランディンの産生がなされる。

　腎皮質において遠位尿細管が輸入細動脈と<u>糸球体近接装置</u> juxtaglomerular apparatus を形成する（図 7-4 参照）。この装置で遠位尿細管緻密斑細胞が尿中の Na^+ 濃度低下を感知すると，輸入動脈細胞からレニンが放出される。レニンは最終的には副腎皮質からのアルドステロン分泌を促進する。アルドステロンは，遠位尿細管で尿から血液への Na^+ 再吸収を促進する。

8）蓄排尿の機序を説明できる

　膀胱内圧が上昇すると，膀胱壁の伸展が壁内伸展受容器により感知される。その情報は骨盤神経から仙髄（$S_{2\sim4}$）に伝達される。その結果，200〜300 ml で尿意を覚え，400〜500 ml で反射的に膀胱を収縮させて排尿する。その際，膀胱収縮は以下のように自律神経系による統御を受ける。

（1）　**交感神経**（腰部交感神経節 L_2 由来）
　膀胱排尿筋の興奮を抑える一方，尿道の内括約筋を興奮させて尿道を閉じ，排尿を抑制する。

（2）　**副交感神経**（仙髄 $S_{2\sim4}$ 由来）
　膀胱排尿筋を興奮させる一方，後部尿道の内括約筋の興奮を抑制する。また，尿道外括約筋を弛緩させて排尿を開始させる。

　排尿は自律神経を介して反射的に生じるが，橋など脳幹の上位中枢の関与が大きい。膀胱壁伸展情報が脳幹に伝達され，脳幹からの排尿反射抑制が減弱すると排尿が開始される。さらに，排尿は大脳皮質

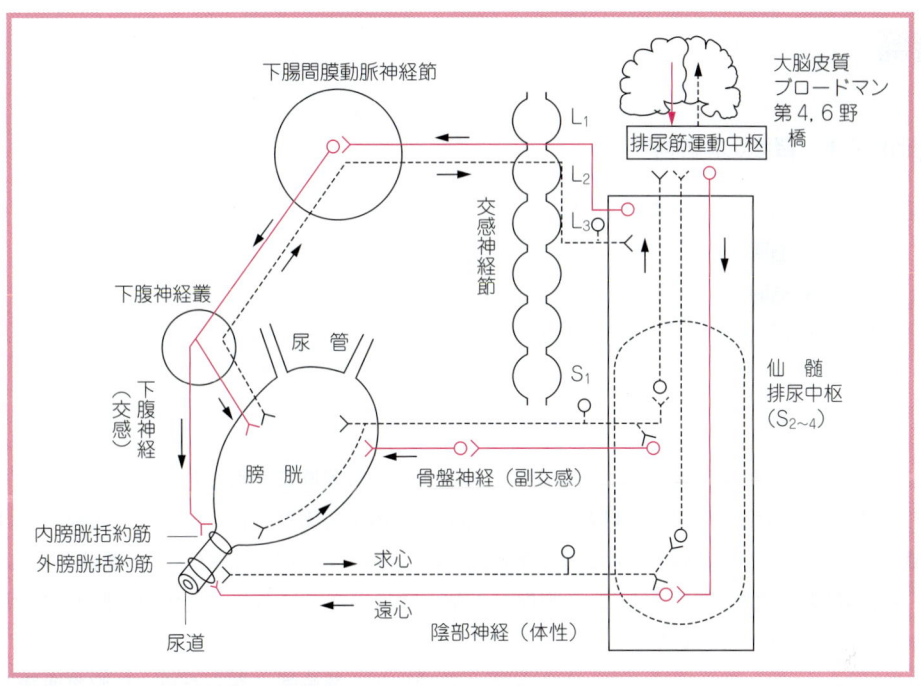

〈図7-8〉 膀胱・尿道の神経支配 （文献1），図4-13）
―――：遠心性線維，- - - - -：求心性線維

（第4および6野）による随意調節もなされ，これは陰部神経を介した外括約筋の活動が関与する（図7-8）。

脊髄離断後に膀胱機能は最初麻痺するが，1～5週間で仙髄中枢を介した自律的な排尿を獲得する（自律膀胱）。わずかに尿が貯留しただけで反射的に排尿が起こる反面，膀胱壁の収縮が不十分で残尿が生じやすく，細菌が繁殖して尿路感染症が生じやすくなる。

Parkinson病治療薬などで使用される抗コリン薬は，膀胱平滑筋の収縮を抑制し排尿筋を弛緩させるため，排尿障害を引き起こす。とくに，前立腺肥大を伴う患者への投与には注意を要する。

●Memo　腎臓における血液浸透圧の調節●

浸透圧は正常血漿で280～295 mOsm/kgH$_2$Oに留まる。抗利尿ホルモン（antidiuretic hormone, ADHあるいはvasopressin）が集合管における水透過性を上昇させ，水再吸収を調節することで血漿浸透圧を一定範囲内に維持するのである。ADHは集合管主細胞上の受容体と結合してアデニル酸シクラーゼadenylyl cyclaseを上昇させ，集合管の水チャネルwater channel（aquaporin）の産生を刺激する。産生された水チャネルは，エンドサイトーシスを介して尿細管腔側細胞膜に送り込まれ，水が集合管から髄質方向へ移動する際の経路を形成する。血液中のADH濃度が低下すると水チャネルは細胞膜から回収され，水の移動経路が閉鎖される。集合管周囲は腎髄質であり高浸透圧にある。遠位尿細管内の尿はNaClが再吸収されて低浸透圧化しているが，尿が集合管に達すると膠質浸透圧効果で水分が管内から髄質へ移動する。ADHは集合管での水の移動をコントロールする結果，尿の浸透圧が50～1200 mOsm/kgH$_2$Oの範囲で変化するのである。

演習篇

C point 7.1　腎臓の解剖学

> **問題**　後腹膜臓器ではないのはどれか。
> A　十二指腸
> B　上行結腸
> C　副　腎
> D　脾　臓
> E　腎　臓

　腹部は，腹膜におおわれる腹腔と，その背側に位置する後腹膜腔に大別される。腹腔内には，胃，小腸，横行結腸などの消化管や肝臓，胆嚢，膵臓，脾臓などの実質臓器が含まれる。後腹膜腔には十二指腸，膵臓，上行結腸，下行結腸，腎臓および副腎が含まれる。このうち腎臓は，上端は左が第11胸椎の高さ，右が肝臓との位置関係から第12胸椎から第1腰椎の高さにあり，全体が後腹膜腔にある。腹膜と臓器の関係は必修事項である。

　腹部外傷において腎破裂に遭遇することがある。腎臓は後腹膜臓器であるため，後腹膜血腫として現れ，腹腔内出血をきたすことは少ない。そして，腎臓に多少の破裂や挫傷があっても保存的に経過を観察できることが多い。

　急いで処置を行わなければならないのは，腎茎部損傷・増大する後腹膜血腫・多量の血尿である。腎茎部損傷は造影CTにて腎の描出がないことで疑われ，腎動脈造影にて確認される。鈍的腹部外傷の患者が搬入されたら，まず立（座）位および臥位での単純X線撮影とともに腹部エコーを行い，後腹膜臓器損傷の検索とともに，腹腔内出血，free airの有無など腹腔内の損傷臓器の検索を行う。理学所見・腹部エコーにて所見があれば腹部造影CTを行い，腹部損傷臓器の同定を確実なものとし，合わせて腸管損傷によるfree airの検索を行う。解剖学的な知識があって初めて診断治療ができるのである。

　正解　D

C point 7.2　腎に作用するホルモン・血管作動性物質

> **問題**　腎性貧血に関与するのはどれか。
> A　エリスロポエチン
> B　ビタミン D
> C　レニン
> D　グルココルチコイド
> E　カルシトニン

腎臓はホルモンをはじめとして様々なシグナル分子を産生・代謝する。近位尿細管ではビタミン D の活性化，近位尿細管近傍の毛細血管内皮細胞でエリスロポエチン産生，および腎髄質部でプロスタグランディン産生がなされ，糸球体輸入動脈細胞からはレニンが放出される。

正解　A

○A　エリスロポエチン erythropoetin は，166 個のアミノ酸からなるポリペプチドで，赤血球系前駆細胞を増殖させ成熟を促進して赤血球を増加させる。腎臓で血中酸素分圧の低下が感知されると，近位尿細管近傍の毛細血管内皮細胞から血液中に放出される。慢性腎炎などではエリスロポエチンの分泌が悪くなり，腎性貧血をきたす。

×B　食物中のビタミン D 前駆体が紫外線の作用で不活性型ビタミン D（コールカルシフェロール）となる。これが肝臓で 25-ハイドロキシコールカルシフェロールとなり，さらに腎臓で活性型ビタミン D_3 に変換される。活性型ビタミン D_3 は腸管からのカルシウムの吸収を促進する。

×C　遠位尿細管緻密斑細胞が尿中の Na^+ 濃度低下を感知すると，輸入動脈細胞からレニンが放出される。レニンは最終的には副腎皮質からのアルドステロン分泌を介して遠位尿細管で尿から血液への Na^+ 再吸収を促進し，血液中の Na^+ 濃度を維持する。

×D　グルココルチコイド（副腎皮質ステロイド）はネフローゼ症候群 nephrotic syndrome で用いる基本的薬剤である。ネフローゼ症候群では糸球体係蹄壁の選択的タンパク質透過性亢進に特徴づけられる。結果として大量のタンパク質排泄をきたす。大量の蛋白尿（1 日 3.5 g 以上），低タンパク質血症（血清アルブミン値 3.0 g/dl 以下）になる。

×E　カルシトニン calcitonin は，甲状腺濾胞 C 細胞から分泌されるペプチドで，骨の破骨細胞を抑制し腎臓でのカルシウム排泄を増加させる。

重要関連事項　→　12 章 1）赤血球とヘモグロビンの構造と機能を説明できる

C point 7.3　腎機能の評価法

> **問題**　24歳の女性。健診で血尿を指摘され，精査目的で来院した。
> 　　血漿クレアチニン濃度 0.8 mg/d*l*，尿量 1.28 *l*/日，平均尿中クレアチニン濃度 72 mg/d*l* である。
> 　　この患者のクレアチニンクリアランスはどれか。
> 　A　20 m*l*/分
> 　B　40 m*l*/分
> 　C　80 m*l*/分
> 　D　120 m*l*/分
> 　E　160 m*l*/分

　糸球体ろ過量 glomerular filtration rate（GFR）は1分間に糸球体でろ過される血漿容積で，腎機能を示す重要な指標のひとつである。これは糸球体で自由にろ過されるが，その後，尿細管で再吸収も分泌も受けない物質の排泄速度を測定することで求められる。この場合，ろ過量＝排泄量になる。腎のクリアランス（C）とは，1分間にある1つの物質が完全に腎臓で浄化されるのに必要な血漿の容積で表した数値である。

　クレアチニンは骨格筋の代謝産物であり糸球体を自由に通過できるが，ネフロン構成細胞による再吸収，分泌，代謝がほとんどなされない。GFRを求める場合は通常，クレアチニンを用い，GFRはクレアチニンクリアランスと同値である。

　血漿中のクレアチニン濃度：P_{cr}，尿中のクレアチニン濃度：U_{cr}，1分間当たりの尿流量：V，クレアチニンクリアランス：C_{cr} とすると

$$C_{cr}\text{（GFR）}= U_{cr} \times V/P_{cr}$$

尿量が1日当たり1.28 *l* ならば，1分間当たり $1.28 \times 1000/(60 \times 24) = 0.89$（m*l*）だから

$$C_{cr} = 72 \times 0.89/0.8 \fallingdotseq 80 \quad (\text{m}l/\text{分})$$

になる。

　正解　C

C point 7.4　ネフロンの機能（1）

> **問題**　ネフロンでグルコースが尿から血液中に再吸収されるのはどこか。
> 　A　糸球体
> 　B　近位尿細管
> 　C　Henle（ヘンレ）係蹄
> 　D　遠位尿細管
> 　E　集合管

　腎の基本的な単位はネフロンである。ネフロンは機能が異なる構造単位で構成され，①腎小体，②近位尿細管，③ヘンレ係蹄，④遠位尿細管・集合管からなる。ここで血漿の**ろ過** filtration と原尿の生成，原尿からの物質の**再吸収** reabsorption，原尿への物質の**分泌** secretion が行われて，尿が生成される。

正解　B

×A　糸球体およびボウマン嚢で血漿が限外ろ過されて原尿が生成される。グルコースのような比較的小さな分子は，限外ろ過されて血液より原尿中に移動する。

○B　グルコースの通常の血漿濃度は 100 mg/dl（5.5 mmol/l）で，糸球体では1日あたり約160 gがろ過される。しかし，原尿中にろ過されたグルコースは近位尿細管で 99.5% 以上再吸収されるので，尿中ではほとんど検出されない。

図 7-9 は近位尿細管でのグルコースの再吸収を表す。管腔側（原尿側）の膜には Na^+ との共輸送担体が，側底膜（血管側）には単輸送担体が存在する。グルコースが Na^+ と原尿から尿管上皮細胞内に移動する際には，血管側の Na-K-ATP ポンプで生じた Na^+ 濃度勾配を利用する。その結果，上皮細胞内ではグルコース濃度が血管内よりも高くなり，単輸送担体で血管内へ輸送される際にはエネルギーを使用しないで済む。

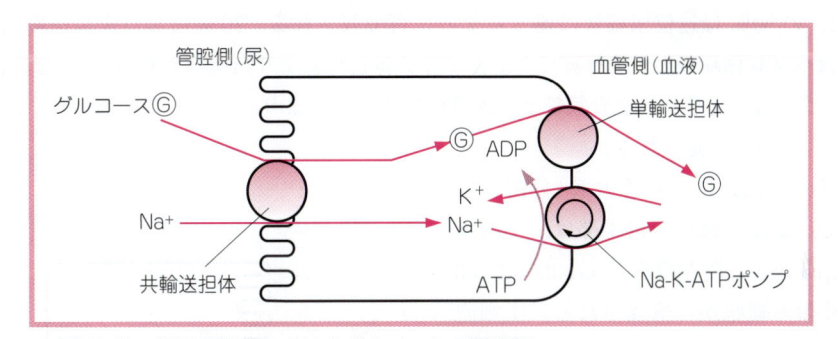

〈図 7-9〉　近位尿細管におけるグルコースの再吸収
ウワバインは Na-K-ATP ポンプの活性を阻害してグルコース再吸収を阻害する。

×C　ヘンレ係蹄では尿が濃縮と希釈を受ける。下行脚では水分子が原尿中より髄質内へ移動して尿が濃縮され，上行脚では Na イオンが原尿から髄質内へ移動するために尿が希釈される。ここではグルコースは移動しない。

×D　遠位尿細管と集合管は原尿中の NaCl の 7% を再吸収する。同時に K^+ と H^+ を分泌排泄する。したがって，血漿のカリウムバランスは遠位尿細管で調節される。この過程で尿中から水を 8〜17% 再吸収する。遠位尿細管における Na^+ の再吸収は，アルドステロンで促進される。しかし，ここでもグルコースは移動しない。

×E　集合管は水の再吸収を行い，これは抗利尿ホルモンの血漿濃度に依存する。しかし，ここでもグルコースは移動しない。

重要関連事項　→　5）尿細管各部における再吸収・分泌機構と尿の濃縮過程が説明できる

C point 7.5　ネフロンの機能（2）

> **問題**　ネフロンにおいてカリウムイオンが尿中に分泌されるのはどこか。
> A　糸球体
> B　近位尿細管
> C　Henle（ヘンレ）係蹄の下行脚
> D　Henle 係蹄の上行脚
> E　遠位尿細管

　成人は1日約4g（約100 mEq）のカリウムを摂取する。そして，摂取したのとほぼ同量のカリウムイオン（K^+）を尿中に分泌・排泄するのは，遠位尿細管の後半部ないし集合管である。糸球体ろ過液中の K^+ の 90％ は遠位尿細管に達するまでに再吸収される。70％ 前後は近位尿細管で再吸収される。20％ はヘンレ係蹄の太い上行脚で Na-K-2Cl 共輸送体により再吸収される。K^+ は遠位尿細管後部および集合管では分泌され，再吸収量と分泌量のバランスにより，血液中の K^+ 濃度および尿中へ排泄されるカリウム量が決定される。

　図 7-10 は遠位尿細管の K^+ 分泌機構である。遠位尿細管の後半部は，主細胞 principal cell と間在細胞 intercalated cell の2種類の細胞から構成される。主細胞は Na^+ と水を再吸収し，K^+ を分泌排泄し，間在細胞は水素イオンおよび重炭酸イオンを分泌排泄して酸塩基平衡を制御する。

　利尿薬アミロライド amiloride は，尿細管管腔側の Na^+ チャネルを直接抑制することで Na^+ の再吸収を抑制する。このため，水の血管内への移動が制限され尿量が増える。同時に K^+ の分泌排泄が抑制される。カリウム保持性利尿薬 K-sparing diuretics とも呼ばれている。アミロライド自体は，現在わが国では市販されていない。

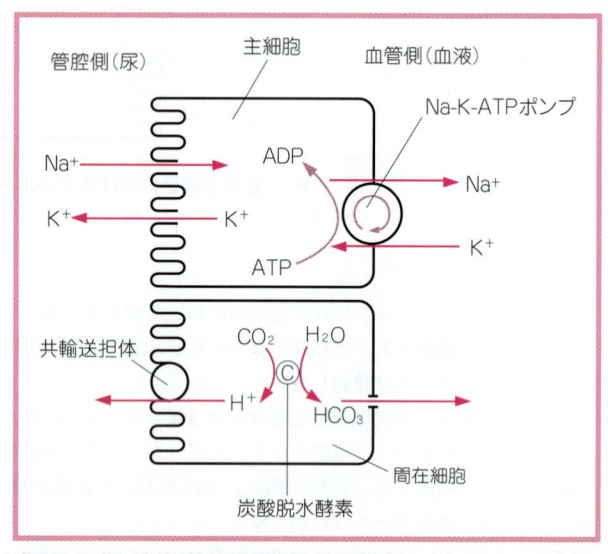

〈図 7-10〉　遠位尿細管後半部におけるカリウムイオンの分泌

正解　E
×A　糸球体およびボウマン嚢で血漿が限外ろ過されて原尿が生成される。K^+ は，限外ろ過されて血液より原尿中に移動する。
×B　近位尿細管では糸球体で限外ろ過された K^+ が再吸収される。
×C　ヘンレ係蹄の下行脚は水分子の透過性がよい反面，イオンに対する透過性が悪い。
×D　ヘンレの係蹄の太い上行脚では Na-K-2Cl 共輸送体を用いて K^+ を再吸収する。
○E　遠位尿細管と集合管は原尿中の Na^+ を再吸収すると同時に K^+ と H^+ を分泌排泄する。この過程で水分を尿中から血管内へ 8～17％ 再吸収する。

C point 7.6　ネフロンの機能（3）

問題　遠位尿細管の機能はどれか。
A　リン再吸収
B　レニン分泌
C　カリウム分泌
D　アミノ酸再吸収
E　ブドウ糖再吸収

(100G-44)

　近位尿細管は，糸球体で濾過された原尿中の電解質，アミノ酸，タンパク質および糖を再吸収する場である。また，血液中の不要物を分泌する場でもある。ヘンレ係蹄は尿の濃縮および希釈を行う場である。そして，遠位尿細管は電解質平衡と水のバランスに重要な役割をはたす。溶質の移動による尿の希釈はヘンレの太い上行脚で始まり，遠位尿細管前部でも継続して行われる。遠位尿細管と集合管は原尿中のNa^+の5～8％を再吸収し，ときにK^+とH^+を分泌排泄する。このNa^+の再吸収とK^+およびH^+の分泌は，副腎皮質より放出されるアルドステロンにより調節される。したがって，**血漿のカリウムバランスは遠位尿細管で調節される**。

正解　C
×A　リンの再吸収は近位尿細管で行われる。
×B　腎皮質において遠位尿細管は輸入細動脈と糸球体近傍装置を形成する。この装置においては，遠位尿細管緻密斑細胞が尿中のNa^+濃度の低下を感知すると，輸入動脈細胞からレニンが放出される。レニンは最終的には副腎皮質からアルドステロン分泌を促す。アルドステロンは遠位尿細管でNa^+再吸収を促進する。
○C　ナトリウムの尿からの再吸収とともに尿中へのK^+の分泌が行われる。
×D　アミノ酸の再吸収は近位尿細管で行われる。
×E　ブドウ糖の再吸収は近位尿細管で行われる。

C point 7.7　アルドステロンと腎臓

問題　副腎皮質からのアルドステロンの過剰分泌でみられる病態はどれか。
A　低ナトリウム血症
B　高カリウム血症
C　高カルシウム血症
D　代謝性アシドーシス
E　血漿レニン活性の低下

　遠位尿細管と集合管では原尿中のNa^+を再吸収し，同時にK^+とH^+を分泌排泄する。アルドステロンは，主に遠位尿細管で行われるNa^+再吸収とK^+の尿中への分泌を促進する。原発性アルドステロン症では副腎皮質からアルドステロンの過剰分泌が生じ，腎尿細管でのNa^+の再吸収の増大とH_2Oの原尿から血管内への移動に伴う循環血漿量の増加と高血圧症がみられる。また，尿中へのK^+排泄増加により低K^+血症をきたす。

　原発性アルドステロン症は高血圧患者の5～10％を占めるとされているが，低K^+血症を示さないものも多く，また，腹部CTでも直径6 mm以下の副腎腺腫については描出されないことが多いので診断

が難しい。原発性アルドステロン症のスクリーニングでは，血漿アルドステロン値（ng/dl）と血漿レニン活性（ng/ml/h）の比を用いる。この比が25〜30以上の場合を異常と考え，フロセマイド負荷後立位負荷検査（レニン刺激試験），生理的食塩水負荷試験等の精密検査を行う。

正解　E
×A　Na^+再吸収が促進されるので高ナトリウム血症になる。
×B　低カリウム血症になることが多い。
×C　アルドステロンはカルシウムの再吸収には影響しない。
×D　K^+とH^+が同時に過剰に分泌排泄されるために代謝性アルカローシスになる。
○E　過剰分泌のために血漿アルドステロン濃度が高くなる。フィードバックがかかり糸球体輸入動脈細胞からのレニンの放出が抑制される。血漿レニン活性は低下する。

C point 7.8　腎臓と電解質・酸塩基平衡

問題　慢性腎不全でみられる病態はどれか。
　　A　低カリウム血症
　　B　高カルシウム血症
　　C　低リン酸血症
　　D　低重炭酸血症
　　E　代謝性アルカローシス

腎臓でのカリウム，リン酸およびカルシウムの再吸収・分泌についてまとめる。

（1）カリウムイオン（K^+）

血漿中のK^+は糸球体で限外ろ過され，ろ過液中のカリウムの90％は遠位尿細管に達するまでに原尿から血液内へ再吸収される。その70％前後は近位尿細管で再吸収され，残りはヘンレ係蹄の太い上行脚で再吸収される。反対に，遠位尿細管後部および集合管では血液から原尿へ分泌され，これらのバランスによって尿中に排泄されるカリウム量が決定される。アルドステロンは遠位尿細管および集合管のNa^+チャネルおよびNa-K-ATPaseの合成を刺激して，Na^+の再吸収とK^+の尿中への分泌を促進する。原発性高アルドステロン血症ではNa^+再吸収の促進に伴うH_2O再吸収量の増加・高血圧症とともに，血液中のK^+喪失による低カリウム血症が出現する。

（2）カルシウムイオン（Ca^{2+}）

血漿タンパク質と結合しているもの以外のfree Ca^{2+}は糸球体で限外ろ過される。free Ca^{2+}の約70％が近位尿細管で，20％がヘンレ係蹄上行脚で，残りが遠位尿細管と集合管で再吸収され，尿中への排泄は約1％にとどまる。副甲状腺ホルモンparathyroid hormoneは遠位尿細管と集合管でのCa^{2+}再吸収を促進する。反対に，甲状腺濾胞C細胞から分泌されるペプチドホルモンのカルシトニンcalcitoninは，腎臓でのカルシウム排泄を増加させる。ちなみにビタミンD_3は腎臓で活性型1,25-ジヒドロキシコレカルシフェロール（カルシトリオールcalcitriol）に変換され，これは腸管からのCa^{2+}の吸収を促進する。

（3）リン酸イオン（HPO_4^{2-}）

近位尿細管にリン酸塩吸収機構があり，原尿から血液内へHPO_4^{2-}が再吸収される。近位尿細管の尿細管側に2分子のNa^+と1分子のHPO_4^{2-}が共役してHPO_4^{2-}を細胞内へ輸送するNa/P共輸送系が用いられる。

次に，腎臓による酸・塩基平衡調節についてまとめる。

①炭酸（H_2CO_3）は糖・脂質の最終代謝産物であり，CO_2 に換算して1日約15000 mmol が産生される。H_2CO_3 および CO_2 は肺で交換されるので**揮発酸**と呼ばれる。

②血液の pH は HCO_3^- と CO_2 濃度の比によって決定される。HCO_3^- は腎臓で調節され，CO_2 は肺で調節される。

$$pH = pK' + \log[HCO_3^-]/[CO_2]$$
$$(7.40 \pm 0.05)$$

（pK′ は血漿中炭酸の解離定数より求められ，通常は 6.1 に固定されている。）

③タンパク質に含まれる硫黄やリンの最終代謝産物は水素イオンと結合してリン酸塩および硫酸塩などの無機酸となる。生体で産生される H^+ と腎臓から排泄される H^+ とは平衡状態にある。

④代謝過程で1日約 50 mmol の水素イオン（H^+）が産生される。**これらの無機酸は非揮発性であり，腎臓から排泄される。**

⑤近位尿細管で HCO_3^- に伴い発生した H^+ や代謝により発生した非揮発性酸は，糸球体でろ過されたリン酸やクレアチニンなどと結合して滴定酸を形成して尿中に排泄される。また，一部は近位尿細管上皮細胞で合成したアンモニアと結合してアンモニウム塩（NH_4^+）として尿中に排泄される（図7-11）。

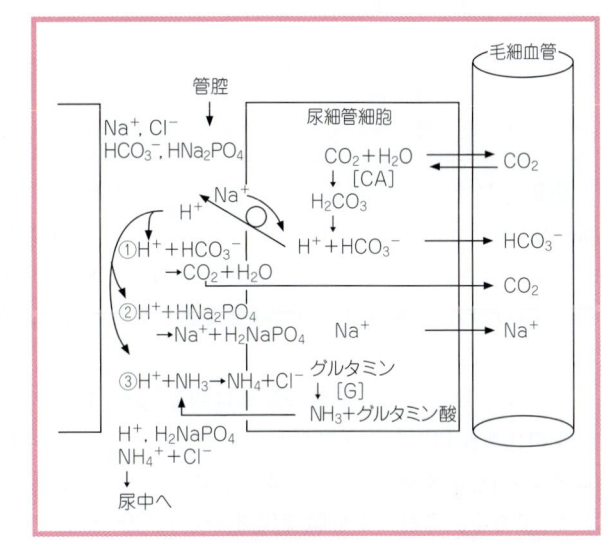

〈図 7-11〉 **近位尿細管におけるアンモニアの形成と水素イオンの排泄**（文献1），図 4-10）
近位尿細管細胞中でグルタミン酸からアンモニアが作られる。アンモニアは細胞膜を透過しやすく，拡散により尿細管腔側に移動する。ここで尿に分泌された H^+ と結合してアンモニウム塩（NH_4^+）を形成して尿中に排泄される。

正解　D
　腎不全は腎機能が低下してタンパク質代謝産物を有効に排泄できず，電解質平衡が障害された状態である。
×A　腎不全時は血漿の糸球体ろ過が障害されて，原尿中へのカリウム排泄が障害される。
×B　ビタミンDの活性体である活性型 1,25-ジヒドロキシコレカルシフェロール（カルシトリオール）は腎臓で生成される。これは，腸管からのカルシウムの吸収を促進する。腎不全ではビタミンDが活性化されないためにカルシトリオールが不足し，低カルシウム血症と骨軟化症，異所性カルシウム沈着が起こる。
×C　リン酸塩の糸球体ろ過が障害されることにより，血液中にリン酸が蓄積する。
○D　非揮発酸による代謝性アシドーシスを呼吸性代償するために，重炭酸イオンが消費されて二酸化炭素が形成され，肺呼吸で空気中に放出される。低重炭酸状態になる。
×E　腎不全時には代謝により発生した非揮発性酸が尿中へ分泌できないために，代謝性アシドーシスになる。

C point 7.9　活性型ビタミン D

問題　25-ヒドロキシビタミン D_3 が活性型ビタミン D_3 に水酸化される臓器はどれか。
　A　皮　膚
　B　肝　臓
　C　腸　管
　D　腎　臓
　E　肺

　脂溶性ビタミンであるビタミン D の代謝産物である活性型ビタミン D_3 は，副甲状腺ホルモン parathyroid hormone（PTH）との共存のもとに破骨細胞と骨芽細胞の両者を活性化して，骨のリモデリングを行う。そのため活性型ビタミン D_3 は，骨のリモデリングに必要なカルシウムとリンを血中に動員するために，腸管よりの吸収を促進するとともに，腎臓の遠位尿細管に作用して原尿中からの再吸収を促進する。

　ビタミン D の 1 日の最低必要量は約 2.5 μg（100 単位）である。内因性ビタミン D は，コレステロールの代謝産物であるプロビタミン D_3（7-デヒドロコレステロール）が皮膚上で紫外線を受けてプレビタミン D_3 に変換されたものから合成される。外因性ビタミン D は，腸管から吸収されたプレビタミン D_3 である。これらが肝臓で代謝を受け，25-ヒドロキシビタミン D_3，$25\text{-}(OH)D_3$ となり，さらに腎臓で水酸化されて活性型ビタミン D_3（1,25-ジヒドロキシコレカルシフェロール；$1,25\text{-}(OH)_2D_3$）となる。

　日照不足や肝障害，腎障害により活性型ビタミン D_3 が不足すると，骨へのカルシウム沈着が阻害されて骨軟化症が引き起こされる。その際に，低カルシウム血症から 2 次性副甲状腺機能亢進症が引き起こされる。最近流行している紫外線対策も，過度にならぬよう注意が必要である。

　正解　D

8. 内分泌・代謝

一般目標：内分泌・代謝系の構成と機能を理解する

内分泌系は外的環境の変化に対応するためのキー・ファクターである。身体の内部環境が外的な要因で変化した場合，内分泌系は内部環境の**恒常性** homeostasis を維持するために代謝機構を調節する。内分泌細胞は内部環境の変化を感知してホルモンを血液中に分泌する。ホルモンはシグナルとして循環系を介して標的細胞に運ばれ，標的細胞の代謝機能を調節して内部環境の変化を緩和ないし回復させる。さらにホルモンは，成長，発育，成熟，生殖，老化の開始，媒介，調節にも関与する。

◆チェック事項◆

1）ホルモンを構造から分類し作用機序を説明できる

a. ホルモンの分類

ホルモンは化学的性質により，大きく，①ステロイドホルモン，②ペプチド・タンパク質ホルモン，③カテコールアミン・甲状腺ホルモンの3種類に分類される

（1） ステロイドホルモン

ステロイドホルモン steroid hormone であるコルチゾル，アルドステロン，エストロゲン，プロゲステロン，テストステロン，ビタミンDは，コレステロールを基質として合成される。ステロイドホルモンは脂溶性で，合成されるとすぐに放出される。ステロイドホルモン分泌の増加は，コレステロールからの生合成の活性化に依存する（図8-1）。

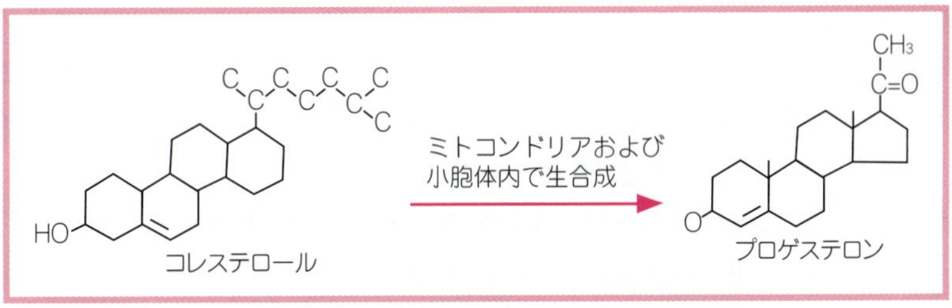

〈図8-1〉 コレステロールからステロイドホルモンが生合成される

（2） ペプチド・タンパク質ホルモン　peptide/protein hormone

アミノ酸がペプチド結合した構造をとる。分子の3個のアミノ酸残基から構成される甲状腺刺激ホルモン放出ホルモン（TRH）から，約200個のアミノ酸残基からなる成長ホルモン（GH）や卵巣刺激ホルモン放出ホルモン（FSH）まで多彩である。

ホルモン産生に関するアミノ酸配列情報は核の DNA の塩基配列にある。核内で合成され，成熟した mRNA は細胞質へ移動し，小胞体で mRNA の塩基配列に基づいて大分子の**プレプロホルモン** preprohormone が合成される。さらに，N 末端のシグナルペプチドが外れてプロホルモンができる。プロホルモンはゴルジ装置に送られて分泌顆粒が形成され貯蔵される。

プロホルモンは分泌顆粒内で蛋白分解酵素により特定部位が切断され，活性ホルモンになる。ホルモン分泌細胞に刺激が加わると，細胞内で Ca^{2+} および cyclic AMP の上昇が起こる。その結果，分泌顆粒は細胞膜と融合して開口放出される（図8-2）。

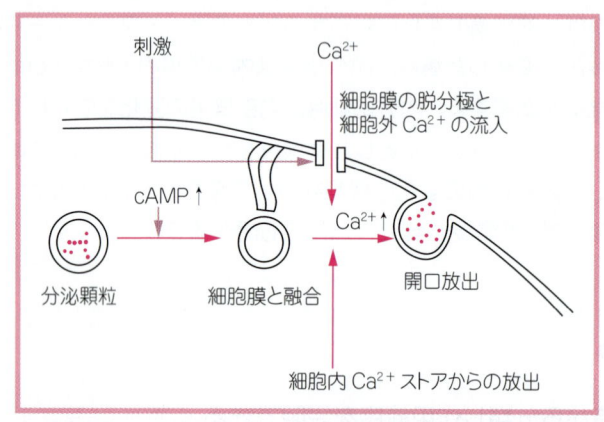

〈図8-2〉 ペプチド・タンパク質ホルモンの開口分泌過程

（3） カテコールアミン・甲状腺ホルモン

カテコールアミン catecholamine（アドレナリン，ノルアドレナリン，ドーパミン）はフェニルアラニンないしチロシンより合成される。甲状腺ホルモン thyroid hormone のサイロキシン（T_4）およびトリヨードサイロニン（T_3）は，チロシン1分子とヨード4原子および3原子から合成される（図8-3）。

b. 血液中のホルモンの運搬様式と化学的性質

カテコールアミンとペプチド・低分子タンパク質ホルモンの大部分は，血漿中を血漿タンパクより遊離して標的組織に運ばれる。その後，カテコールアミンは代謝（O-メチル化）・不活性化されて尿中に排泄される。ペプチド・低分子量のタンパク質ホルモンはある程度腎糸球体でろ過されるものの，尿細管で再吸収されたり分解されたりして尿中に排泄される量は少ない。再吸収されたペプチドホルモンや低分子量タンパク質ホルモンは，肝細胞で代謝・不活性化される。

ステロイドホルモンと甲状腺ホルモンは疎水性であり，血漿中の特異的なグロブリンやアルブミン（担体タンパク質）と結合して標的組織に運ばれる。担体タンパク質に結合したホルモンは腎クリアランスが低く尿中に排泄されにくいため，血液中の半減期が非常に長いという特徴がある。

c. 標的細胞におけるホルモン受容体の種類

ホルモンは特定の受容体に結合することで認識される。ホルモン受容体は，①細胞膜上に存在する受容体，②細胞内受容体の2種類に分けられる（図8-4）。

〈図8-3〉 カテコールアミンの合成経路（a）と甲状腺ホルモンの化学構造（b）
（文献1），図5-5，5-10）

（1） 細胞膜受容体

ペプチド・タンパク質ホルモンおよびカテコールアミンは細胞膜上の受容体に結合し，さまざまなセカンドメッセンジャーを活性化する（cyclic AMP, cyclic GMP, G-タンパク質, IP_3, DAG, チロシンキナーゼ tyrosin kinase などとの共役型レセプターを形成したりイオンチャネルと共役する）。

（2） 細胞内受容体

ステロイドホルモン，甲状腺ホルモン，ビタミンDの受容体は核内にある。ホルモン-受容体複合体がDNA分子のホルモン調節部位に結合すると，標的遺伝子の転写が促進あるいは抑制され，タンパク質の生成が増減する。

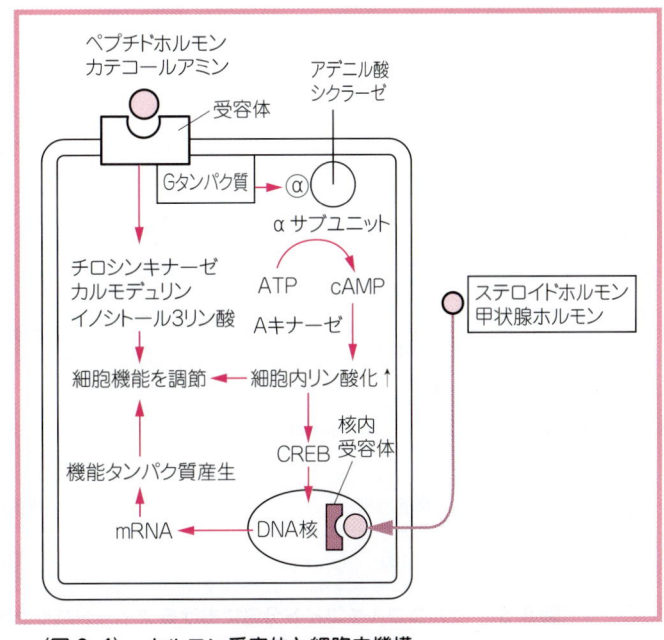

〈図8-4〉 ホルモン受容体と細胞内機構

8. 内分泌・代謝

図8-4はホルモンの作用機序の例を表したものである。ペプチドホルモンないしカテコールアミンは標的細胞膜上の特異的受容体に結合して作用する。ホルモンがGタンパク質共役型受容体と結合した場合は，Gタンパク質からαサブユニットが分離し，これがcAMPを活性化する。すると，Aキナーゼが働いて細胞内機能タンパク質・酵素のセリン・スレオニン残基をリン酸化して活性化する（図8-4）。他に，ジアシルグリセロールを介したCキナーゼ系やイノシトール3リン酸，Caイオンを介したカルモデュリン系，チロシンキナーゼ系も関与する。また，cAMPはAキナーゼを介して転写因子であるcAMP応答因子結合タンパク質cAMP response element binding protein（CREB）をリン酸化する。CREBは二量体となり，DNA上の特定塩基配列（TGACGTCA）に結合してその下流の遺伝子を活性化する。

ステロイドホルモンおよび甲状腺ホルモンは，細胞膜を通過して細胞質内の受容体と結合した後に，複合体を形成して核内に移行し遺伝子発現を調節する。

2）ホルモンの分泌調節機構を概説できる

ホルモンの分泌調節機構はフィードバック調節で行われるのが基本である。視床下部は，ホルモン分泌においてフィードバック機構の上位を占めるほかに，自律神経系の最高中枢であり，神経性にホルモン分泌を統御する。闘争時に交感神経が興奮すると，同時に副腎髄質からカテコールアミンが分泌されるのは，その1例である。

a. フィードバック調節型
（1）基本型

特定の血中基質濃度が設定値からずれたときに，これを調節するホルモン産生細胞に基質濃度の変化が直接入力され，ホルモン分泌量が調節される。インスリン分泌と血糖値との関係がこれに当てはまる。

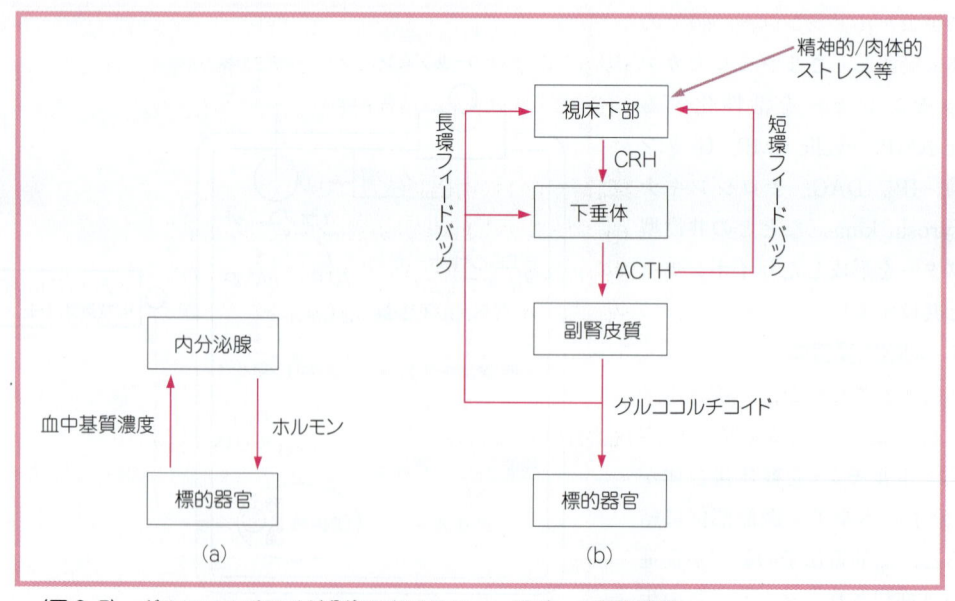

〈図8-5〉 グルココルチコイド分泌におけるフィードバック調節機構
(a) 基本型，(b) 階層支配型

(2) 階層支配型

下位の内分泌腺から分泌されたホルモンは，上位のホルモン合成・分泌を制御することにより自身の分泌を調節する．これを**フィードバック調節機構**という．例えば，視床下部におけるATCH放出刺激ホルモン（CRH）の分泌は，下垂体前葉の副腎皮質刺激ホルモンACTHとグルココルチコイドの両者により長環および短環の2重のフィードバックを受ける（図8-5）．

このシステムは1つの分泌支配構造の上位に別の分泌支配構造を重ねたもので，分泌調節能力に柔軟性を持たせている．また，上位の支配構造から下位の分泌構造への情報伝達の際に，情報の増幅・変換が可能である．早朝の空腹安静時の副腎皮質刺激ホルモンACTHの正常血液濃度の範囲は5～60 pg/mlであるのに対して，グルココルチコイドは580～2100 ng/mlである．精神的/肉体的ストレスが加わった場合の視床下部はCRHを液性情報として分泌し，これを下垂体前葉に伝達する．情報はここでACTH分泌として変換されて，グルココルチコイド分泌として副腎皮質で増幅・変換されることになる（図8-5）．

b．神経性調節系

フィードバック調節系をさらに神経系が調節する系である．ストレスによる交感神経系の興奮が視床下部に及ぼす影響や，サーカディアンリズムによる視床下部からのホルモン分泌がこれにあたる．

3）各内分泌器官の位置を図示し，そこから分泌されるホルモンを列挙できる

図8-6のとおりである．

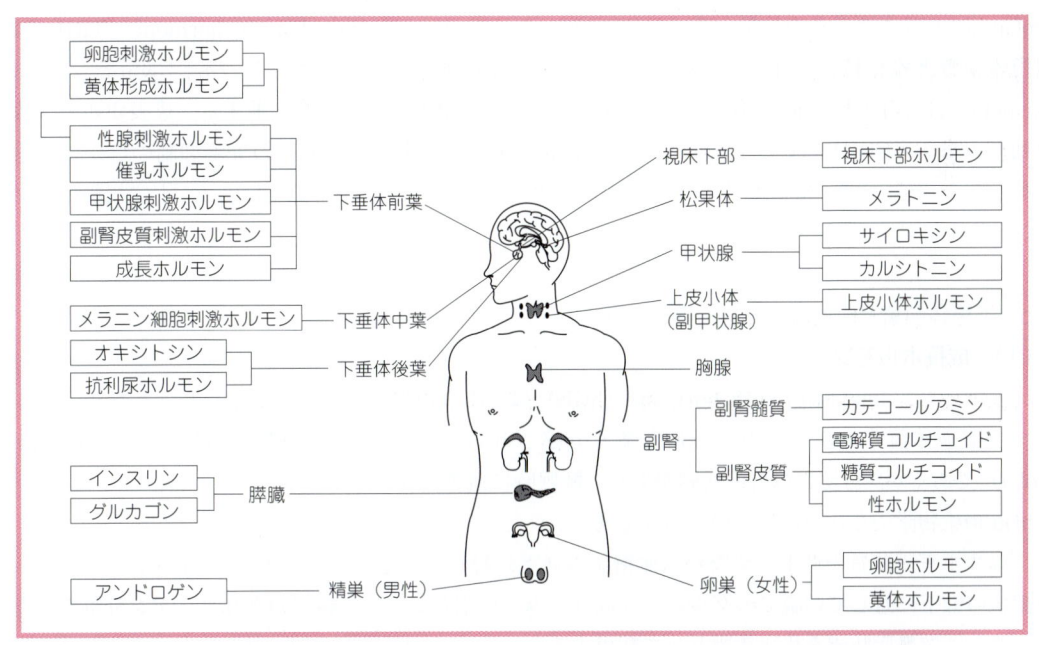

〈図8-6〉 ホルモン産生器官と分泌されるホルモン（文献1），図5-1）

4) 視床下部・下垂体ホルモンの名称，作用と相互関係を説明できる

視床下部（図8-7）からは下垂体ホルモンの分泌を調節する上位ホルモンが分泌される。また，視床下部の神経細胞は軸索を下垂体後葉に伸ばして神経分泌 neurosecretion を行い，抗利尿ホルモン antidiuretic hormone（ADH，またはバソプレシン vasopressin）およびオキシトシン oxytocin を血液中に放出する。

a．視床下部ホルモンと下垂体前葉機能

視床下部ホルモンには下垂体前葉ホルモンの合成・分泌を促進するホルモンと抑制するホルモンがある。ACTH放出刺激ホルモン corticotropin releasing hormone（CRH）は，室傍核 paraventricular nuclei より分泌され，下垂体前葉よりの副腎皮質刺激ホルモン ACTH の分泌を促進する。性腺刺激ホルモン放出ホルモン gonadotropin releasing hormone（GnRH），内側視索前野 medial preoptic area と弓状核 arcuate nuclei より分泌される。LH と FSH の分泌を調節し排卵を促進するが，LH に対する作用が強いため LHRH とも呼ばれている。

ドーパミンは弓状核に存在し，プロラクチン prolactin（PRL）の分泌を抑制する。TSH放出ホルモン thyrotropin releasing hormone（TRH）は内側視索前野と室傍核に存在し，TSH と PRL の放出を促進する。成長ホルモン放出ホルモン growth hormone releasing hormone（GHRH）は成長ホルモン（hGH）の分泌を促進する。成長ホルモン放出抑制ホルモン（GHIH）はソマトスタチン somatostatin とも呼ばれ，hGH の分泌抑制のほかに下垂体前葉からの TSH 分泌，膵臓からのインスリンとグルカゴン，胃粘膜のガストリン，十二指腸のセクレチン分泌を抑制する。

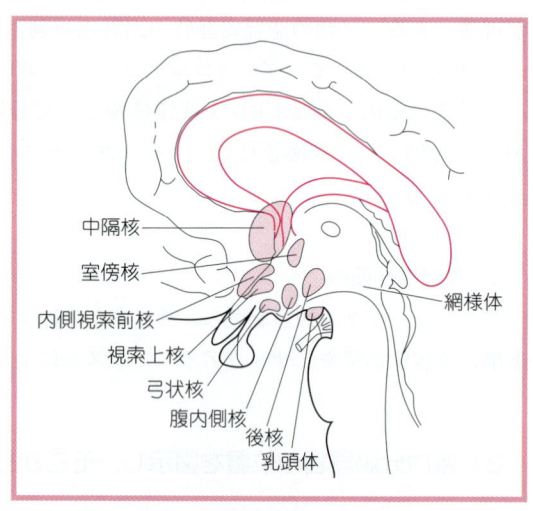

〈図8-7〉 視床下部の神経核（図5-19再掲）

b．下垂体前葉と成長ホルモン・プロラクチン
（1） 成長ホルモン

成長ホルモン human growth hormone（hGH）は191個のアミノ酸より形成されるペプチドホルモンで，下垂体前葉ホルモンのうち最も多く分泌される。hGH の血漿基礎濃度は1〜5 ng/ml（10^{-10} mol/l）であるが，分泌には日内変動があり，睡眠時に血漿濃度が高くなる。

hGh の生物学的な作用は以下のとおりである。

①エネルギー基質の低下，すなわち血糖値の低下に対して分泌され，脂肪利用・血糖値保持に働く。血糖値の低下に対して細胞でのグルコース取り込みを抑制しつつ，肝臓でのグリコーゲン分解を促進する。また，遊離脂肪酸を代謝基質として利用する。

②RNA，DNA 合成を増加させて細胞分裂を促進する。

③肝臓，筋肉，脂肪組織の各細胞で，アミノ酸取り込みとタンパク質合成と脂肪の分解を刺激する。その結果，筋肉は肥大し，脂肪組織は減少する。

④成長期小児の長骨にある軟骨骨端板の細胞分裂により長幹骨を伸張させる。

⑤長幹骨の骨端板は青年期末に閉鎖するので,青年期を過ぎてhGHが過分泌されると,末端肥大症になる。末端肥大症では,過剰な軟組織の蓄積とGHに反応する骨幅の増加,皮膚の肥厚,舌をはじめとする筋肉の肥大が起こり,独特の風貌になる。心筋の肥大と血糖値の上昇がみられることもある。

⑥hGHの成長促進は,末梢組織,とくに肝細胞で産生されるソマトメジン somatomedin を必要とする。これはインスリン様成長因子 insulin-like growth factor（IGF）と呼ばれる分子量7000のポリペプチドである。IGFは,hGH存在下で同化過程を促進するが,このうちIGF-1は強い成長促進作用を有し,IGF-2は強いインスリン様作用を持つ。

(2) プロラクチン

プロラクチン prolactin（PRL）は198個のアミノ酸からなるタンパク質ペプチドホルモンである。女性において乳腺の発達と乳汁の産生に関与する。PRLの血漿基礎濃度は非妊娠時女性で1〜20 ng/ml,男性も1〜20 ng/ml。妊娠期および授乳期に下垂体PRL分泌細胞数が増加し,血漿PRL濃度は非妊娠時の約20倍に上昇する。

プロラクチン濃度は,母親が乳児に授乳しないと約6週間で非妊娠時のレベルに低下し,授乳すると8〜12週間は維持される。PRLの過剰について,非妊娠女性では無月経・乳汁分泌症候群が生じる。男性では精子形成障害を受ける。

〈表8-1〉 下垂体前葉ホルモン

1. ソマトトロピックホルモン：1本鎖ペプチドからなる
成長ホルモン growth hormone（GH） 　プロラクチン prolactin（PRL）
2. コルチコトロピン関連ペプチドホルモン：共通の前駆物質より形成される
副腎皮質刺激ホルモン adrenocorticotropin hormone（ACTH） 　β-リポトロピン 　β-エンドルフィン 　α-メラニン細胞刺激ホルモン（中間葉からも分泌）
3. 糖たんぱくホルモン：α,βサブユニットからなる糖タンパク鎖を持つ
甲状腺刺激ホルモン thyroid-stimulating hormone（TSH） 　黄体形成ホルモン luteinizing hormone（LH） 　卵胞刺激ホルモン follicle-stimulating hormone（FSH）

c. 下垂体後葉ホルモン

分子量約1000の相同性が高い小ペプチドで,抗利尿ホルモン（ADHないしバソプレシン）とオキシトシンがある。両者とも視索上核 supraoptic nucleus および室傍核にある大型ニューロンの細胞体内で合成されて,特異タンパク質 neurophysin とともに軸索内を下垂体後葉まで運ばれる。

(1) バソプレシン

血液中の基礎濃度は約1 pg/ml（10^{-12} mol/l）である。血液中の半減期は非常に短く,脳,肝臓,腎臓で代謝・排泄される。皮膚や内臓の小動脈平滑筋に対して強力な収縮作用があり,重篤な出血や脱水時に循環血液量が激減した際に効果を発揮する。また,腎臓遠位尿細管および集合管における水透過性を上昇させ,水再吸収を調節する。

(2) オキシトシン

乳児の吸乳に反応して数秒以内に分泌され,乳腺腺細胞の筋上皮細胞を収縮させる。また,妊娠末期

の子宮に作用して子宮収縮と陣痛の発来に関与する．男性のオキシトシンの基礎濃度は女性とほぼ同濃度であるが，その役割は不明である．

5） 甲状腺と副甲状腺（上皮小体）から分泌されるホルモンの作用と分泌調節機構を説明できる

甲状腺ホルモンは，生体の酸素消費量，基礎代謝率および熱産生の維持と調節に関与する．成人の甲状腺重量は 20～30 g で，甲状腺内には数千の濾胞 follicle（20～900 μm）が機能単位として存在する．濾胞内にサイログロブリン thyroglobulin がコロイドの形で満たされ，そこで甲状腺ホルモンが生成されている．

甲状腺の傍濾胞細胞（C 細胞）からはカルシトニンが分泌される．カルシトニンは血漿カルシウム濃度の上昇に応じて分泌される．このホルモンは破骨細胞の活動を抑制し腎臓におけるカルシウム排泄を増加させることで，血漿カルシウム濃度を低下させる働きを持つ．

a. 甲状腺活性は視床下部と下垂体前葉によって調節されている

TSH 放出ホルモン thyrotropin releasing hormone（TRH）はトリペプチドホルモンで，温度と熱産生（カロリー）に関する情報が視床下部に達すると放出される．

甲状腺刺激ホルモン thyroid-stimulating hormone（TSH）は下垂体前葉より分泌される分子量 28000 の糖タンパク質ホルモンで，血中濃度は 10^{-11} mol/l である．TSH は甲状腺細胞を成長させ，かつホルモンの合成・分泌を促進する．TRH により放出が促進され，ドーパミンやソマトスタチンで抑制される（図8-8）．

遊離型トリヨードサイロニン（T_3）およびサイロキシン（T_4）は，下垂体での TSH の放出と視床下部での TRH 放出に対してネガティブフィードバックを及ぼす（図8-8）．すなわち，遊離型甲状腺ホルモン濃度が低下すると TRH および TSH の分泌量が増大し，ホルモン濃度が上昇すると TRH および TSH の分泌量が減少する．

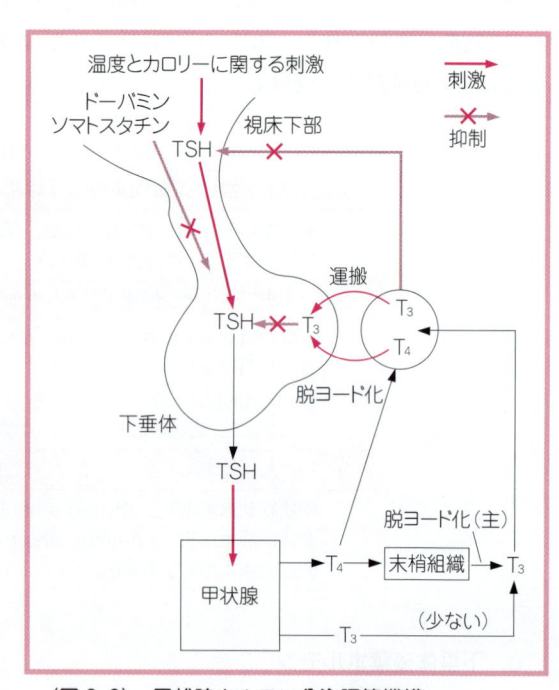

〈図8-8〉 甲状腺ホルモン分泌調節機構

甲状腺細胞で産生された T_3 および T_4 は，甲状腺内ではグロブリンと結合し，サイログロブリンとして濾胞内に蓄えられている．これらは必要に応じて遊離型で血中に放出されるが，すぐにほとんどが血漿グロブリンやアルブミンと結合し血液とともに循環する．血漿中のホルモン濃度は T_3 が 70～200 ng/dl，T_4 が 5～13 μg/dl である．しかし，細胞内に入り作用を発揮するのは遊離型で，これは総T_3 の約 5%，T_4 の約 0.05% にすぎない．下垂体組織や末梢組織に取り込まれた T_4 は，細胞内で脱ヨード化を受けて T_3 に変換され，核内受容体に結合し作用を発揮する（図8-8）．

甲状腺ホルモンは，筋肉や脂肪組織細胞のグルコース取り込みを増加させ，かつ，組織代謝率を上昇

させて熱産生を増加させる。このために O_2 の消費が促進する。また，組織への O_2 運搬を促進するために心拍出量を増加させる作用も持つ。その際に心筋細胞内の cyclic AMP 濃度を上昇させて β-アドレナリン受容体活性を高め，交感神経に対する感受性を高める。甲状腺ホルモンが過多になると収縮期血圧が上昇し拡張期血圧が低下するとともに，心拍数が増加して頻脈になる。甲状腺ホルモンはまた，他のホルモン作用と協調して酸化のための基質の供給増加に働く。すなわち，腸管からのグルコース吸収を促進し，糖新生し，脂肪の分解を通じて血液中の遊離脂肪酸を増加させる。

b. 副甲状腺ホルモン parathyroid hormone（PTH）

84個のアミノ酸からなるポリペプチドホルモンで，血漿カルシウム濃度低下時に副甲状腺より分泌される。血漿カルシウム濃度を維持するために，次のような作用がある。
①骨表面の破骨細胞を刺激する。
②遠位尿細管からのカルシウム再吸収を促進する。
③腎臓におけるビタミン D_3 より活性型 1,25-ジヒドロキシコレカルシフェロールへの合成を促進し，腸管からのカルシウム吸収を増大させる。

6）副腎の構造と分泌されるホルモンの作用と分泌調節機構を説明できる

a. 副腎の構造

後腹膜で腎臓の上側に存在する（図8-9）。左右あわせて6～10gにすぎないが，組織重量当たり最も血流量の多い器官のひとつである。副腎皮質は中胚葉由来で副腎重量の80～90％を占め，ステロイドホルモンを分泌する。副腎皮質は球状層，束状層，網状層からなる（図8-9b）。その割合と分泌されるホルモンは次のとおり。

球状層：10％　アルドステロン
束状層：75％　コルチゾル
網状層：15％　性ステロイド（アンドロステンジオン）

副腎髄質は神経外胚葉由来である。交感神経系の刺激に応じてカテコールアミンを分泌する。

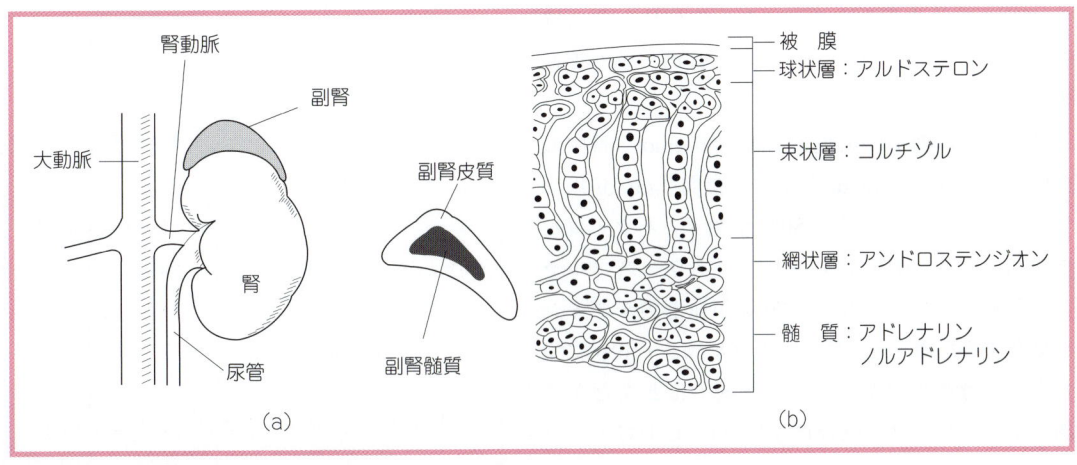

〈図8-9〉　副腎の位置（a）と構造（b）（(a)：文献1），図5-9）

〈図8-10〉 副腎皮質ホルモン合成経路

b. 副腎皮質ステロイドホルモンの合成・代謝

コルチゾル，アルドステロン，性ステロイドのアンドロステンジオンなどの副腎皮質ホルモンは，すべてコレステロールより合成される。（図8-10）

c. 性ステロイドの分泌と作用

性ステロイドのアンドロステンジオンは末梢組織でテストステロンに変換される。女性では必要な男性ホルモン量の1/2が副腎皮質で分泌される。男性では睾丸での分泌に比較して微々たる量である。

d. コルチゾルの分泌

コルチゾル cortisol は，視床下部・下垂体へのフィードバックを介して調節される（図8-11）。ACTH放出刺激ホルモン（CRH）は室傍核より分泌され，下垂体前葉よりの副腎皮質刺激ホルモンACTHの分泌を促進する。また，室傍核よりの抗利尿ホルモン（ADH）分泌もACTHの分泌を促進する。

コルチゾルの1日分泌量は30～80 μmol（日中の血中濃度は5～20 μg/dl と多く，夜間5 μg/dl 以下で少ない）。血漿中で70～80％が糖タンパク・コルチコステロイド結合グロブリン（トランスコルチン）と結合し，残りの15～20％が血清アルブミンと結合するため，遊離型コルチゾルは5～10％にすぎない。遊離型コルチゾルは肝臓でほとんどが代謝・グルクロンサン抱合化され，β-ヒドロキシコルチコイド β-hydroxycorticoid として尿中に排泄される（コルチゾル分泌に関する検査指標になる）。

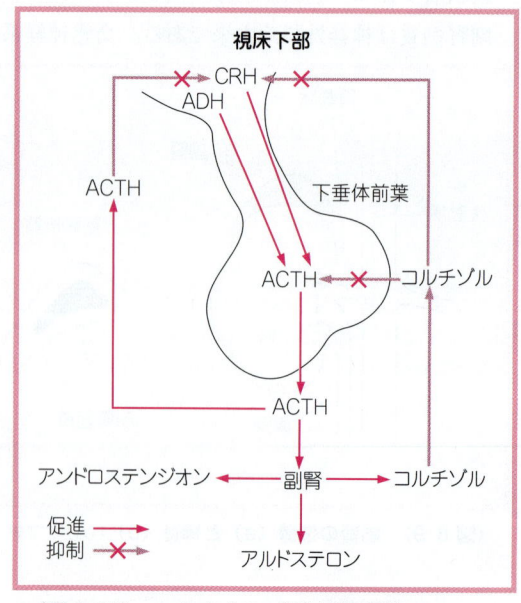

〈図8-11〉 コルチゾルの分泌調節機構

e. コルチゾルの作用

コルチゾル（糖質コルチコイド）は多くの生理的過程を正常に保つ許容的作用を持つ。

①代謝に対する効果（インスリンと拮抗）
・タンパク質をグルコースに変換する。
・脂肪分解を増加し血液中の遊離脂肪酸を増加させる。

②胎児に対しては肺・消化管・中枢神経系の子宮内発育を促進する。

③炎症および免疫反応を抑制する。肥満細胞，マクロファージ，単球などでロイコトリエン，インターロイキン 1, 2, 6 産生が抑制される。

④血管系：正常血圧の維持に作用する。アドレナリン作動性血管収縮反応を増強する。

⑤中枢神経系：知覚および情動機能に影響を及ぼす。過剰症で不眠・うつあるいは多幸状態になることがある。

⑥骨：骨形成の抑制が起こる。1, 25-ヒドロキシビタミン D の産生が抑制されるために，カルシウム吸収が減少する。骨芽細胞も抑制される。過剰症では骨粗鬆症が起こる。

⑦腎臓に対して弱いアルドステロン作用を有し，水分の血管内貯留が起こる。

f. アルドステロンの分泌と作用

血液中のナトリウム濃度は尿へのナトリウム排泄に反映される。血漿ナトリウム濃度低下は，尿中ナトリウム濃度の低下として糸球体近接装置で感知されて，レニンが分泌される。レニンは肝臓で合成されるアンギオテンシノーゲンをアンギオテンシン I に変換する。アンギオテンシン I は肺胞でアンギオテンシン変換酵素（ACE）によりアンギオテンシン II に変換される。アンギオテンシン II が副腎皮質での**アルドステロン** aldosteron の分泌を促進する。また，副腎皮質からのアルドステロン分泌はレニン-アンギオテンシン-アルドステロン系のみならず血清カリウム濃度にも依存し，カリウム濃度の上昇（0.5 mEq/l）でアルドステロンの分泌が増加する。

アルドステロンは 1 日分泌量が $0.1 \sim 0.4\ \mu$mol で，血漿中では主にアルブミンンと結合している。ヘンレの太い上行脚・遠位尿細管および集合管に作用して，尿からのナトリウム再吸収と尿へのカリウム分泌を促進する。ナトリウムを体内に保持することで細胞外液量を維持するとともに，カリウムを尿中に排泄することでカリウムの体内貯留を防ぐ作用がある。

g. 副腎髄質ホルモンの分泌と作用

C point 8.6（p. 154）参照。

7) 膵島から分泌されるホルモンの作用を説明できる

フレデリック・バンティング（カナダ）とジョン・マクラウド（イギリス）は**インスリン** insulin の発見で 1923 年度ノーベル医学生理学賞を受賞した。

膵臓のランゲルハンス島 Langerhans islet には少なくとも 3 種類の細胞がある。

A（α）細胞：**グルカゴン** glucagon の合成・貯蔵と分泌する。
B（β）細胞：インスリンの合成・貯蔵と分泌する。
D（δ）細胞：**ソマトスタチン** somatostatin の分泌。グルカゴンおよびインスリンの分泌を抑制する。

膵島細胞の 60％ が β 細胞，25％ が α 細胞で，残りがソマトスタチンをはじめ各種神経ペプチドを分

泌する。

a. インスリンの分泌

インスリンの分泌はβ細胞自身が血糖値を感知して行われる。また，ガストリンやセクレチン，CCKなど各種神経ペプチドがβ細胞よりのインスリンの分泌を刺激する。また，ランゲルハンス島は交感神経および副交感神経に支配され，インスリンの分泌は，副交感神経の興奮で促進され，交感神経の興奮で抑制される。

中枢神経系一般にはインスリン感受性はないが，その例外として視床下部が挙げられる。食後，血糖値が上昇するとβ細胞よりインスリンが分泌される。視床下部満腹中枢の神経細胞は血液中のインスリン濃度の上昇を感知して活動電位の発射頻度を増加させ，「満腹」を意識にのぼらせたり摂食行動を抑制する。また，満腹中枢の神経活動は副交感神経を介してさらなるインスリン分泌を促進する。

b. インスリンの作用

①インスリンは強力な同化ホルモンであり，血糖値上昇時に対応する唯一のホルモンである。グルカゴン，成長ホルモン，グルココルチコイド，カテコールアミン，甲状腺ホルモンなどの異化作用を持つホルモンと拮抗する。

②インスリンの主要標的器官は肝臓・筋肉・脂肪組織である。神経組織以外の組織における細胞内へのグルコースの取り込みと血糖値調節を行う。

③門脈血を介して肝臓で取り込まれたグルコースは，インスリンによりグリコーゲンへの転換が刺激される。また，肝臓に貯留するグリコーゲンはグルコースへの分解が抑制される。その結果，肝臓でのグルコース放出は半分以下になる。

④インスリンにより末梢でのグルコース消費量が増加する。末梢血液中の余分なグルコースは筋肉に取り込まれ，その75％がグリコーゲンに転換され，25％が分解を受ける。

⑤インスリンは脂肪の蓄積を刺激する。インスリンの作用で肝臓では脂肪の分解が抑制される。また，循環している遊離脂肪酸については脂肪細胞への取り込みを促進する。インスリンは細胞内で遊離脂肪酸のミトコンドリアへの輸送を抑制してβ酸化による分解を抑えるために，βヒドロキシ酪酸やアセト酢酸などのケトン体産生が抑制される。インスリンが不足するとこれらの過程が阻害されるので，ケトン体産生が激増して**ケトアシドーシス**に陥る。

c. グルカゴンの分泌と作用

①血糖値低下に反応して分泌される。主な標的器官は肝臓で，血糖上昇作用は最も強い。

②肝臓におけるグルコース代謝ならびに脂肪酸代謝の重要な調節因子である。

③分子量3500，29のアミノ酸からなる1本鎖のポリペプチドホルモンである。血液中での半減期は約6分と短い。

④肝臓でのグリコーゲン分解・糖新生・脂質分解を通して血糖値を上昇させる。ほとんどすべての点において，インスリンの作用と拮抗する。

⑤血糖値の低下により放出される。ストレスが加わるとαアドレナリン作動性受容体を介して分泌が増加する。

⑥膵臓ランゲルハンス島内でのインスリンによる傍分泌作用で分泌が調節されている。インスリンはグルカゴンの分泌を抑制する。

8）男性ホルモン・女性ホルモンの合成・代謝経路と作用を説明できる

生殖腺における性ステロイドホルモンの合成経路は男性でも女性でも共通である（図8-12）。
女性生殖腺では，
①卵巣顆粒膜細胞 granulosa cell はエストラジオールを分泌する。
②卵巣間質細胞 interstitial cell はアンドロゲンを分泌する。
③顆粒細胞と間質細胞が変化した黄体細胞 luteal cell はプロゲステロンを分泌する。
男性生殖器では，
①テストステロンは主に精巣で合成され，少量が強力なアンドロゲンであるジヒドロテストステロンに変換される。
②精巣セルトリ細胞 Sertori cell ではエストラジオールを分泌する。
③精巣ライディッヒ細胞 Leydig cell ではアンドロゲンを分泌する。

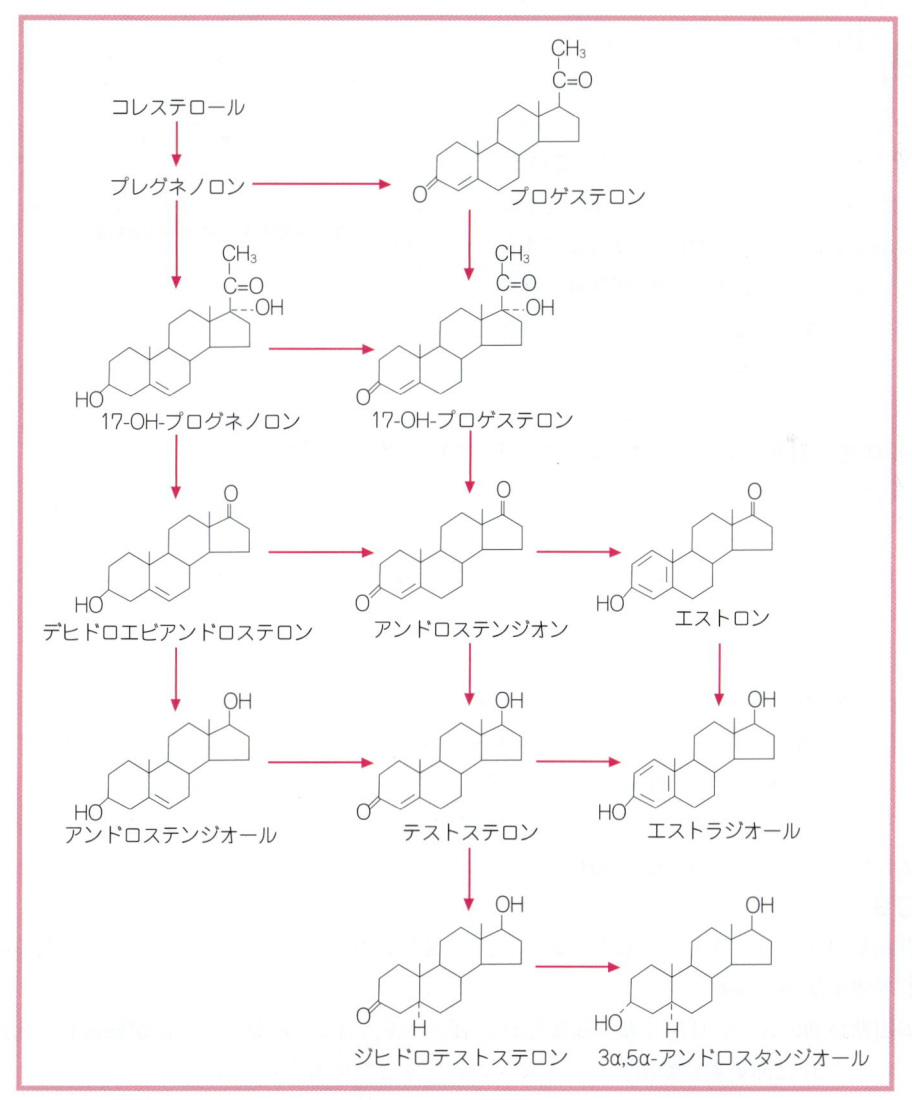

〈図8-12〉 性ステロイドの合成経路

a. 性ステロイドホルモンの分泌と合成

性ステロイドの分泌は，視床下部のゴナドトロピン放出ホルモンと2つの下垂体性腺刺激ホルモン（ゴナドトロピン，FSHおよびLH）により制御されている（図8-13）。

視床下部のゴナドトロピン放出ホルモン（GnRH, gonadotropin-releasing hormone または luteinizing hormone-releasing hormone, LHRHとも呼ばれる）は，下垂体前葉に作用して卵胞刺激ホルモン follicle-stimulating hormone（FSH）および黄体形成ホルモン luteinizing hormon（LH）の分泌を促進する。

GnRHは下垂体門脈系にパルス状に分泌される。1日に男性で8～10パルス，女性では月経周期内で異なり，GnRH分泌のパルス頻度が減少しているときはFSHの放出が優位になる。思春期前ではパルス状の分泌が抑制されている。

GnRHはACTH放出刺激ホルモン corticotropin releasing hormone（CRH）のようなストレスホルモンやドーパミンなどで抑制され，ノルアドレナリン（興奮）で促進される。フェロモンや精神状態でも影響される。

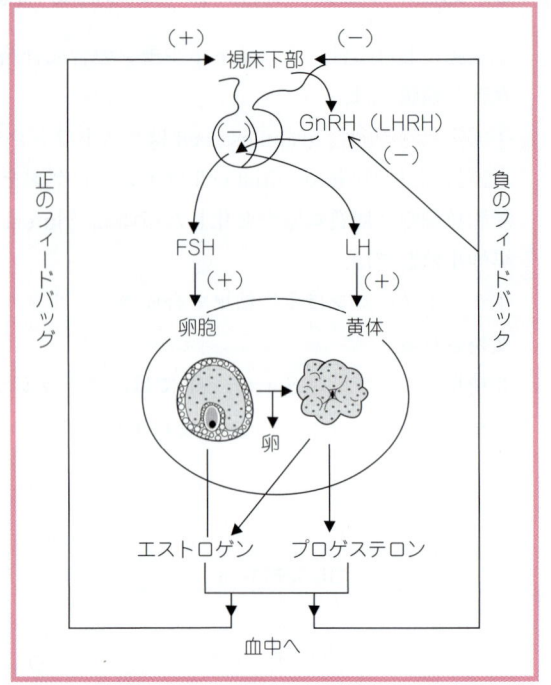

〈図8-13〉 FSHとLHの分泌機構
（文献1），図5-14）

b. 下垂体性腺刺激ホルモンによる卵巣ホルモンの分泌制御と月経周期

FSHおよびLHには以下の作用がある。

①女性ではFSHが卵巣顆粒膜細胞でのエストロゲン分泌を促進する。同時に卵胞細胞のLH受容体の数を増加させてLHの感受性を高める。男性ではFSHがセルトリ細胞を刺激してテストステロンからエストラジオールへの変換を刺激する。

②FSHは卵巣顆粒膜細胞やセルトリ細胞でインヒビンを分泌させて下垂体に対してネガティブ・フィードバックをかけ，GnRHによるFSH分泌刺激効果を減弱させる。

③LHは女性では卵胞細胞 follicle cellでのエストロゲン分泌を促進する。男性ではライディッヒ細胞を刺激してアンドロゲンの合成分泌を促進する。

下垂体性腺刺激ホルモン（FSH, LH）と性腺との間のフィードバック制御により月経周期が形成される（図8-14）。

①月経開始日を0日とする月経周期において，循環血液中のLHおよびFSHが一定以上の濃度に至れば卵胞形成が開始される。

②月経周期最初の8～10日間で顆粒細胞と卵胞細胞の成長および卵胞液の分泌が継続し，成熟卵胞が形成される。FSHは卵巣顆粒膜細胞でのエストロゲン分泌を促進する。

③成熟卵胞の内卵胞膜細胞がLHの影響を受けてアンドロゲンを分泌する。顆粒細胞はFSHに応答

してアンドロゲンをエストロゲン（エストラジオール-β17）に変換し、エストロゲンの血液濃度が増大する。

④月経周期10～12日目に血中エストロゲン濃度が急激に増大する（エストロゲンサージ）。エストロゲンサージは下垂体でのLH分泌を急激に増大させる（LHサージ）。

⑤FSHとエストロゲンサージにより発育卵胞の顆粒細胞にLH受容体が発現する。LH受容体が発現した顆粒細胞はエストロゲンとともにプロゲステロンが産生される。

⑥排卵は急増したLH，およびプロゲステロンの分泌に伴い起こる。発育卵胞は数個あるが，LH受容体発現卵胞は通常1個に限られ，これが排卵される。他は閉鎖卵胞になる。二卵生双生児の自然発生率は1％以下であるが，人工的にFSHとLHを与えると複数の卵子を排卵する確率が高くなる（15％）。

⑦排卵後の卵胞は黄体を形成し，プロゲステロンとエストロゲンを分泌する。この時期はプロゲステロンの産生が優位になる。黄体は排卵後8～10日は成長するが，卵母細胞に受精が成立しないと10～14日で退縮し白体になる。

⑧その結果，急激にエストロゲンおよびプロゲステロン濃度が低下する。らせん動脈は不規則な攣縮を起こし，子宮内膜が剥離する（月経）。

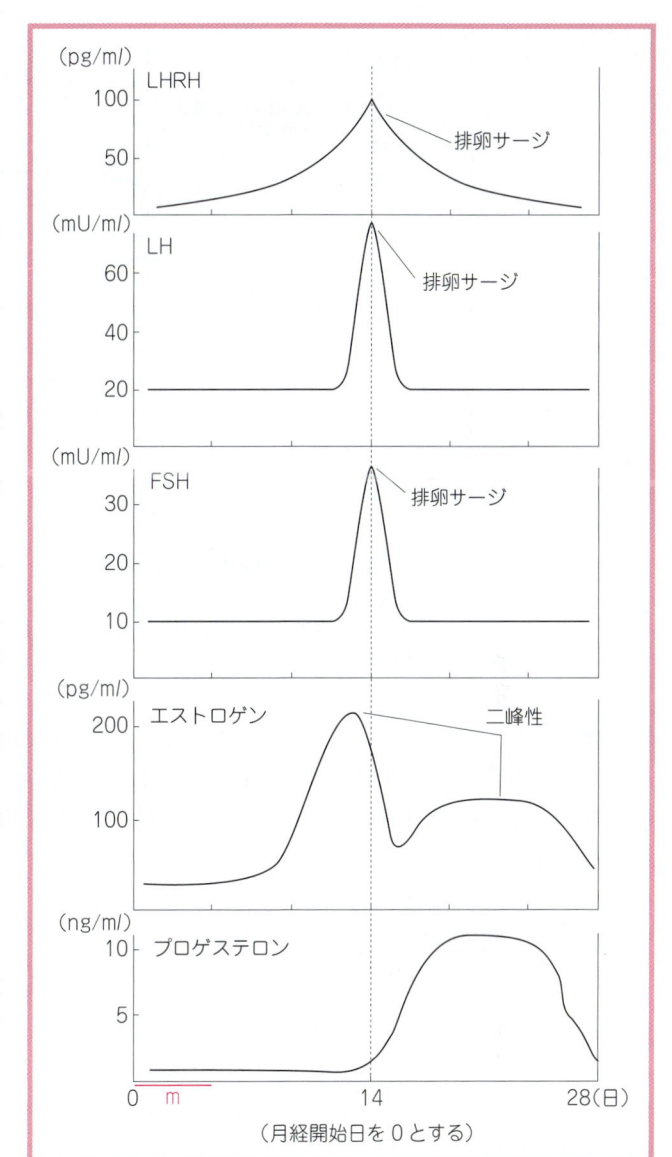

〈図8-14〉 下垂体および性腺ホルモンと月経周期
（文献1），図5-15）
月経周期における血中ホルモン濃度の変化を表す。エストロゲン濃度のピーク（エストロゲンサージ）の後はLHの血中濃度が増大し，排卵が誘発される。排卵後はプロゲステロンの産生が優位になる。

c. エストロゲン・プロゲステロンの作用と月経周期

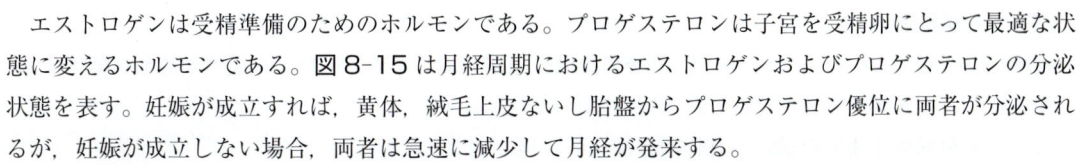

エストロゲンは受精準備のためのホルモンである。プロゲステロンは子宮を受精卵にとって最適な状態に変えるホルモンである。図8-15は月経周期におけるエストロゲンおよびプロゲステロンの分泌状態を表す。妊娠が成立すれば，黄体，絨毛上皮ないし胎盤からプロゲステロン優位に両者が分泌されるが，妊娠が成立しない場合，両者は急速に減少して月経が発来する。

(1) 月経周期におけるエストロゲンの作用

①子宮内膜が増殖し，子宮筋の興奮性が増大する（増殖期）。グリコーゲンが蓄積する。

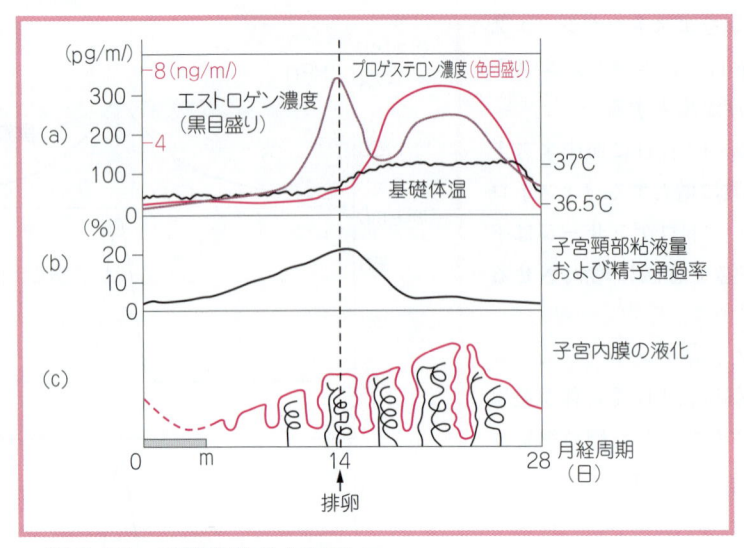

〈図8-15〉 月経周期と性ホルモン
月経開始初日を0とした場合の月経周期におけるエストロゲン、プロゲステロン濃度と基礎体温 (a)，子宮頸部粘液の性質の変化 (b)，および子宮内膜の変化 (c) を表す。

②卵管では線毛数が増え，線毛運動および筋収縮活動が促進される。

③エストロゲンサージでは子宮頸部上皮の分泌が多くなる。粘液弾性が増して長く糸を引き，スライドグラスに滴下すると羊歯状(シダ)のパターンで広がる。子宮頸部粘液がこのような状態になると，精子が子宮頸部を通過しやすくなる。

④腟では重層扁平上皮細胞が増殖し角化する。

⑤乳腺では乳管腺組織の増殖と発育が起こる。

⑥気分変調にも関与している（月経前緊張症）といわれるが，詳細は不明である。

⑦尿細管からのナトリウム再吸収を促進して体液を保持する（月経前は体がむくむ）。

(2) 月経周期におけるプロゲステロンの作用

①プロゲステロンにより子宮内膜は増殖が抑制され分泌期になる。子宮のらせん動脈が十分に発達し，内膜腺は糖・アミノ酸・糖タンパク質を分泌して胎盤形成に必要な環境を整える。

②子宮平滑筋の興奮性および運動性が低下し，弛緩する（胎児を子宮内に保持するため）。

③卵管線毛運動が活発化し，受精卵を子宮に運ぶ準備を行う。

④子宮頸管分泌液の量を減少させ，粘性を上げて精子の進入を阻む。

⑤基礎体温を 0.2〜0.5℃ 上昇させる。

⑥食欲を亢進させる。

⑦乳腺組織に水分が貯留し，不快感が出る。

(3) 月経発来

①卵子が受精しないと黄体が 10〜14 日後に急激に退縮して，ゴナドトロピン濃度が急激に低下する。らせん動脈は不規則な攣縮を起こし，子宮内膜が剥離する。

②らせん動脈の不規則な攣縮が月経困難症を引き起こすこともある。

③出血期間は 3〜7 日間，月経量は 30〜200 ml。

④妊娠が成立した場合，全妊娠期間を通じてプロゲステロンの濃度が適切に保たれて，胎児の成育に

必要な母体環境が維持される。

d. 月経周期への外部因子の影響
①LH，FSH の大量分泌はエストロゲンの作用であり，ゴナドトロピンの分泌もエストロゲンにより促進される（図 8-13）。
②カロリー欠乏，激しい運動，ストレス，落ち込みなどの感情の乱れで，周期的な性ステロイドホルモン放出が消失する。求心性情報が視床下部で統合されて GnRH 分泌を調節する際に乱れが生じる。
③女性の神経性食欲不振 anorexia nervosa に伴う無月経・無排卵は，バレーダンサーやマラソンランナーによくみられる。卵巣機能が低下してエストロゲンが欠乏するので骨粗鬆症を引き起こし，疲労性骨折などを起こしやすくする。

e. エストロゲンの分泌減少と疾病
①エストロゲンの減少は閉経期の特徴である。
②エストロゲンは血清コレステロール濃度を低下させる作用がある。閉経期以降はコレステロール値が上昇し，虚血性心疾患のリスクが増大する。
③成人女性ではエストロゲンが副甲状腺ホルモンによる骨吸収を抑制し，骨芽細胞の活動を促進している。閉経期以降では骨粗鬆症を罹患しやすい。

f. アンドロゲンおよびテストステロンの作用
①アンドロゲン，とくにテストステロンは思春期の骨成長を促すが，最終的には骨端を閉鎖する。エストロゲンにも同様の効果がある。テストステロン分泌が少なく骨端が閉鎖しないと，身長は高いが性的には未熟な成人になる（類宦官症 eunuchoidism）。
②テストステロンは成長ホルモンと共同して働き，筋線維を肥大させる。また，喉頭容積を増大し，声帯を肥厚させて声の質を低くする。
③アンドロゲンは性欲・攻撃性に関与する。
④アンドロゲンは肝臓におけるタンパク質合成を抑制する。
⑤肝臓での脂質代謝を調節し，低比重リポタンパク（LDL）を増加させつつ高比重リポタンパク（HDL）を減少させる。よって，冠動脈疾患の罹患リスクは男性のほうが女性よりも高い。
⑥アンドロゲンはエリスロポエチンを刺激して赤血球を増多・肥大させる。

9）妊娠と分娩

a. 妊娠初期の胎盤内分泌機能
（1）ヒト絨毛性ゴナドトロピン human chorionic gonadotropin（hCG）
妊娠初期に最初に分泌される胎盤ホルモンである。子宮内膜に受精卵が着床すると，胎児性組織の絨毛が子宮内膜に侵入し胎盤が形成されていく。妊娠初期の胎盤では胎児性の栄養膜と子宮内膜が融合して合胞体を形成し，母体の血液と胎児の血液が隣接して存在するようになる（図 8-16）。合胞体では栄養膜細胞が GnRH 様物質を分泌し，その周囲の栄養膜合胞体層を刺激して hCG を母体血液中に分泌する。

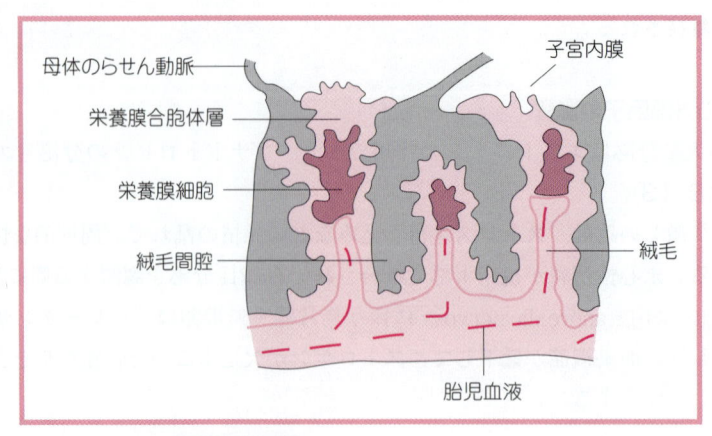

〈図 8-16〉 妊娠初期の胎盤

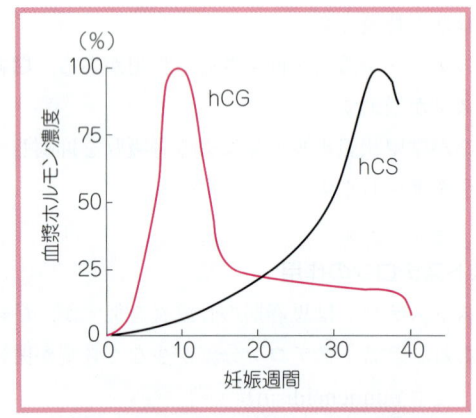

〈図 8-17〉 hCG および hCS の血中濃度
（ピーク値を 100% とする）

(2) hCG は妊娠黄体の形成と黄体機能の維持に働く

初期の妊娠の維持には黄体からのプロゲステロン分泌が必要である。hCG は黄体からのプロゲステロンの分泌を刺激して，妊娠を維持する。また，hCG は FSH と LH の産生を阻害して，排卵を抑制する。母体血液中の hCG は，着床後 10 日ごろより検出され，最終月経後平均 60〜70 日（10 週）ごろ最高値に達し，その後減少して妊娠末期まで一定値になる（図 8-17）。hCG は妊娠初期の尿中で検出されるため，妊娠判定キットに用いられている。

b. 妊娠中期・後期の胎盤内分泌機能

妊娠黄体は妊娠第 5 か月以降次第に退縮し，プロゲステロン分泌の主座は完成胎盤に移る。胎盤は，①ヒト絨毛性ソマトマンモトロピン human chorionic somatomammotropin（hCS）またはヒト絨毛性ラクトゲン human placental lactogen（hPL），②hCG，③エストロゲン，④プロゲステロンを分泌する。

(1) hCS は妊娠後期の胎盤機能検査の重要な指標である

hCS の母体血中濃度は妊娠 35 週ごろピークになる（図 8-17）。hCS は乳腺組織を増殖させるとともに，成長ホルモン様の代謝作用を持つ。すなわち，母体細胞への糖の取り込みを抑制し，母体内でのグルコース濃度を上昇させる（抗インスリン作用）。また，母体での糖新生を抑制するために，母体血液中のアミノ酸濃度が上昇する。さらに，母体血液で遊離脂肪酸濃度が上昇する。その結果，胎盤を通

じて，糖，アミノ酸，遊離脂肪酸が胎児へ移行しやすくなり，胎児の成長が促進されることになる．

(2) hCGは妊娠第10週をピークに減少する

胎盤の完成に伴い胎盤からのプロゲステロン分泌が増加する．一方でhCG分泌は減少し妊娠黄体が退縮する．

(3) エストロゲンは胎盤絨毛上皮より多量に分泌される

エストロゲンは子宮筋層および乳房の発育を促進し，オキシトシンoxytocinへの感受性を増大させる．また，下垂体前葉よりのFSH分泌を抑えて卵胞の発育を抑制する．エストロゲン（エストリオール，エストロンおよびエストラジオール）は分娩開始時に最高濃度に達する（図8-18）．

(4) プロゲステロンは妊娠維持に必要で胎盤絨毛上皮より大量に分泌される

子宮筋のオキシトシン感受性を低下させて子宮の静穏を維持する．プロゲステロン産生がエストロゲン産生よりも優位であるときは，オキシトシンによる子宮収縮が抑制されて分娩が発来しない．また，プロゲステロンは下垂体へネガティブフィードバックをかけてLHとFSHの分泌を抑制して排卵を止める．

c．分娩開始機構（図8-19）

胎児側の要因として胎児の血液中ACTH濃度の上昇と副腎皮質の成熟が必要である．胎児副腎皮質ホルモン（コルチゾル）血中濃度が上昇して母体胎盤に作用し，ステロイドホルモンの代謝系において，プロゲステロン産生からエストロゲン産生へとスイッチを切り替えるからである．プロゲステロン産生が優位であるときは，子宮筋が弛緩して胎児の早期娩出が防がれている．しかし，エストロゲン産生が優位になると子宮筋のオキシトシン感受性が高まり，周期的な子宮収縮が起きて分娩が開始される．子宮収縮は下垂体オキシトシンの分泌を促進してさらに子宮収縮を強める．他方，エストロゲン産生が優位になると，胎盤でプロスタグランディンF-2α（子宮収縮誘発物質）が産生され子宮収縮を促進し，分娩を進行させるのである．

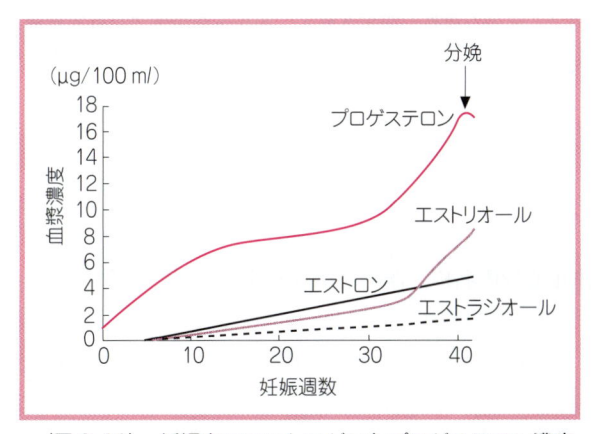

〈図8-18〉 妊娠中のエストロゲンとプロゲステロン濃度

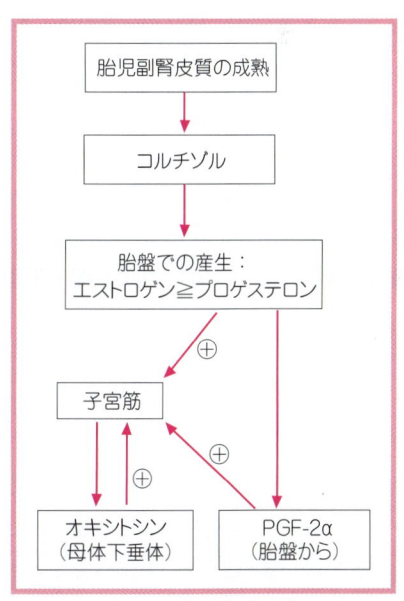

〈図8-19〉 分娩開始のメカニズム

演習篇

C point 8.1　下垂体前葉機能

> **問題**　下垂体前葉機能の低下でみられる所見はどれか。
> A　低身長
> B　末端肥大症
> C　性的早熟
> D　脱　水
> E　基礎代謝率の上昇

　下垂体前葉ホルモンの分泌は視床下部ホルモンで調節されるために，視床下部および下垂体のいずれの障害でも下垂体前葉のホルモン分泌が低下する。一方，下垂体後葉ホルモンは視床下部の神経核にあるニューロンの細胞体で合成され，軸索輸送で下垂体後葉に運ばれるので，下垂体が障害されても血液中への分泌が維持される。

　視床下部障害で生じる下垂体前葉機能では成長ホルモン（hGH）の分泌が最も障害されやすく，ゴナドトロピン（FSH，LH）がこれにつぎ，副腎皮質刺激ホルモン（ACTH）と甲状腺刺激ホルモン（TSH）は比較的障害されにくい。

> 正解　A
> ○A　hGH の分泌障害に伴う低身長は，身体の均整がとれた低身長が特徴であり，骨年齢が遅延する。低身長であっても知能や運動能力の低下は通常認められない。
> ×B　長幹骨の骨端板は青年期末に閉鎖するので，青年期を過ぎて hGH が過分泌されると，末端肥大症になる。末端肥大症では，過剰な軟組織の蓄積と GH に反応する骨幅の増加，皮膚の肥厚，舌をはじめとする筋肉の肥大が起こり，独特の風貌になる。心筋の肥厚と血糖値の上昇がみられることもある。
> ×C　LH，FSH の分泌が障害されるので，性的な成熟が阻害される。視床下部障害では性腺刺激ホルモン放出ホルモン gonadotropin releasing hormone（GnRH，LHRH）が過剰に産生されて性的早熟をきたすことがある。
> ×D　下垂体後葉ホルモンである抗利尿ホルモンの分泌障害では尿崩症が生じ脱水状態となる。下垂体前葉の障害では生じない。
> ×E　TSH 分泌不全による甲状腺ホルモンの欠乏で基礎代謝率は低下する。

重要関連事項　→　4）視床下部・下垂体ホルモンの名称，作用と相互関係を説明できる

● Memo 高プロラクチン血症 ●

プロラクチン（PRL）分泌は主として視床下部性抑制因子 prolactin-inhibitory factor（PIF）で調節されているので，視床下部障害ではしばしば PRL 分泌が亢進し，乳汁分泌が起こる。視床下部性抑制因子はドーパミンであるので，下垂体腺腫や視床下部障害のみならず，抗ドーパミン作用を持つ下記薬物の投与で高 PRL 血症をきたす。

〈表 8-2〉 高 PRL 血症をきたす薬物

降圧剤	レセルピン，α-メチルドーパ
制吐・抗潰瘍薬	ドンペリドン，スルピリド，シメチジン，メトクロプラミド
女性ホルモン	エストロゲン（ピル）
向精神薬	クロルプロマジン

C point 8.2　甲状腺ホルモン

問題　甲状腺ホルモンのサイロキシン（T_4）とトリヨードサイロニン（T_3）について<u>誤っている</u>のはどれか。

A　T_4 よりも T_3 のほうが代謝活性は高い。
B　T_4 よりも T_3 のほうが血漿濃度は高い。
C　T_4 は T_3 よりも半減期が長い。
D　T_4 と T_3 はともに遊離型になって初めて標的細胞に作用する。
E　T_4 と T_3 はともに下垂体前葉からの甲状腺刺激ホルモンの放出を抑制する。

正解　B
○A　T_4 よりも T_3 のほうが代謝活性は高い。
×B　平均血漿濃度は T_4：$8\,\mu g/dl$，T_3：$0.12\,\mu g/dl$ で，T_3 よりも T_4 のほうが高い。
○C　T_4 の血漿半減期は 6 日間である。一方，T_3 の半減期は約 1 日間と短い。
○D　T_3，T_4 ともに遊離型になって初めて標的細胞に作用する。
○E　T_4 と T_3 はともにネガティブフィードバックにより甲状腺刺激ホルモン（TSH）の放出を抑制する。その際に T_4 は下垂体細胞内で脱ヨード化され，T_3 に変換されて下垂体前葉細胞に作用する。

重要関連事項　→　5）甲状腺と副甲状腺（上皮小体）から分泌されるホルモンの作用と分泌調節機構を説明できる

●Memo　甲状腺ホルモン代謝活性と補充療法●

　甲状腺ホルモン生成時，ヨウ素は濾胞内に能動的に取り込まれ，サイログロブリンのチロシン残基のヨード化に用いられる。ヨウ素の1日必要量は約 75 mg で，アメリカでの平均摂取量は 300〜400 mg である。

　生成された甲状腺ホルモンのサイロキシン（T_4）およびトリヨードサイロニン（T_3）は，チロシン1分子とヨード4原子および3原子から合成される。T_3 は甲状腺組織内で T_4 が脱ヨード化されて形成される。正常ならば甲状腺内では T_4 と T_3 の比率は 7〜10：1 であり，ヨウ素欠乏症ではこの比率が低下する。平均血漿濃度は T_4：8 µg/dl，T_3：0.12 µg/dl，遊離型 T_3（rT_3）：0.04 µg/dl である。

　T_3，T_4 ともに遊離型になって初めて標的細胞に作用するが，その代謝活性は T_3 が T_4 よりも高い（約4倍）。T_4 の1日分泌量は平均 90 µg だが，T_4 はほとんどが血漿タンパク質と結合し，血漿中の遊離型 T_4 はその 0.05% にすぎない。しかし，T_4 の血漿半減期は長く，約6日間である。一方，T_3 の1日生成量は 35 µg であるが，遊離型は 5% で半減期は1日間と短い。

　甲状腺ホルモン欠乏者に対する補充療法は T_4 を使用し，投与における生化学的な指標として遊離型 T_4 の血中濃度を用いる。

関連問題

問題　先天性甲状腺機能低下症でみられないのはどれか。
　　A　精神発育遅滞
　　B　粘液水腫
　　C　発汗量の低下
　　D　骨端線の融合
　　E　肥　満

　成長期において甲状腺ホルモンは骨成長と中枢神経系の発達を調節する。先天性甲状腺機能低下症（クレチン病）では，精神遅延，骨の発育不全に伴う低身長と足の変形がみられる。脂肪組織が増加して肥満し，浮腫（粘液水腫）が形成される。寒冷刺激に弱くなり，発汗量は低下する。

　甲状腺機能低下症では骨の発育が遅れ，手根骨の発育と中手骨から末節骨にかけての両端の骨化の著明な遅延がみられる（図 8-20）。

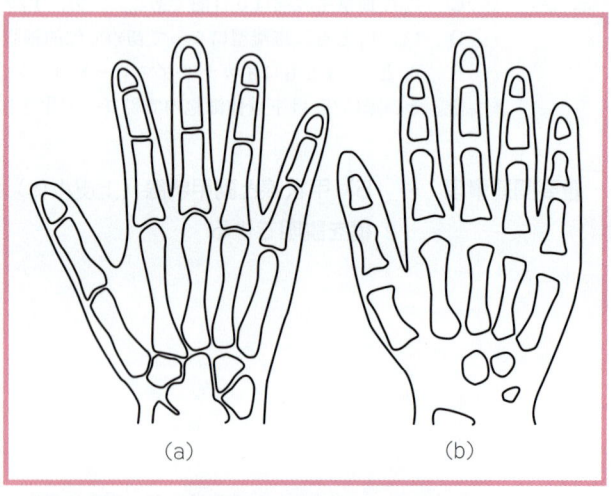

〈図 8-20〉　甲状腺機能低下症での骨の発育不全
（a）正常児の手掌，（b）甲状腺機能低下症児

正解 D
- ○A 精神発育遅滞がみられ，覚醒度は低下し，機敏さ，記憶，学習能力が欠落する．
- ○B ムコ多糖類が蓄積して粘液水腫を形成する．
- ○C 基礎代謝量が低下するとともに発汗量も減少する．
- ×D 成長ホルモンの作用で，成長期小児の長骨にある軟骨骨端線の細胞分裂により，長幹骨を伸張させる．長幹骨骨端板は青年期末に閉鎖する．成長ホルモンの不足では骨端線の分裂が低下するので，比較的均整のとれた低身長になる．甲状腺機能低下では骨年齢が遅延するので，骨端線は融合せず乳幼児体型のままになる．
- ○E 脂質代謝が低下し，脂肪の蓄積による肥満が生じる．

C point 8.3　女性の月経周期

問題 女性の月経周期について誤っているのはどれか．
- A 頸管粘液量は排卵前に増加する．
- B 排卵後は子宮平滑筋の興奮性および運動性が低下する．
- C 排卵後には子宮内膜にグリコーゲンが蓄積される．
- D 排卵後には基礎体温が上がる．
- E 月経期に子宮内膜基底層が剥脱する．

　エストロゲンは受精準備のためのホルモンである．プロゲステロンは子宮を受精卵にとって最適な状態に変えるホルモンである．月経周期前半はエストロゲン優位で，子宮内膜が増殖し，子宮筋の興奮性が増大する．エストロゲンサージでは子宮頸管の分泌が多くなり粘液弾性が増して，スライドグラスに滴下すると羊歯状のパターンで広がる．腟では重層扁平上皮細胞が増殖し角化する．

　排卵後の月経周期後半はプロゲステロン優位になる．子宮内膜は増殖が抑制され，分泌期になる．子宮のらせん動脈が十分に発達し，内膜腺は糖・アミノ酸・糖タンパク質を分泌して胎盤形成に必要な環境が整う．また，子宮平滑筋の興奮性および運動性が低下し，弛緩して着床卵を保持する体勢となる．子宮頸管分泌液の量を減少させ，粘性を上げて精子の進入を阻む状態になる．基礎体温が 0.2〜0.5℃ 上昇する．

正解 E
- ○A 頸管分泌液量は排卵前に増える．
- ○B 排卵後はプロゲステロン優位になり，子宮筋の興奮性と運動性が低下する．
- ○C 排卵後にはプロゲステロンの影響で，子宮のらせん動脈が十分に発達し，内膜腺は糖・アミノ酸・糖タンパク質を分泌して胎盤形成に必要な環境が整う．
- ○D 黄体期は基礎体温が 0.2〜0.5℃ 上昇する．
- ×E 子宮内膜機能層が剥離し，月経となる．

重要関連事項　→　8) c．エストロゲン・プロゲステロンの作用と月経周期

C point 8.4　ホルモンと乳房

問題　ホルモンの乳房に対する作用で誤っているのはどれか。
　A　エストロゲンは乳管腺組織の増殖に作用する。
　B　エストロゲンは乳腺の分泌活動を促進する。
　C　プロゲステロンは乳管上皮の増殖を促進する。
　D　プロラクチンは乳腺の分泌活動を促進する。
　E　授乳はプロラクチンの分泌を促進する。

　乳房は妊娠の中ごろまでには乳汁を産生できるまでに発達するが，乳汁が産生されるのは分娩後である。乳汁の産生と分泌を誘起するのには，分娩を契機とした内分泌的な変化が重要になる（図8-21）。乳汁分泌と射乳に重要な役割をはたすのは，プロラクチンとオキシトシンである。

　エストロゲンとプロゲステロンは，乳腺の発育は促進するものの，乳腺の分泌活動を直接抑える。エストロゲンとプロゲステロンの血液中の濃度は分娩開始時に最高に達する。また，プロラクチンの血中濃度も分娩直前に最高値になる。分娩後にエストロゲンとプロゲステロンが急激に低下することでプロラクチンの作用が開放される。この変化で乳汁が産生されるようになる。

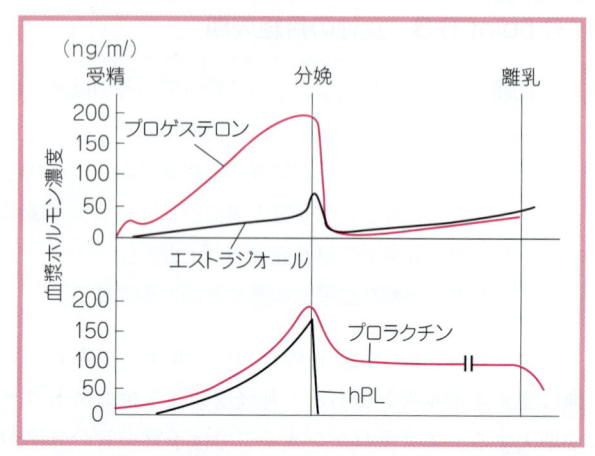

〈図8-21〉　分娩前後のホルモン分泌パターンの推移
胎盤より分泌される human chorionic somatomammotropin（hCS）または human placental lactogen（hPL）は胎盤機能の指標になる。

　さらに，オキシトシンが下垂体後葉より分泌されて射乳が起こるようになる。オキシトシンは乳腺細胞の筋上皮細胞収縮を起こす。乳児の吸乳に反応して数秒以内に分泌される。乳首の知覚受容器から生じた求心性神経情報が，脊髄視床路や脳幹を経て最終的には視床下部の室傍核および視索上核に達する。結果として下垂体後葉からオキシトシンが分泌される。

正解　B
○A　エストロゲンは乳管腺組織の増殖と発育に作用する。
×B　胎盤ステロイドであるエストロゲンとプロゲステロンが，直接，乳腺の活動を抑制する。
○C　プロゲステロンも乳管腺組織の増殖と発育に作用する。
○D　プロラクチンは乳汁分泌に重要な役割をはたす。
○E　血中プロラクチン値は，母親が乳児に授乳しないと，約6週間で非妊娠時のレベルに低下する。

C point 8.5　性ホルモンと思春期発来

> **問題**　思春期の発来について誤っているのはどれか。
> A　女子のほうが男子よりも早く始まる。
> B　男子は睾丸の発達から始まる。
> C　女子では乳房の発育から始まる。
> D　発来以後に成長加速現象がみられる。
> E　発来時期と最終身長には相関がない。

女性の思春期にみられる特徴は，卵巣が成熟するにつれて生じる身体の変化である。卵巣からの周期的なステロイドの分泌で初経が始まる。身体変化では，身長の急激な伸び，第2次性徴の発現（陰毛，乳腺発達），身体組成の変化（女性は男性に比べて体脂肪の量が2倍で，逆に骨格筋量が少ない）がある。初経前から徐々にFSH分泌が増え，これがエストロゲン分泌を刺激して乳房を発育させる。**乳房の発育が思春期の最初の身体的徴候**となる。また，初経前よりアンドロゲンの分泌量が増え，恥毛の発育を刺激する。

男性の思春期の発来には，下垂体からのFSHの十分な分泌とテストステロンの血漿濃度上昇が必要である。テストステロンは睾丸，陰茎を発達させ，骨格筋を肥大させる。陰毛の発育に関与し，喉頭を肥大させて声変わりを起こさせる。

正解　E
- ○A　思春期の発来は男子で10〜12歳，女子は8〜10歳ごろである。
- ○B　男子は睾丸の発育から始まる。睾丸から分泌されたテストステロンが第2次性徴を引き起こす。
- ○C　女子では乳房の発育から思春期が始まる。
- ○D　成長加速現象は思春期発来に遅れてみられ，男子では12〜16歳ごろ，女子では10〜14歳ごろにみられる。
- ×E　生殖腺からの性ステロイドと脳下垂体からの成長ホルモンの協調作用で成長促進が起こっている。さらに，思春期の終わりの性ステロイド分泌増加は長管骨の骨端線の癒合過程の引き金となる。したがって，思春期が発来する時期が早くなると，性ステロイド分泌量が早い時期に増え，それだけ骨端線の癒合が早まり，身長の伸びが止まってしまう。女性は平均18歳ごろに，男性は平均20歳ごろに身長の伸びが止まるが，これは思春期の発来の時期のずれを反映しているといえる。

関連問題 1

> **問題**　女子の思春期で最も早期に現れるのはどれか。
> A　乳房発達
> B　身長発育の加速
> C　初　経
> D　FSHの増加
> E　エストロゲンの増加

8. 内分泌・代謝

正解　A
○A　8〜13歳でみられる。乳房の発育が思春期の最初の身体的徴候となる。
×B　男子では12〜16歳ごろ，女子では10〜14歳ごろにみられる。
×C　10〜16歳。早まる傾向にある。
×D　血液中のFSHの増加は10歳前後までに徐々に増えてはいくが，10歳では低いレベルに留まる。パルス状の分泌パターンになり，排卵誘発可能なまでの濃度に上昇するのは思春期発来以降で，10〜17歳の間である。
×E　エストロゲン分泌の増加はLHの分泌増加とほぼ平行して生じる。

関連問題2

> **問題**　性早熟症が疑われるのはどれか。
> A　9歳未満での初経
> B　10歳未満での乳房発育
> C　12歳未満での睾丸の発育
> D　12歳未満女児での陰毛発生
> E　13歳未満男児での陰毛発生
>
> （100G-58）

女子の思春期は乳房の発達から始まり，男子は睾丸の発達から始まる。

正解　A
○A　初経は10〜16歳。
×B　乳房発育は8〜13歳。
×C　睾丸の発育は10〜14歳。
×D　女児での陰毛発育は8〜14歳。
×E　男児での陰毛発育は10〜15歳。

C point 8.6　副腎髄質ホルモン

> **問題**　副腎髄質ホルモンの作用として誤っているのはどれか。
> A　血糖値の上昇
> B　消化管機能の抑制
> C　気管支平滑筋の収縮
> D　唾液分泌の抑制
> E　末梢動脈の収縮

（1）　カテコールアミンの分泌

神経外胚葉由来の副腎髄質クロム親和性細胞より分泌される。一側副腎髄質の重量は約1gである。副腎髄質は，交感神経系の節後細胞に相当し，クロム親和性細胞は交感神経節前線維終末より入力を受ける。85％の分泌顆粒にアドレナリンが，15％にノルアドレナリンが貯蔵されている。これらの分泌顆粒には多量のATPが含まれている。

（2）　"Fight or flight 闘争か逃避か"

闘争時や危険を脱するときに効果を発揮する。その際に，副腎髄質は交感神経節としてまたは内分泌腺として機能する。交感神経が刺激されると心機能および呼吸機能が増強し，血糖値が上昇する。その

反面，胃腸・排泄器官，消化腺，気管支平滑筋，気管支腺は抑制される。内分泌腺の作用としてドーパミン，アドレナリンやノルアドレナリンなどのカテコールアミンを分泌し，交感神経興奮とほぼ同様の効果を持つ。

カテコールアミンの作用は以下にまとめることができる。

①低血糖，血液量減少，低血圧，ストレスなどにより誘導される交感神経系の活動に応じて分泌される。

②グリコーゲンの分解および脂肪分解を促進する，または，筋肉でのグルコース取り込みを抑制することで血糖値，遊離脂肪酸濃度を上昇させる。

③代謝率が上昇する。

④心血管機能を亢進させ，心収縮力および心拍数を増加させる。

⑤気管支平滑筋は弛緩して気管支が拡張し，同時に気管支腺の分泌は抑えられる。

⑥警戒，覚醒状態の維持，攻撃性の亢進がみられる。

(3) 視床下部-下垂体-副腎皮質系と副腎髄質・交感神経はともに統合的に働き，ストレスに対して反応する

①激しいストレスは視床下部のCRH，GHRHなどを介して，下垂体前葉ホルモン産生を刺激する。同時に自律神経中枢に働き，交感神経を興奮させる。その結果，生体は，循環血液量の増大，血圧上昇・心拍出量の増加に働き，生体の即時型防御に重要なエネルギー基質の輸送を高める（図8-22）。

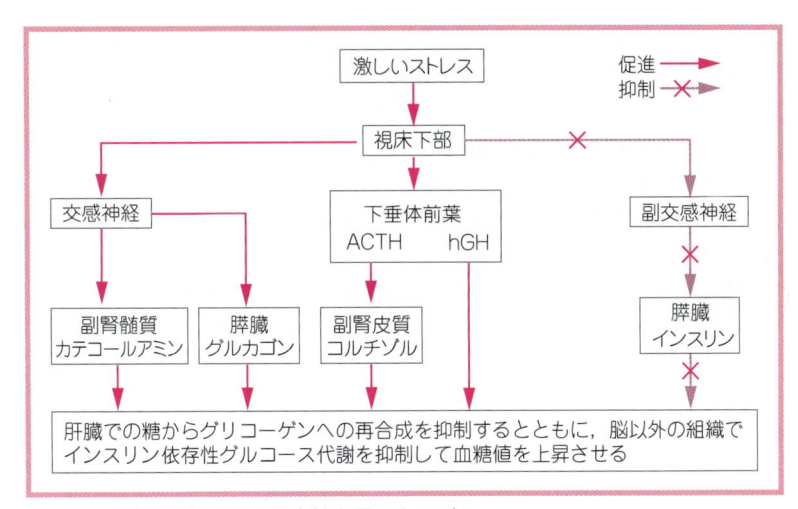

〈図8-22〉 ストレス時の血糖上昇メカニズム

②GHRHが分泌され，成長ホルモン産生は増大する反面，GnRH分泌が抑制されるので，下垂体前葉からの性腺刺激ホルモン分泌が減少する。

③この結果，副腎皮質刺激ホルモン（ACTH），副腎皮質コルチゾル，成長ホルモン（hGH），カテコールアミンの分泌が増大し，血圧および血糖値は上昇する。その反面，性腺刺激は抑制され，副交感神経活動が低下するので，性欲と食欲は減退する。

④コルチゾルとアドレナリンは肝臓でのグリコーゲン合成を抑制し，グリコーゲンの分解を促進する。その結果，血糖値が上昇する。また，コルチゾルは免疫能も抑制する。

⑤コルチゾルとアドレナリンはともに脂肪分解を促進して，心臓・筋肉に対する遊離脂肪酸供給を増

加する作用を持つ．末梢では，遊離脂肪酸はエネルギー基質として使用される反面，グルコースの取り込みが抑えられる結果，血糖値が上昇してグルコース消費が末梢から中枢神経系へ移行する．

正解　C
○A　カテコールアミンは肝臓でのグリコーゲン再合成を抑制するほかに，交感神経節後神経の神経伝達物質として働く．交感神経を刺激して膵臓でのグルカゴン分泌を促進する一方で，インスリンの分泌を抑制して血糖値を上昇させる．
○B　消化管機能は抑制される．
×C　気管支平滑筋は弛緩して気管支は拡張する．
○D　消化腺からの分泌は抑制される．
○E　αアドレナリン受容体活性化を介して，または交感神経の興奮で末梢動脈は収縮する．

C point 8.7　血糖値と内分泌

問題　血糖値の調節に関与しないホルモンはどれか．
　　A　コルチゾル
　　B　インスリン
　　C　グルカゴン
　　D　アドレナリン
　　E　パラソルモン

血糖値を下げる唯一のホルモンはインスリンである．一方，血糖値を上げるホルモンは複数存在し，成長ホルモン，甲状腺ホルモン，グルカゴン，コルチゾル，カテコールアミンがある．

正解　E
○A　コルチゾルは血液中の遊離脂肪酸を増加させてエネルギー基質として供給する．一方で末梢でのタンパク質を糖新生でグルコースに変換しつつ，糖の取り込みを抑制するので血糖値が上昇する．
○B　インスリンは，末梢組織の糖の取り込み，および糖からグリコーゲンへの合成を促進し，血糖値を低下させる．
○C　肝臓でのグリコーゲン分解・糖新生・脂質分解を通して血糖値を上昇させる．ほとんどすべての点において，インスリンの作用と拮抗する．
○D　アドレナリンなどカテコールアミンは，肝臓でのグリコーゲン再合成を抑制して血糖値を上昇させる．また，交感神経を刺激してグルカゴン分泌を促進する一方で，インスリンの分泌を抑制して血糖値を上昇させる．
×E　パラソルモンは血漿カルシウム濃度低下時に副甲状腺より分泌され，血漿カルシウム濃度を維持する．

重要関連事項　→　7）膵島から分泌されるホルモンの作用を説明できる

C point 8.8　カルシウムの濃度調節とホルモンについて

> **問題**　骨の成長および代謝に関与しないホルモンはどれか。
> A　副甲状腺ホルモン
> B　グルココルチコイド
> C　エストロゲン
> D　成長ホルモン
> E　アルドステロン

　ヒトの体内 Ca^{2+} の 99% が骨に貯蔵され，1% が血漿（細胞外液）に存在する。血漿 Ca^{2+} 濃度は 8.4〜10.2 mg/d*l*（4.2〜5.1 mEq/*l*）で，Ca^{2+} の消化管での吸収と分泌，骨形成と再形成（骨破壊），腎臓における排泄と再吸収に依存する。カルシウム動態には，副甲状腺ホルモン parathyroid hormone（PTH），カルシトリオール calcitoriol およびカルシトニン calcitonin が関与する。

　PTH は，骨表面の破骨細胞を刺激する，遠位尿細管からのカルシウム再吸収を促進する，腎臓においてビタミン D_3 より活性型 1,25-ジヒドロキシコレカルシフェロール（カルシトリオール）への合成を促進し，腸管からのカルシウム吸収を増大させる，などで血漿 Ca^{2+} 濃度を維持または上昇させる。

　カルシトリオールはビタミン D_3 の代謝産物で，腸管からのカルシウムの吸収を促進する。

　カルシトニンは甲状腺濾胞 C 細胞から分泌される。骨の破骨細胞を抑制し，腎臓でのカルシウム排泄を増加させることで，血漿 Ca^{2+} 濃度を上昇させる。

> 正解　E
> ○A　副甲状腺ホルモンは，骨代謝に関与して血漿 Ca^{2+} 濃度の維持または上昇に作用する。
> ○B　グルココルチコイドには骨形成の抑制作用がある。これは，グルココルチコイドが 1,25-ヒドロキシビタミン D の産生を抑制する作用を有するためである。グルココルチコイドは骨芽細胞も抑制するので，グルココルチコイドの過剰で骨粗鬆症が起こる。
> ○C　エストロゲンは PTH 介在性骨吸収を防御する。閉経後エストロゲン分泌量が減少すると，PTH の作用が防御されず骨粗鬆症に発展する。
> ○D　成長ホルモンは成長期小児の長骨にある軟骨骨端板の細胞分裂により長幹骨を伸張させる。
> ×E　アルドステロンは，遠位尿細管および集合管におけるナトリウム再吸収とカリウム排泄を促進するが，Ca^{2+} の調節と骨代謝に対する作用はない。

重要関連事項　→　5）甲状腺と副甲状腺（上皮小体）から分泌されるホルモンの作用と分泌調節機構を説明できる

> ●**Memo　血漿カルシウム値の補正**●
> 　低カルシウム血症であってもあわてて PTH 値を計る必要はない。血漿中では Ca^{2+} の多くがアルブミンなどのタンパク質と結合しているため，低アルブミン血症に伴う見かけ上の低カルシウム血症がある。次の式で補正値を求めることができる。
> 　　補正 Ca^{2+} 値(mg/d*l*) = (4 − アルブミン(g/d*l*)) + 測定 Ca^{2+} 値(mg/d*l*)

C point 8.9　骨粗鬆症

> **問題**　閉経後，骨粗鬆症で血液検査において異常値を示すのはどれか。
> A　カルシウム
> B　リン
> C　アルカリフォスファターゼ
> D　副甲状腺ホルモン
> E　エストロゲン

成人女性ではエストロゲンが副甲状腺ホルモン（PTH）による骨吸収を抑制し，骨芽細胞の活動を促進している。エストロゲンの減少は閉経期の特徴である。閉経期以降では骨粗鬆症を罹患しやすい。

正解　E
× A　血漿 Ca^{2+} 濃度は正常で 8.4〜10.2 mg/dl（4.2〜5.1 mEq/l）である。骨粗鬆症では変化しない。
× B　血漿無機リン値は成人で 2.7〜4.2 mg/dl，乳幼児で 5.9〜6.9 mg/dl であり，乳幼児に高い。骨粗鬆症では変化しない。
× C　正常値は 25〜100 IU/l。骨粗鬆症では異常は出ない。しかし，骨成長が持続している小児の ALP 濃度は成人の約 3 倍の血中濃度である。骨成長が止まれば成人の値になる。また，妊娠でも母体血液中の濃度が増加する。
× D　副甲状腺ホルモン値自体は正常範囲にあるが，骨吸収においてエストロゲンの減少は副甲状腺ホルモンの感受性を亢進させる。
○ E　エストロゲンは骨の PTH に対する反応性を抑制する。エストロゲンの減少で骨の PTH に対する感受性が亢進して，骨形成が低下し骨吸収が増強する。

9. 消化器と栄養

一般目標：消化器系の正常構造と機能を理解する

　　　　消化管の機能は摂取した食物を細分化して吸収することで，口腔における咀嚼・嚥下などの機械的消化を経て，胃腸で消化酵素による化学的な消化がなされ，小腸で消化された栄養素が吸収される。消化と吸収において，嚥下と咀嚼は舌咽神経（IX）と迷走神経（X）が関与し，胃腸の蠕動運動は自律神経および腸神経叢が関与する。

◆チェック事項◆

1）口腔・咽頭・食道における消化（消化管運動の仕組みを説明できる）

a. 機械的消化

　口腔内に摂取された食物は歯により細分化される（咀嚼）。成人の歯は，上下それぞれ切歯4本，犬歯2本，小臼歯4本，大臼歯6本の計32本である。乳幼児では切歯4本，犬歯2本，小臼歯4本の計20本である（図9-1）。

　舌や頬筋および咬筋の協調運動により食物が咽頭に押し込まれると，咀嚼された食物は嚥下されて食道内を下降する。その際に，食物が咽頭を通過するという情報は，咽頭の機械受容器が舌咽神経（IX）を含む脳神経を介して延髄疑核に伝えられる。延髄で処理された命令は，遠心性反応は迷走神経（X）を介して伝えられ，不随意的に

①口蓋帆が挙上して鼻腔をふさぎ，食物が入らないようにする，
②舌底が挙上して気道をふさぐことで，気道に食物が入らないようにする，
③喉頭蓋が閉じ，同時に呼吸が抑制される，

が起こる。ついで，食道に食物が入ると迷走神経により食道の蠕動収縮が起こり，食物が胃へ移送される。

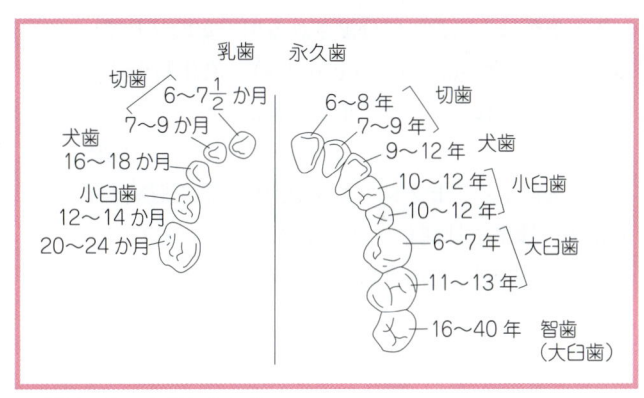

〈図9-1〉 乳歯と永久歯
図中の数字は生え始める月齢ないし年齢を示す。

b. 化学的消化

化学的な消化は唾液により行われる。唾液は，①耳下腺 parotid gland，②舌下腺 sublingual gland，

③顎下腺 submaxillary gland で分泌され，①は漿液性唾液を，②は粘液性唾液を，③は混合性唾液を分泌する．交感神経刺激により粘液性唾液が分泌され，副交感神経により漿液性唾液が分泌されるが，両者合わせて1日1〜1.5 l に及ぶ．

唾液には消化酵素であるα-アミラーゼ（プチアリン）が含まれ，これはデンプンに作用してマルトースやデキストリンなどに分解する．この酵素の至適pHは6.9であるため，胃内でしばらく働いた後に，胃酸と混和される過程で不活性化される．粘液にはムチンが含まれ，食物を滑りやすくしている．

2）胃における消化

a．機械的消化

胃の運動は胃壁の緊張 tonic contraction と蠕動運動 peristalsis からなる．胃は胃壁を緊張させて食物を圧迫するとともに，数珠状の収縮輪を15〜20秒ごとに発生させて蠕動運動を行う．消化物は胃壁から分泌された酵素とよく混和されながら噴門から幽門部方向へ移動し，食後10分から遅くとも2〜3時間後には十二指腸および空腸に排出される．蠕動運動は迷走神経刺激で亢進し，交感神経刺激で抑制される（図9-2）．

胃の運動は十二指腸で分泌される因子が関与している（腸-胃反射 enterogastric reflex）．消化物が十二指腸に排出されると，十二指腸粘膜はセクレチン，コレシストキニン，gastric inhibitor peptide（GIP）などを分泌する．セクレチンは幽門括約筋を収縮させ消化物の排出を抑制し，コレシストキニンやGIPは胃の運動を抑制して内容物の排出を遅延させる．

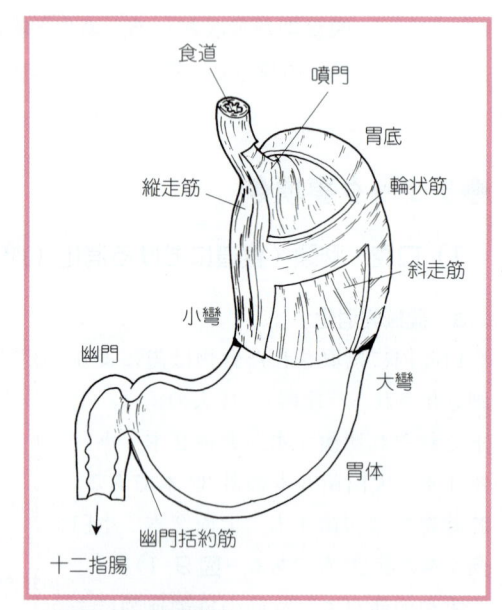

〈図9-2〉 胃の構造
（文献1），図19-3）

b．化学的消化 （胃液の作用と分泌機序を説明できる）

胃液は無色透明で強酸性（pH 1〜2），1日に1.5〜2 l 分泌される．胃液の分泌に関与するのは，胃底および胃体部に分布する胃底腺，噴門腺および幽門腺である．

胃底腺は胃底および胃体部にあり，主細胞，壁細胞，副細胞の3種類の細胞よりなる．噴門腺および幽門腺は主に副細胞からなる．

主細胞 chief cell はペプシノーゲン pepsinogen，リパーゼ lipase，レンニン rennin を分泌する．壁細胞 parietal cell は塩酸 HCl とキャッスル Castle 内因子を分泌する．キャッスル内因子はビタミン B_{12} と複合体を形成し，回腸で受容体と結合してビタミン B_{12} の吸収を促す．副細胞/粘液細胞 mucous neck cell は糖タンパク質のムチン mucin を産生し，食塊による機械的損傷や塩酸・消化酵素による化学的損傷から胃粘膜を保護する．

胃液の成分とその働きは以下のとおりである．

①ペプシン pepsin：タンパク質をより低分子のペプチドであるプロテオースやペプトンに分解する．主細胞から分泌されるペプシノーゲンは，HClによりペプシンに変換され活性化される．また，ペプシ

ン自身がペプシノーゲンをペプシンに活性化する。ペプシンの活性至適 pH は 2 前後で，ペプシンが消化酵素として働く場合は壁細胞よりの塩酸の分泌が必要になる。

②レンニン：乳幼児および小児の胃底腺から分泌され，乳汁中のカゼインをパラカゼインにしてペプシンによる分解を容易にする。

③リパーゼ：脂肪を脂肪酸とトリグリセリドに分解する。胃底腺から少量が分泌されるが，至適 pH が 5〜8 であるため，胃では働かず小腸で活性化する。

④塩酸：塩酸（HCl）は殺菌作用およびペプシノーゲン活性化作用，ペプシン活性化維持作用を持つ。胃液の最大分泌時は pH 0.87，HCl として 150 mN 相当が分泌される。

胃液の分泌は以下の因子でコントロールされている。

①味覚刺激や口腔内に物が入ったときの物理的刺激で起こる迷走神経の興奮や，匂いや視覚刺激によって引き起こされる条件反射で胃液が分泌される。胃液分泌は情動による影響を受ける（頭相）。

②胃の粘膜に局所的な刺激が加わって液分泌が起こる（胃相）。例えば，肉汁に含まれるアミノ酸やペプチドなどの化学的刺激は幽門部粘膜を刺激してガストリンを放出させ，胃液の分泌を促進する。また，カフェインやアルコールも同部の胃粘膜を刺激してガストリンを放出させ，胃液の分泌を促進する。

●Memo　胃酸分泌機序と抗潰瘍薬●

胃酸（塩酸）HCl は壁細胞で作られ，細胞内小管へ分泌される。細胞内小管は集合し，末端は胃腔内開放されている。

壁細胞内では炭酸脱水酵素 carbonic anhydrase（CA）により水素イオン（H^+）と重炭酸イオン（HCO_3^-）が生成される。発生した H^+ はプロトンポンプ proton pump により小管内へ分泌される。

一方，HCO_3^- は血管内に取り込まれ，血液の酸塩基平衡調節に利用される（図 9-3）。その際に HCO_3^- と交換されて細胞内に入ってきた Cl^- が，受動輸送により細胞内小管へ移動し，H^+ と結合して胃酸 HCl を形成する。

壁細胞に近接する腸クロム親和性細胞から分泌されるヒスタミンは H_2 受容体を介し，cAMP を活性化する。副交感神経終末から放出されるアセチルコリンはムスカリン様受容体を介して，また，幽門腺 G 細胞から分泌されるガストリンはガストリン受容体を介して，それぞれの細胞内セカンドメッセンジャーを活性化させる。これらは，最終的にリン酸化反応を経てプロトンポンプを活性化し，胃酸 HCl の分泌を促進する。

中でもヒスタミン H_2 受容体は，胃酸分泌の中心的な役割を果たす。シメチジンやラニチジンなどのヒスタミン H_2 受容体拮抗薬は，胃の壁細胞にあるヒスタミン H_2 受容体を競合的に拮抗すると同時に，ガストリンやアセチルコリンによる胃酸分泌刺激作用を弱める。胃酸分泌抑制作用を持つ薬剤には他にプロトンポンプ阻害薬があるが，壁細胞のプロトンポンプに作用し，胃酸の分泌を抑制する薬である。オメプラゾールやランソプラゾールなどがあり，一般に PPI（proton pump inhibitor）と略される。プロトンポンプ阻害薬はヒスタミン H_2 受容体拮抗薬よりも強力な胃酸分泌抑制作用を持つ。また，抗コリン薬や抗ガストリン薬も，抗潰瘍薬として臨床的に用いられている。

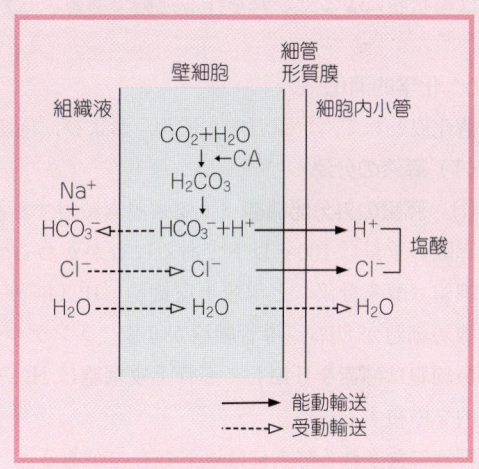

〈図 9-3〉　壁細胞における HCl の生成機序
（文献 1），図 19-5）

③十二指腸上部粘膜に消化物が触れると胃液の分泌が促進される（腸相）。十二指腸粘膜にペプトンなどのタンパク質分解産物や胃酸が触れると，十二指腸や上部空腸細胞から**セクレチン**，**コレシストキニン**，**GIP** などが血液中に分泌され，これらは血液を介して胃腺細胞に達し胃酸の分泌を急速に抑制させる。

3）小腸における消化と吸収

十二指腸（20〜30 cm），空腸（2〜3 m），回腸（約3 m）を合わせて小腸という。小腸は消化酵素による化学的消化の場であり，消化した栄養素を吸収する場でもある。

a．機械的消化

小腸の運動には蠕動運動，**振り子運動** pendulation および**分節運動** segmentation の三種類がある。腸内に内容物があると，それより口側が収縮して吻側が拡張するという蠕動運動が起こり，内容物が吻側に移動する（腸の法則 law of the intestine）。

振り子運動は，縦走筋が収縮して隣り合った部位が交互に弛緩と収縮を繰り返す運動である。分節運動は輪状筋によるくびれを作る運動である。これらの運動により食物と消化液の混和が促進される。

b．化学的消化

消化液として，①**膵液**，②**胆汁**，および，③**腸液**が分泌される。

(1) 膵液の分泌

(i) 膵臓の外分泌機能（主要栄養素に対する消化酵素の分泌）

膵臓の重量は 100 g 以下であるにもかかわらず，毎日 1 l の膵液を外分泌する。膵臓の外分泌部は腺房細胞（酵素分泌）と導管上皮細胞（HCO_3^- が豊富な液性成分の分泌）からなる。膵臓全容積に対して腺房細胞が 80%，導管細胞が 4%，ランゲルハンス島が 2〜3% で，残りが結合組織，血管である。腺房細胞は酵素を分泌し，導管上皮細胞は HCO_3^- を主体とするアルカリ性液性成分を分泌して十二指腸内を中和する。

膵液に含まれる酵素には以下のものがある。

①プロテアーゼ（タンパク質分解酵素）：膵液には，トリプシン，キモトリプシン，カルボキシペプチダーゼなどが，膵臓の自己消化を防ぐために不活性型（トリプシノーゲンなど）で蓄えられている。また，膵臓導管内での活性化を防ぐために，トリプシン阻害因子が膵液中に存在する。膵臓から分泌されたトリプシノーゲンは，導管上皮から分泌される HCO_3^- の効果で pH 8 ぐらいの弱アルカリ性に整えられた腸管内で，十二指腸粘膜から分泌されるエンテロペプチダーゼにより活性化されてトリプシンになる。活性化されたトリプシンは，他のプロテアーゼやリパーゼを活性化する。

②膵臓アミラーゼ：デンプン分子を切断してオリゴ糖に分解する。血液への膵臓アミラーゼの漏出は，膵炎診断の1つの指標である。

③**リパーゼ**：トリグリセライドを分解し脂肪酸とグリセロールに分解する。そのほか，コリパーゼ，ホスホリパーゼ A_2，コレステロールエステラーゼもそれぞれ，トリグリセリドやリン脂質やコレステロールの分解に関与する。

(ii) 膵液の分泌調節

膵液の分泌は，副交感神経（迷走神経）興奮で促進され，交感神経興奮で抑制される。食物が胃にあ

ると，胃壁が伸展されることから，迷走神経が興奮する。また，胃幽門前庭粘膜からガストリンが分泌され，血液を介して膵液分泌を刺激する。

十二指腸粘膜表面を胃酸が刺激すると，セクレチンが分泌される。セクレチンは導管上皮細胞からのHCO_3^-分泌を刺激する。また，上部空腸内に脂肪ないしタンパク質の消化産生物が到達すると，これが刺激となりコレシストキニン（CCK）が分泌される。CCKは腺房細胞からの膵酵素分泌を促進する。

（2）胆汁の生成と分泌

胆汁は肝臓で分泌され，毎日500〜1000 ml が十二指腸に入る。胆汁は，脂質と混合ミセルを形成することで脂質分解酵素の作用を促進するとともに，脂質の水溶性を増大させて腸管上皮細胞より脂質吸収を増強する作用を持つ。また，脂溶性ビタミンの吸収に不可欠である。さらに胆汁は，肝臓で処理された薬物や毒物を糞便中に排泄する役割がある。

胆汁はpH7〜8の等張性液であり，**胆汁酸**，**コレステロール**，**レシチン**および**胆汁色素**を含んでいる。胆管を通過する際に胆管上皮から水を多く含んだ重炭酸塩が分泌されるために量が増加する。重炭酸塩の分泌は，主にセクレチン，わずかにグルカゴンとガストリンによって促進される。

胆汁酸は肝細胞でコレステロールから合成される。胆汁として排出された胆汁酸の約9割は，回腸末端で再吸収を受け門脈を経て肝臓に至る（**胆汁酸の腸肝循環**，図9-4）。回腸でのコレステロールの再吸収を抑制すると，コレステロールからの胆汁酸の生成が促進されて血液中のコレステロール値がさらに下がる，というフィードバックメカニズムがある。

腸肝循環されない残りの1割の胆汁酸はコレステロールとともに糞便中に排泄される。したがって，胆汁酸の腸肝循環は糞便中にコレステロールを排泄するための重要なメカニズムともいえる。脂肪の多い食事をとり血液中のコレステロールが増えると，胆汁酸の合成が亢進し，これが5回以上腸肝循環する過程でコレステロールの腸管内への廃棄量が増える。

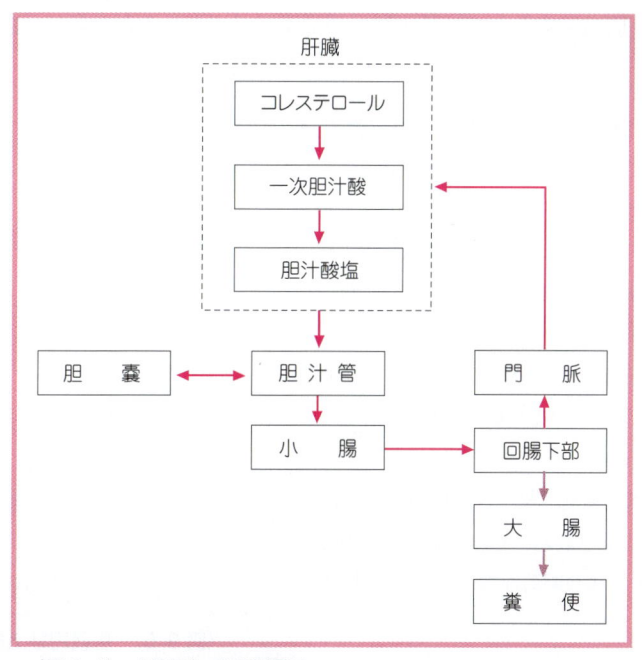

〈図9-4〉 胆汁酸の腸肝循環

胆汁中にはコレステロールやレシチンなどが老廃物として排出されるが，これらは胆嚢で濃縮されしばしば胆嚢結石 cholelith を生じる。

　胆汁色素は赤血球の破壊により生じたビリルビン bilirubin およびその酸化物ビリベルビンからなる。赤血球が網内皮細胞で破壊されると，ヘモグロビンのポリフィリン部分は酸化されて間接型ビリルビン（ビリベルジン）に変化する。間接型ビリルビンは脂溶性で，血液中ではアルブミンと結合し，そのままでは胆汁に排泄されない。これを肝細胞で2分子のグルクロン酸と抱合させて水溶性の直接型ビリルビン（ビリルビンジクロニド）に変えると，胆汁中に排泄されるようになる（図9-5）。

　胆汁として腸内に排泄された直接型ビリルビンは，腸内細菌により水溶性のウロビリノゲンに加水分解される。ウロビリノゲンの一部は小腸末端および大腸で吸収されて門脈血中に入り，肝細胞で処理されて胆汁中に再分泌されるか，そのまま腎臓から尿中に排泄される。その他は糞便中に茶褐色のウロビリンとして排泄される。

　尿中ウロビリノゲンの増加は，肝細胞でのウロビリノゲンの処理能が低下しているためで，肝機能障害を示唆する。一方，胆道閉塞などでビリルビンの排泄が阻害されると，糞便は白色になり尿中ウロビリノゲンは減少する。

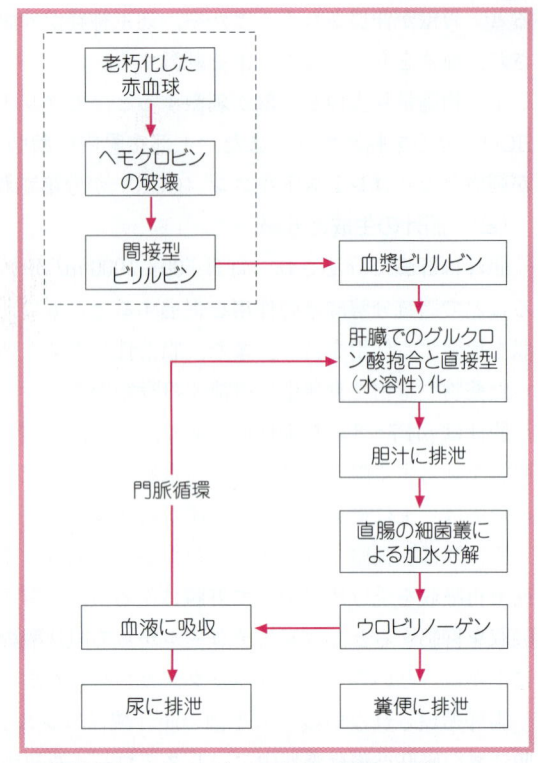

〈図9-5〉　ビリルビンの形成，循環，排泄

●Memo　胆嚢の機能（肝細胞で分泌された胆汁の貯蔵と濃縮）●

　胆嚢の容量は平均35 ml で，ただちには必要とされない胆汁を濃縮して蓄える働きがある。胆嚢の円柱上皮細胞において，Na-K-ATPase によるナトリウム輸送に伴い浸透圧勾配が生じて水分子が移動し，胆汁が5〜20倍に濃縮される（図9-6）。

　食間は総胆管から十二指腸への流出口に存在するOddie の括約筋が緊張しているために，肝臓で産生された胆汁は胆嚢に蓄えられる。

　食後の迷走神経興奮と胃幽門腺から放出されるガストリンにより，胆嚢の間歇的な収縮と Oddie 括約筋の弛緩が起こる。さらに CCK により胆嚢が強く収縮して胆汁が総胆管に放出される。

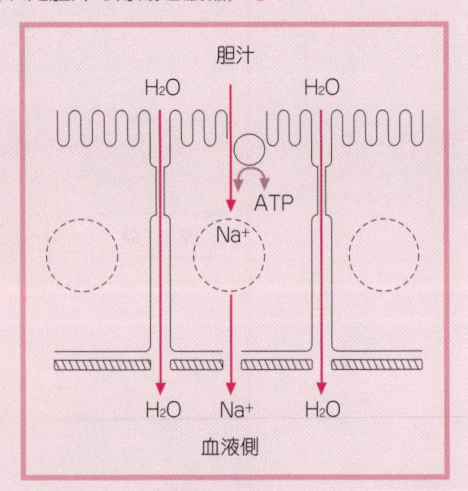

〈図9-6〉　胆嚢円柱上皮による胆汁の濃縮メカニズム

(3) 腸液の分泌
(i) 小腸粘膜の構造
小腸粘膜は吸収に適した構造を持ち，消化された栄養素，ビタミン，ミネラル，水を吸収する（図9-7）。小腸の全長は約6mで，内腔は皺襞があり無数の絨毛におおわれている。さらに，絨毛の円柱上皮細胞表面には微絨毛が刷子縁を形成し，実効吸収面積は体表面積の約3000倍（4500 m^2）にもなっている。小腸の内壁を構成する輪状の襞（ひだ）を**ケルクリング皺襞** Kerckring's fold という。小腸の運動に対して，交感神経刺激は抑制的に，ヒスタミンや迷走神経刺激は促進的に働く。

(ii) 腸液の分泌と小腸消化酵素
①十二指腸腺（Brunner腺）から無色透明な粘液が，空腸および回腸腺（Lieberkühn腺）からは黄色の粘液が分泌される。いずれも NaHCO$_3$ に富み，pH 7.5〜8.5 でアルカリ性を呈する。両者を併せて腸液といい，1日約3 l 分泌される。これらは腸内の pH 調整や粘膜保護を行っている。

②小腸消化酵素は上皮細胞表面の刷子縁から放出される。消化酵素は以下のものがある。

(1) **エンテロキナーゼ** enterokinase：トリプシノーゲンを活性型トリプシンに変換する。

(2) 糖分解酵素：**スクラーゼ** sucrase はショ糖をブドウ糖と果糖に分解する。**ラクターゼ** lactase は乳糖をガラクトースとブドウ糖に分解する。**マルターゼ** maltase は麦芽糖をブドウ糖に分解する。

(3) タンパク分解酵素：**アミノペプチダーゼ** amino peptidase はポリペプチドを分解してジペプチドにする。**ジペプチダーゼ** dipeptidase はジペプチドを2個のアミノ酸に分解する。

(4) **リパーゼ** lipase：トリグリセリドを脂肪酸，モノグリセリド，およびわずかなグリセロールに分解する。

(5) そのほかに，核酸を分解するヌクレアーゼやリン酸を分解するホスファターゼがある。

(iii) 小腸における吸収
絨毛は一層の円柱上皮で被われた長さ1 mm，太さ0.2 mmの小突起で，毛細血管およびリンパ管が豊富に分布している（図9-7）。

グルコースやアミノ酸，水分やミネラルは主として毛細血管に入り，血行を介して門脈に集められ，肝臓に運ばれる。脂質はリンパ管に吸収され，乳糜管から中心リンパ管を経て静脈に運ばれる。静脈から全身循環を経て末梢の脂肪細胞や肝臓に運ばれて蓄積・代謝される。

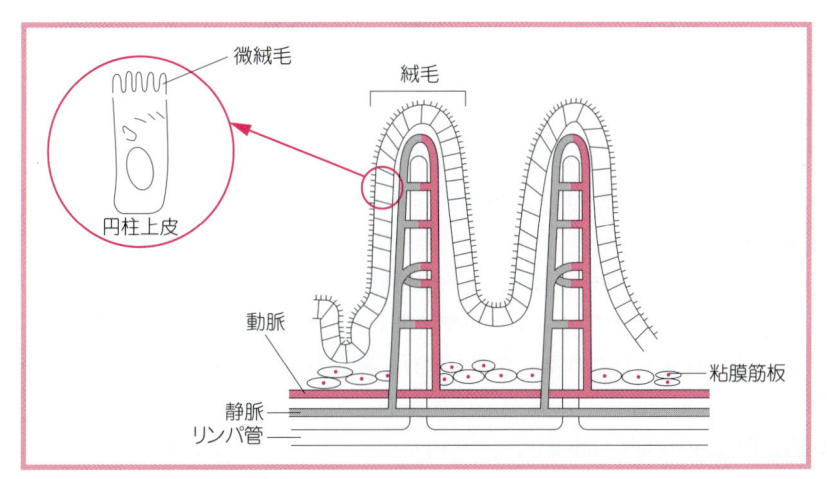

〈図9-7〉 小腸粘膜の構造

（iv） 各物質の吸収

①単糖類の吸収：小腸上皮細胞の刷子縁膜に Na^+ 依存性グルコース共輸送担体 sodium-dependent glucose transporter（S-GLUT1）があり，ブドウ糖あるいはガラクトースは円柱上皮細胞内へ能動輸送される（詳しくは p.11 Memo：「二次性能動輸送」参照）。細胞内に取り込まれた単糖類は，濃グルコースは別の（Na^+ 非依存性）グルコース共輸送担体（GLUT2）により受動的に血液内に移動する（詳しくは p.4 Memo：「膜の担体とイオンチャネル」参照）。

②タンパク質の吸収：アミノ酸や小ペプチドも，それぞれ Na^+ 依存性共輸送担体があり，円柱上皮細胞内へ能動輸送される。円柱上皮細胞内でペプチドはアミノ酸に分解される。円柱上皮内のアミノ酸は受動的に血管内へ輸送される。

③水に溶けない脂肪酸とモノグリセリドは，胆汁酸塩ミセルに溶け込んで混合ミセルを形成し，細胞膜内に吸収される。上皮細胞内で脂肪酸とモノグリセリドはトリグリセリドに再合成され，コレステロールとともにリポタンパク質に被われて**キロミクロン** chylomicron になってリンパ系に入る。これは，腸間膜リンパ管および胸管を経由して左鎖骨下静脈に注ぐ。

④水溶性ビタミン（ビタミンB群の B_1, B_2, B_6, B_{12}, ニコチン酸，パントテン酸，ビオチン，葉酸およびビタミンC）が吸収される。ビタミン B_{12} はアルカリ性の腸液中で，胃腺主細胞から分泌されるCastle 内因子と結合し，回腸下部で吸収される。

⑤脂溶性ビタミン（ビタミンA, D, EおよびK）は，胆汁ミセル中に溶け込んで吸収される。ビタミンKの一部は大腸の腸内細菌により合成され，少量が直腸で吸収される。

⑥電解質が吸収される。

⑦水が吸収される。成人では飲水量が1日当たり 1.5～2 l，消化液が約 7 l で，そのうち小腸で約 8.5 l，大腸で約 400 ml が吸収され，糞便中には約 100 ml が排泄される。水の吸収は電解質や糖，アミノ酸の吸収を伴うので，$MgSO_4$ のような吸収されない浸透圧物質があると水の吸収が阻害されて，**浸透圧性下痢** osmotic diarrhea を起こす。

4）大腸における消化と吸収

大腸は盲腸，上行結腸，横行結腸，下行結腸，S状結腸および直腸からなる。小腸と大腸の移行部には回盲弁 Bauhin valve があり，大腸の内容物の小腸への逆流を防いでいる。大腸運動は交感神経刺激で抑制され，副交感神経刺激で促進される。大腸運動において輸送筋の収縮による結腸各部の大きなふくらみを**ハウストラ** haustra という。

大腸の運動には蠕動運動，振り子運動，分節運動に加えて逆蠕動運動がある。食後3～5時間で消化物は回盲部に達し，回盲弁から徐々に上行結腸内に送り込まれる。この消化物は上行結腸内を1～2時間上下しながら滞留する際に，水分，電解質，アミノ酸の吸収を受け，大腸菌を主体とする腸内細菌による発酵と腐敗が起こる。この過程でセルロースや糖質はメタンや二酸化炭素などのガスや乳酸，酪酸に分解される。タンパク質の分解でインドールやスカトールなどの臭気物質が発生する。また，ビタミンKやビタミンB群の合成も行われる。食塊が横行結腸からS状結腸に送り出されてからも発酵と腐敗が進行する。

(1) 胃-結腸反射 gastrocolic reflex

食物が胃に入ると，横行結腸からS状結腸にかけて強い蠕動が起こり，S状結腸に滞留している糞塊が直腸に送り出される。

(2) 排便反射 defecation reflex

直腸が糞塊で満たされ，直腸壁が進展されてその内圧が 20〜30 mmHg を超えると便意を催す。反射的に直腸の蠕動と肛門の内括約筋の弛緩が起こり，糞塊が肛門へと移動する。横隔膜と腹筋が収縮しつつ肛門の外括約筋が弛緩すると排便が起こる。排便反射の中枢は仙髄 $S_{2〜4}$ にある（図 9-8）。肛門の内括約筋と直腸は交感神経と副交感神経の二重支配を受け不随意的であるが，肛門の外括約筋は体性神経である陰部神経の支配を受け，ある程度随意的である。

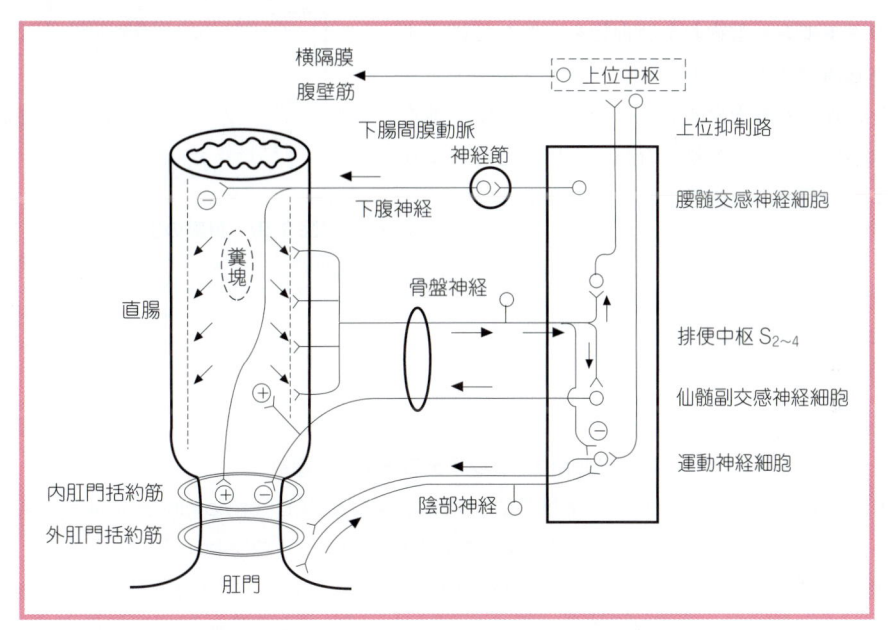

〈図 9-8〉 排便の神経回路（文献 1），図 19-10）

●Memo 腸管免疫●

腸管では体表面積の約 3000 倍という広大な粘膜面を介してさまざまな抗原や病原微生物に直接曝露されている。パイエル板 Peyer patch は小腸の粘膜固有層の中に数十〜数百のリンパ小節が集合したもので，免疫情報に対して複雑な処理が行われる。病原微生物に対しては IgA の分泌を中心とする免疫応答による排除が行われ，食物由来のタンパク質や腸内の常在細菌に対しては，アレルギー反応などの異常な免疫反応が起こらないような免疫寛容が誘導されていると考えられている。小腸移植は他の臓器と比べて拒絶反応が強く，静脈栄養法の発展も伴い，臨床的に手がつけられない時期があった。しかし，1980 年代にシクロスポリン，1990 年代のタクロリムスなどの免疫抑制剤の出現から小腸移植手術が広まり，手術成績も向上してきている。

5）肝臓の構造（図 9-9）と機能

①肝臓は炭水化物・脂質・タンパク質代謝に関与し生命活動を維持する。肝臓は骨格筋と並ぶグリコーゲンの貯蔵庫であり，グリコーゲンの合成と分解を同時に行っている。また，アミノ酸から糖新生 glycogenolysis を行う。これらは，アドレナリン，グルカゴン，インスリン，グルココルチコイドなど

いくつかのホルモンにより調節されている。

②タンパク質の異化と合成に関与する。アミノ酸の脱アミノ化とアンモニアの生成を行う。アンモニアはオルニチン回路で尿素に変換される。

③必須アミノ酸以外のアミノ酸は肝臓で合成される。

④代謝に不可欠な物質を貯蔵する（鉄，ビタミンA，B_{12}，Dなど）

⑤多くのホルモンや薬物および毒物を変換して排泄する。滑面小胞体でグルコン酸，グリシン，グルタチオンとの抱合を触媒する酵素がある。これらの抱合で，多くの物質は水溶性が増し，容易に腎臓から排泄されるようになる。また，胆汁中に排泄されるものもある。

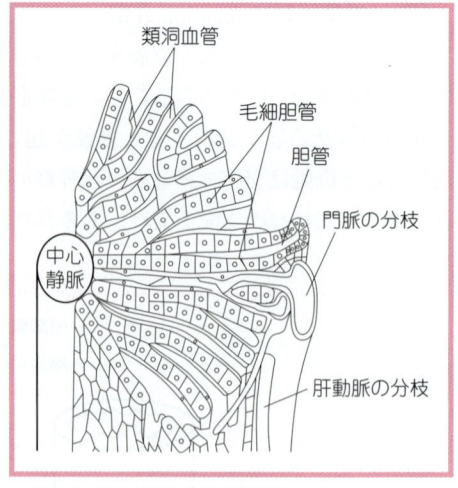

〈図9-9〉 肝臓の小葉構造
血液は門脈 portal vein および肝動脈 hepatic artery から類洞血管 sinusoid に入り，類洞血管の有窓血管を介して肝細胞に接する。毛細胆管は肝細胞間にあり，小葉辺縁部で胆管に注ぐ。

●Memo コレステロールの代謝●

　腸管より吸収されたコレステロールやトリグリセリドは，キロミクロン chylomicron になってリンパ系に入り，さらに胸管から静脈角を経て血液に入り全身を循環する。キロミクロン中のトリグリセリドは，末梢組織で毛細血管上皮のリポタンパク質リパーゼ lipoprotein lipase（LPL）により加水分解されて脂肪酸とグリセロールになる。これらは末梢組織の脂肪細胞に取り込まれる。その結果，血液中にはコレステロールの多いキロミクロンレムナント chylomicron remnant が残される（レムナントは残余物の意）。

　血液中のキロミクロンレムナントは肝臓に運ばれて代謝され，超低密度リポタンパク質 very low-density lipoprotein（VLDL）に合成される。VLDL は肝臓から血液中に放出され，トリグリセリドを末梢組織に運搬する働きがある。

　VLDL 自体も，末梢組織で毛細血管壁のリポタンパク質リパーゼの作用により，中密度リポタンパク質 intermediate-density protein（IDL）に変換される。IDL は外殻構造にリン脂質とともにアポタンパク E およびアポタンパク CE を持つ。IDL が肝臓に運ばれると，半分が分解され半分が低密度リポタンパク質 low-density lipoprotein（LDL，β-リポタンパク）に合成される。LDL はアポタンパク B-100 が外殻で，芯がコレステロールである。肝臓から血液中に放出された LDL は芯にコレステロールを持ち，LDL 受容体を持つ末梢組織の細胞に取り込まれる。

　高密度リポタンパク質 high-density lipoprotein（HDL）は肝臓や腸管で産生される。LDL とは逆に，末梢細胞から遊離コレステロール分子を受け取り肝臓に戻す作用がある。外殻のアポタンパク A-I が，HDL 表面のレシチン-コレステロール-アシルトランスフェラーゼを活性化して末梢細胞の遊離コレステロール分子をエステル化し芯に取り込み，肝臓へ輸送するのである。

　要約すると，キロミクロンは外因性トリグリセリドの末梢組織への輸送，VLDL は内因性トリグリセリドの末梢組織への輸送，LDL は肝臓から末梢組織へのコレステロール輸送，HDL は末梢組織から肝臓へのコレステロール輸送を担うのである。

●Memo　高コレステロール血症と食事療法●

　脳血管および心血管の粥状硬化は血管壁にコレステロールが蓄積することで生じ，脳梗塞および虚血性心疾患の要因である。血漿総コレステロール濃度が 220 mg/dl 以上，LDL 140 mg/dl 以上，HDL 40 mg/dl 未満で，これら疾患の発症率が有意に高くなると報告されている。

　血液中の LDL 値が上昇した場合，LDL およびコレステロールが血管壁に蓄積し，そこで活性酸素などにより酸化 LDL が生じる。血管壁に蓄積した酸化 LDL を貪食したマクロファージは泡沫細胞に変化し，脂質を蓄積した平滑筋細胞とともに緩徐に線維性プラークに変化する。酸化 LDL には細胞毒性があり，血管内皮を損傷して，血小板凝集と血小板の内皮下層への接着，血小板由来増殖因子や単球由来増殖因子の遊離をもたらし，線維性プラークの成長に寄与する。この現象は一般にアテローム性動脈硬化といわれている。

　一般にプラークは成長が緩徐であり，数十年かけて高度狭窄を生じ完全動脈閉塞へと進行する。しかし，脂質や泡沫細胞が豊富で薄い線維性被膜におおわれているプラークは亀裂や破裂が生じやすく，内容物が血流に曝露されて形成された血栓により急速に血管内腔を閉塞することがある。

　HDL はさまざまな末梢の細胞からコレステロールを引き抜き，肝臓へ逆転送している。HDL の外殻タンパクであるアポ E が欠損している実験動物では高度なアテローム性動脈硬化が速やかに進展することから，HDL が動脈硬化の防御因子と考えられている。しかしながら，動脈硬化への HDL の寄与についてはいまだ不明な点が少なくない。

　高コレステロール血症の食事療法としては，摂取エネルギー量の摂取制限（30 kcal/kgw 以下）と脂質摂取制限（総エネルギー量の 25% 以下），コレステロール摂取制限（軽症 300 mg/day，重症 200 mg/day 以下）が勧められている。中性脂肪の摂取を減らすことで VLDL が減少し，その代謝産物である LDL も減るからである。ついで，飽和脂肪酸（肉の脂肪に多いパルミチン酸，ステアリン酸，ミリスチン酸，牛乳や乳製品に多い酪酸など）を制限し，適量の多価不飽和脂肪酸（魚油・植物油などに含まれるアラキドン酸やリノール酸）を摂取することが勧められている。これは VLDL を抑え，HDL を増加させる効果による。

● Memo　高脂血症の分類 ●

　高脂血症を原因によって分類すると，遺伝性（家族性）高脂血症と，生活習慣や，糖尿病，腎臓病，甲状腺，副腎などの病気，肥満，更年期，薬物の副作用が原因で発症する二次性高脂血症とに分けられる。

　家族性高脂血症のうち，家族性高コレステロール血症はLDL受容体遺伝子異常によるLDL異化障害が原因になる。家族性Ⅲ型高脂血症は，アポE異常によりIDLがアポEを認識する受容体に結合できなくなり，IDLの異化が障害される。二次性高脂血症のうち，甲状腺機能低下症やネフローゼ症候群，Cushing症候群に続発するものがある。副腎皮質ステロイドは高コレステロール血症および高トリグリセリド（TG）血症を誘発し，サイアザイド系利尿薬やβ遮断薬は高TG血症と低HDL血症を誘発する。

　高脂血症の表現型で分類すると，以下の6型に分けられる。

　Ⅰ型：カイロミクロン（外因性リポ蛋白）が増加し，血清脂質ではTGが高い。LPL（リポプロテインリパーゼ）の活性低下による。外因性高脂血症といえる。

　Ⅱa型：LDLが増加し，血清脂質は総コレステロールが高い。LDL受容体の欠損（家族性高コレステロール血症）のため高コレステロール血症となる。虚血性心疾患の発生頻度が高い。

　Ⅱb型：LDLとVLDLが増加し，血清脂質は総コレステロールもTGも高い。虚血性心疾患の発生頻度が高い。

　Ⅲ型：IDLが増加し，血清脂質は総コレステロールもTGもやや高い。血清中のアポEが高いのが特徴である。虚血性心疾患の発生頻度が高い。

　Ⅳ型：総コレステロールがやや高めで，VLDLが増加しTGは高い。虚血性心疾患の発生頻度が高い。内因性高脂血症といえる。

　Ⅴ型：カイロミクロンとVLDLが増加し，総コレステロールはやや高めでTGが高い。外因性＋内因性高脂血症＊である。

　　＊原発性カイロミクロン血症はLPLの欠損による。

　臨床的には高LDL血症と高TG血症の有無で薬物療法を決定する。

　①高LDL血症では，食事療法，運動療法および禁煙を行い，不十分な場合はスタチン系薬剤を中心に薬物療法を行う。

　②高TG血症の場合は，フィブラート系薬剤が最も効果が強く，EPA製剤やニコチン酸製剤も有効である。

　③高LDL血症と高TG血症の両者があるときはフィブラート系薬剤のよい適応で，とくにⅢ型高脂血症に著効する。

　スタチン系薬剤やフィブラート系薬剤の投与により横紋筋融解症を誘発することがあり，注意が必要である。

演習篇

C point 9.1　胃酸分泌促進因子

> **問題**　胃酸分泌を促進する因子として適当でないのはどれか。
> 　　A　セクレチン
> 　　B　ガストリン
> 　　C　カフェイン
> 　　D　アセチルコリン
> 　　E　ヒスタミン

　アミノ酸やペプチドなどが幽門部粘膜を刺激すると，G細胞から血液中にガストリンが放出され胃酸の分泌を促進する。また，カフェインやアルコールは同部の粘膜を刺激してガストリンを放出させ，胃腺細胞からの胃酸の分泌を促進する。反面，十二指腸粘膜にペプトンなどのタンパク質分解産物や胃酸が触れると，十二指腸や上部空腸細胞からセクレチン，コレシストキニン，GIPなどが血液中に分泌され，これらは血液を介して胃腺細胞に達し，胃酸の分泌を抑制する。

> 正解　A
> ×A　セクレチンは胃酸分泌を抑制するほか，膵臓においては導管からの重炭酸イオンの分泌を促進する。
> ○B　ガストリンは胃の壁細胞に存在するガストリン受容体を介して胃酸の分泌を促進する。
> ○C　アルコールやカフェインはガストリンを介して胃酸分泌を促進する。
> ○D　アセチルコリンは壁細胞でムスカリン様受容体を介して胃酸分泌を促進する。
> ○E　壁細胞でヒスタミン H_2 受容体を介して胃酸分泌を促進する。

重要関連事項　→　2）b．化学的消化（胃液の作用と分泌機序を説明できる）

C point 9.2　胃酸分泌とヒスタミン受容体

> **問題**　ヒスタミン H_2 受容体拮抗薬の薬理作用として正しいのはどれか。
> 　　A　胃酸分泌抑制作用
> 　　B　抗アレルギー作用
> 　　C　抗アセチルコリン作用
> 　　D　入眠導入作用
> 　　E　気管支平滑筋弛緩作用

ヒスタミン受容体について

　ヒスタミンは生理活性アミンとして，毛細血管拡張，平滑筋収縮，胃酸分泌などに作用している。ヒスタミン受容体は薬理学的に，H_1, H_2, H_3 のサブタイプに分類されている。

　ヒスタミン H_1 受容体はホスホリパーゼCを活性化する。このタイプの受容体の活性化により，回腸や気管支平滑筋の収縮，毛細血管拡張などのアレルギー性反応が生じる。通常，抗ヒスタミン薬といった場合，ヒスタミン H_1 受容体に拮抗的に作用し抗アレルギー作用を発揮する薬剤を示す。抗コリン作用や中枢神経作用があるので，鎮静作用や眠気，尿閉，便秘，頻脈などが副作用として問題になる。

ヒスタミン H_2 受容体はアデニルシクラーゼを活性化する。このタイプの受容体の活性化を介してリンパ球では免疫応答が抑制され，胃粘膜では胃酸分泌が促進される。ヒスタミン H_2 受容体拮抗薬は広く抗消化管潰瘍薬として用いられている。

ヒスタミン H_3 受容体はその活性化でホスホリパーゼ C を抑制する。主にシナプス前細胞に分布し，神経伝達物質放出におけるネガティブ・フィードバックに関与していると推測されている。しかしながら，ヒスタミン H_3 受容体拮抗薬は臨床的には用いられていない。

> 正解　A
> ○A　ヒスタミンは H_2 受容体を介し，胃酸 HCl の分泌を促進する。ヒスタミン H_2 受容体拮抗薬はプロトンポンプインヒビターとともに，優れた抗潰瘍薬として広く胃・十二指腸潰瘍の治療に用いられている。
> ×B　抗アレルギー作用は，ヒスタミン H_1 受容体を拮抗することで行われる。ヒスタミン H_2 受容体拮抗薬は効果がない。
> ×C　ヒスタミン H_2 受容体拮抗薬は抗アセチルコリン作用は示さない。
> ×D　ヒスタミン H_1 受容体に拮抗作用する薬剤は，鎮静作用や眠気などを催す。この薬理効果を利用して，入眠導入薬として塩酸ジフェニルヒドラミンが市販されている。
> ×E　アレルギー反応による収縮気管支収縮の弛緩は，ヒスタミン H_1 受容体拮抗薬の薬効である。

重要関連事項　→　p.161 Memo「胃酸分泌機序と抗潰瘍薬」

C point 9.3　消化管ホルモン

> **問題**　消化管ホルモンと作用の組合せで正しいのはどれか。
> A　ガストリン　　　────　胃液分泌抑制
> B　グルカゴン　　　────　膵液分泌促進
> C　コレシストキニン　────　胆汁分泌抑制
> D　セクレチン　　　────　胆汁分泌促進
> E　ソマトスタチン　　────　膵液分泌促進
>
> (100G-42)

胃幽門から上部小腸にかけては，通過する消化物の刺激により各種消化管ホルモンが分泌される。消化器の生理学において必須の知識といえる。アミノ酸やペプチドなどが幽門部粘膜を刺激すると，G 細胞から血液中にガストリンが放出され，胃酸とペプシンの分泌を促進する。また，カフェインやアルコールもガストリン放出を刺激して，胃腺細胞からの胃酸の分泌を促進する。ガストリンは胆嚢にも作用して胆嚢の間歇的な収縮と Oddie 括約筋の弛緩を引き起こし，胆汁の分泌を促進する。

消化物の刺激により，十二指腸粘膜からはセクレチン，コレシストキニン，gastric inhibitor peptide (GIP) が分泌される。セクレチンは幽門括約筋を収縮させ，胃からの消化物の排出を抑制する。一方で，膵管や胆管上皮で HCO_3^- 分泌を刺激して膵液や胆汁の排出を促進する。GIP も胃の運動を抑制して内容物の排出を遅延させる。

上部空腸内に脂肪ないしタンパク質の消化産生物が到達すると，これが刺激となりコレシストキニン (CCK) が分泌される。CCK は胃の運動を抑制して内容物の排出を遅延させる一方で，膵臓外分泌腺の腺房細胞からの膵酵素分泌を促進する。CCK は胆嚢を強く収縮して胆汁を総胆管に放出させる働きがある。

正解　D
× A　ガストリンは胃酸の分泌を促進する。
× B　グルカゴンは血糖調節に関与するホルモンで，膵臓ランゲルハンス島α細胞から分泌される。
× C　コレシストキニンは，胆嚢を刺激して胆汁排出を促進する。
○ D　セクレチンは，胆管上皮からの重炭酸塩の分泌を促進することで，胆汁分泌を促進する。
× E　ソマトスタチンは，脳の視床下部，膵臓のランゲルハンス島δ細胞，消化管の内分泌細胞などから分泌され，他のホルモン分泌に抑制的に作用する。すなわち，下垂体からの成長ホルモン分泌，ランゲルハンス島からのインスリンおよびグルカゴン分泌，消化管からの消化液分泌を抑制する。

重要関連事項　→　2) b. 化学的消化（胃液の作用と分泌機序を説明できる），3) 小腸における消化と吸収

C point 9.4　消化酵素

問題　ペプシンの至適 pH はおおよそどれか。
A　2
B　4
C　8
D　10
E　12

　ペプシンは，胃で活性化される消化酵素である。タンパク質をより低分子のペプチドであるプロテオースやペプトンに分解する。主細胞から分泌されるペプシノーゲンは，HCl によりペプシンに変換され活性化される。また，ペプシン自身がペプシノーゲンをペプシンに活性化する。ペプシンの活性至適 pH は2前後で，ペプシンが消化酵素として働く場合は，壁細胞からの塩酸の分泌が必要になる。
　反対に，唾液アミラーゼ（プチアリン）の至適 pH は6.9であるため，胃内でしばらく働いた後，胃酸と混和される過程で不活性化される。

正解　A

関連問題

問題　トリプシンの至適 pH はおおよそどれか。
A　2
B　4
C　8
D　10
E　12

　トリプシンは，膵臓の自己消化を防ぐために不活性型（トリプシノーゲン）で蓄えられている。また，膵臓導管内での活性化を防ぐために，トリプシン阻害因子が膵液中に存在する。トリプシノーゲンは，導管上皮から分泌される HCO_3^- の効果で pH 8 ぐらいの弱アルカリ性に整えられた環境で，十二指腸粘膜から分泌されるエンテロペプチダーゼにより腸管内で活性化されてトリプシンになる。
　リパーゼも小腸で作用を発揮する消化酵素で，脂肪を脂肪酸とトリグリセリドに分解する。胃底腺か

ら少量が分泌されるが，至適 pH が 5〜8 であるため，胃では働かず小腸で活性化される。

　　正解　C

重要関連事項　→　2) b. 化学的消化（胃液の作用と分泌機序を説明できる），3) 小腸における消化と吸収

C point 9.5　胃の消化運動と消化液

問題　次のうち正しいのはどれか。
A　胃の消化運動は交感神経の興奮で促進される。
B　胃内容の排出は腸-胃反射で抑制される。
C　胃液分泌は食物が胃に入るまで始まらない。
D　繰り返す嘔吐により代謝性アシドーシスになる。
E　成人の胃液分泌量は1日当たり8〜10 *l* である。

　胃の消化運動は胃壁の緊張 tonic contraction と蠕動運動 peristalsis からなり，これらは迷走神経刺激で亢進し，交感神経刺激で抑制される。また，胃の消化運動は十二指腸で分泌される因子が関与している（腸-胃反射 enterogastric reflex）。消化物が十二指腸に排出されると，十二指腸粘膜はセクレチン，コレシストキニン，gastric inhibitor peptide（GIP）などを分泌する。セクレチンは幽門括約筋を収縮させ消化物の排出を抑制し，コレシストキニンや GIP は胃の運動を抑制して内容物の排出を遅延させる。

　　正解　B
　　×A　胃の消化運動は副交感神経刺激で促進される。
　　○B　消化物が十二指腸に排出されると，十二指腸粘膜はセクレチン，コレシストキニン，GIP などを分泌し，胃内の消化物の排出を遅延させる。
　　×C　味覚刺激や口腔内に物が入ったときの物理的刺激で迷走神経が興奮する場合や，匂いや視覚刺激で起こる条件反射により，胃液分泌が起こる。さらに，胃液分泌は情動によっても影響を受ける（頭相）。
　　×D　繰り返す嘔吐で胃酸が失われ，代謝性アルカローシスになる。
　　×E　成人の胃液の分泌量は1日当たり 1.5〜2 *l* である。

重要関連事項　→　2) 胃における消化

C point 9.6　胆汁分泌と胆囊

問題　次のうち正しいのはどれか。
A　胆汁は胆囊で希釈される。
B　胆汁分泌はコレシストキニンで抑制される。
C　胆汁酸は空腸で最も再吸収を受ける。
D　胆汁酸は肝臓で合成される。
E　胆汁酸は疎水性の分子である。

　胆汁は脂質と混合ミセルを形成することで，脂質分解酵素の作用を促進するとともに，脂質の水溶性を増大させて腸管上皮細胞より脂質吸収を増強する作用を持つ。また，脂溶性ビタミン（A, D, E, K）

の吸収に不可欠である。さらに，肝臓で処理された薬物や毒物を糞便中に排泄する役割がある。

正解　D
×A　胆汁は胆囊で濃縮される。
×B　胆囊からの胆汁分泌はコレシストキニンで促進される。
×C　胆汁酸は回腸末端で最も再吸収を受ける。
○D　胆汁酸の生成はコレステロールの摂取で増加する。胆汁酸は肝細胞でコレステロールから合成される。胆汁として排出されたものの約9割は，回腸末端で再吸収を受け門脈を経て肝臓に至る。回腸での胆汁酸の再吸収を抑制すると，胆汁酸の生成が促進されて血液中のコレステロール値がさらに下がるというフィードバックメカニズムがある。
×E　胆汁酸は疎水性基と親水性基を持つ両極性分子である。脂肪酸やトリグリセリド，脂溶性ビタミンはそのままでは細胞膜を通過しないので，胆汁酸塩とミセルを形成して水和させ，腸管上皮の細胞膜を通過させる。

重要関連事項　→　3）小腸における消化と吸収

C point 9.7　小腸と大腸

> **問題**　次のうち正しいのはどれか。
> A　腸管の消化酵素は Lieberkühn（リーベルキューン）腺より分泌される。
> B　腸液の pH は 2〜4 である。
> C　小腸の運動に対して，ヒスタミンは抑制的に働く。
> D　胃―結腸反射は食後 6〜8 時間後に起こる。
> E　排便の反射中枢は $S_{2\sim4}$ である。

十二指腸腺（Brunner 腺）から無色透明な粘液が，空腸および回腸腺（リーベルキューン Lieberkühn 腺）からは黄色の粘液が分泌される。$NaHCO_3$ に富み，pH 7.5〜8.5 でアルカリ性を呈する。両者を併せて腸液といい，1 日 3 l ほど分泌される。これらは腸内の pH 調整や粘膜保護を行っている。

小腸の消化酵素は上皮細胞表面の刷子縁から放出され，腸液とは独立して上皮細胞より分泌されている。

正解　E
×A　腸管の消化酵素は円柱上皮細胞より分泌される。
×B　腸液の pH は 7.5〜8.5 でアルカリ性である。
×C　小腸の運動に対して交感神経刺激は抑制的に，ヒスタミンや迷走神経刺激は促進的に働く。
×D　胃-結腸反射は食物摂取直後に起こる。食物が胃に入ると，横行結腸からS状結腸にかけて強い蠕動が起こり，S状結腸に滞留している糞塊が直腸に送り出される。
○E　排便の反射中枢は $S_{2\sim4}$ である。

重要関連事項　→　3）小腸における消化と吸収，4）大腸における消化と吸収

C point 9.8　肝臓とオルニチン回路

問題　アンモニアを尿素に変換する器官はどれか。
A　腎　臓
B　肝　臓
C　脾　臓
D　膀　胱
E　小　腸

　糖新生でアミノ酸が代謝されると，二酸化炭素とアンモニアが産生される。アンモニアは脳障害を引き起こす有害物質で，これは肝臓のオルニチン回路（尿素回路）で尿素に変換され無毒化される（図9-10）。

　肝臓に運ばれたアンモニアは，肝細胞内のミトコンドリアで，カルバモイルリン酸に変換され，これがオルニチンと結合してシトルリンになる。シトルリンはアルギノコハク酸に変換され，ついでコハク酸を分離してアルギニンに変換される。

　尿素がアルギニンからアルギナーゼにより切り離されて血漿中に放出され，腎臓から尿中へ排出される。尿素と分離したアルギニンはオルニチンとなり，カルバモイルリン酸との結合を準備する。

　ほ乳類はアンモニアを水溶性の尿素に変え無毒化してから排泄し，鳥類では尿酸として排泄し，魚類ではアンモニアのまま排泄している。

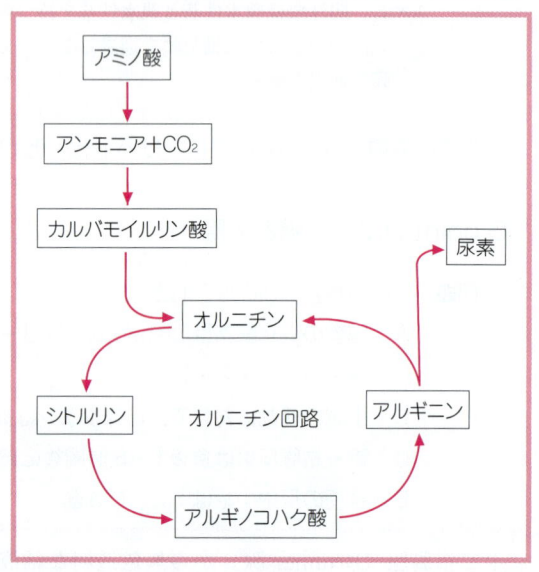

〈図9-10〉　オルニチン回路

　正解　B

重要関連事項　→　5）肝臓の構造と機能

C point 9.9　ビタミン B 群

> **問題**　49 歳男性。大酒家である。複視を訴えて来院した。最近，もの忘れがひどくなってきたという。欠乏していると思われるビタミンはどれか。
> A　ビタミン B_1
> B　ビタミン B_2
> C　ビタミン B_3
> D　ビタミン B_6
> E　ビタミン B_{12}

　ビタミン B_1（サイアミン thiamin）は炭水化物の代謝に必須で，欠乏により代謝性アシドーシスなど広範な代謝異常が生じる。代謝異常の結果，脚気 beriberi が生じる。脚気には浮腫型と神経型があり，浮腫型は血管拡張が生じる結果，全身性浮腫と心不全が生じる。神経型は，慢性の欠乏で生じ，頭痛や嘔気を訴え，情緒が不安定になる。重症例では，眼振，眼筋麻痺，運動失調，意識障害などの神経症状をきたす。さらに，放置しておくと**コルサコフ** Korsakoff **症候群**を発症する。アルコールの代謝にはサイアミンが不可欠であり，大酒家に好発する。

> 正解　A
> ○A　ビタミン B_1（サイアミン thiamin）は大酒家で欠乏するビタミンである。
> ×B　ビタミン B_2（リボフラビン）は多様な酸化還元反応の補酵素で，主な供給源は乳製品，肉類，卵である。口角炎，舌炎，皮膚炎を起こすが，死には至らない。
> ×C　ビタミン B_3（ナイアシン）はニコチン酸の構成物質であり，酸化還元の補酵素として糖，タンパク質，脂肪代謝に重要な役割をはたす。欠乏すると下痢，痴呆および皮膚炎を主要徴候とするペラグラを発症する。重度のナイアシン欠乏症では，末梢神経障害，てんかん発作，鬱，運動失調が起こる。トウモロコシを主食とする人々に限定して発症している。
> ×D　ビタミン B_6（ピリドキシン）は，アミノ酸代謝，貯蔵グリコーゲンからのグルコース産生などに関与する。また，ステロイドホルモン受容体を修飾して，コルチゾル，アンドロゲン，エストロゲン，ビタミン D などに対する感受性を調節している。
> ×E　ビタミン B_{12}（コバラミン）は，分子内にコバルト（Co）を含んでいる。消化管で吸収されるには内因子が必要である。肉類，魚類および乳製品に多く含まれる。胃切除者や極端な菜食主義者の場合には，悪性貧血および末梢神経障害など，欠乏症状が出現する。

重要関連事項　→　3）小腸における消化と吸収

関連問題　ビタミン欠乏症状

> **問題**　ビタミンと欠乏症の組み合わせで正しいのはどれか。
> A　ビタミン B_1 ──── ペラグラ
> B　ビタミン B_2 ──── 脚気
> C　ビタミン B_3 ──── 悪性貧血
> D　ビタミン B_6 ──── 口角炎
> E　ビタミン B_{12} ──── 末梢神経障害

> 正解　E
> C point 9.9 の解説参照。

関連問題　コルサコフ症候群

問題　Korsakoff（コルサコフ）症候群でみられるのはどれか。
　A　記銘力障害
　B　末梢神経障害
　C　味覚障害
　D　幻　聴
　E　運動失調

　1887年にKorsakoffは，重症のアルコール中毒症患者の示した極度の痴呆症状との関連で，乳頭体や視床内側部の著明な変化と海馬と扁桃核を含む側頭葉にみられる病変について記載した。その後1900年にBachterewが，側頭葉内側の構造異常が記銘の過程に関与していることを記載した。これらでみられた最も重要な症状として記銘力障害が上げられているが，コルサコフ症候群の一症状として重要である。コルサコフ症候群では，①逆行性健忘 amnesia，②記銘 memorization と再生 recall の障害，③失見当識 disorientation，④作話または虚談 confabulation（記憶の脱落を補うために，架空の話を作り上げて繕うこと）等が症状に挙げられている。

　正解　A

10. 循環器系

一般目標：循環器系の機能を理解する

　　　　　コアカリキュラムでは，循環器系の構造と機能を理解し，主な循環器疾患の病態生理，原因，症候，診断および治療を学ぶことが目標に掲げられている。生理学な見地から重要と思える項目としては，第一に，心筋運動の電気生理学的な特性，および特殊心筋における興奮伝導について，が挙げられる。次に重要な項目は，心周期に伴う血行動態である。また，心拍出量と血圧の調節メカニズムを理解することも重要項目である。

◆チェック事項◆

1）心臓の構造と分布する血管・神経を説明できる

　心筋は機能の面から，心筋の弛緩と収縮に関与する固有心筋 ordinary cardiac muscle と特殊心筋 specialized cardiac muscle に大別される。固有心筋は心房や心室の心筋層を形成し，心臓のポンプ機能の動力源になる（心臓の構造については第4章参照。冠状動脈に関する詳細については解剖学の教科書を参照されたい）。

　特殊心筋は筋原線維の含有量が少なく，筋収縮力は弱い。しかし，自動的な興奮の発生とその伝導という特殊機能をもつ（図10-1a）。刺激は洞房結節 sino-atrial node から起こり，右心房内面に放散する。興奮が右心房の冠状静脈開口部付近にある房室結節 atrio-ventricular node, Tawara's node に達すると，同結節が興奮する。そして，刺激が心房中隔下端にあるヒス束 bundle of His を伝わり，これが

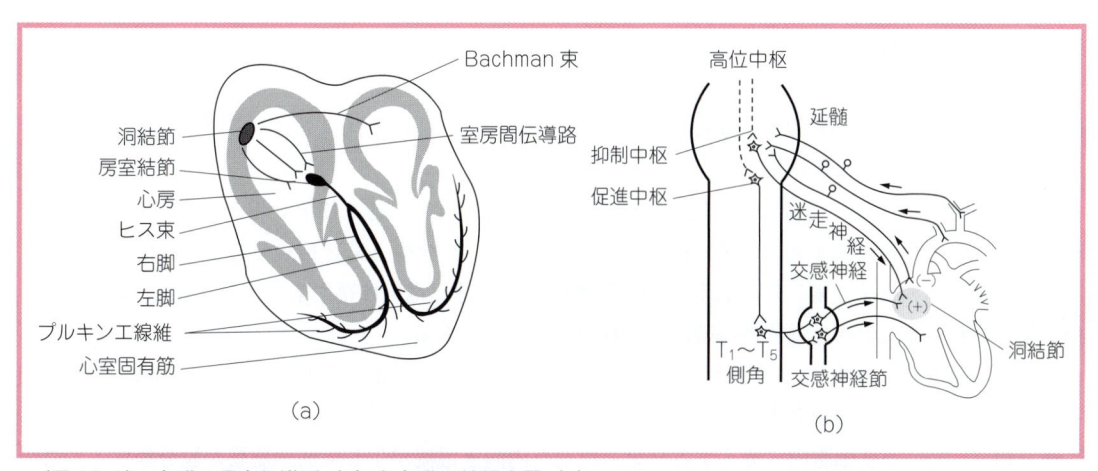

〈図10-1〉　心臓の興奮伝導系（a）と心臓の神経支配（b）（文献1），図15-3，15-12）
上大静脈開口部付近にある洞房結節で生成された自動興奮が，房室結節→ヒス束→左右脚→プルキンエ線維と興奮を伝導し，固有心筋に達して心室が収縮する。

左右脚に分かれる。**左右脚**は左右の心室壁を下降しながら多数の枝に分かれて**プルキンエ線維** Purkinje fibers となり，心室壁の筋や乳頭筋に達する。

　交感神経および副交感神経はともに，刺激伝導系と一般の心筋の両方に分布し，心臓の活動を調節している（図 10-1b）。心臓を支配する交感神経は，上部胸髄および頸神経節からの線維を受け，その興奮で心機能を亢進させる。副交感神経は迷走神経の支配を受け，その興奮で心機能が抑制される。心臓の栄養血管である冠状動脈は交感神経の興奮で拡張し，副交感神経の興奮で収縮する。

2）心筋細胞の微細構造と機能を説明できる

第 4 章参照。

3）心筋細胞の電気現象と心筋の興奮伝導系を説明できる，興奮収縮連関を概説できる

a. 心筋細胞の膜電位変化

　心房筋や心室筋などの固有心筋，およびプルキンエ線維などの特殊心筋は，ともに深い静止膜電位（-80〜-90 mV）を持つ。心筋細胞内に微小電極を刺入して記録した細胞内電位を図 10-2 に示す。静止時の心筋細胞膜は K^+ に対して完全に不透過ではないので，いくらかの K^+ は濃度勾配に従って K^+ チャネルを介して細胞外に拡散することができる。一方，心筋細胞膜の K^+ 透過性に比べて他のイオンは通りにくいので，細胞膜を介して起こる K^+ の漏れが細胞膜の内側に負の電荷を形成していく。

　ここで，37℃ での心筋細胞の静止膜電位は

$$V_m = -61.5 \log [K^+]_i/[K^+]_o \quad (\text{Nernst の式})$$

で表される。

　ついで細胞内に電流を流して膜を刺激し脱分極させる。脱分極が閾値 V_{thres} 以下に留まる場合は，それに応じた膜電位応答（図 10-2a，b）が発生する。

　一方，刺激が強く加わり膜電位が閾値（-65 mV）に達すると（図 10-2c），電位依存性 Na^+ チャネルが自己再生的に活性化して膜が興奮し，細胞膜は急速に脱分極するようになる。

　興奮のピークでは細胞膜内外の電位が逆転してオーバーシュートが形成される。この状態では Na^+ 透過性がきわめて高く，心筋の膜電位は

$$V_{m'} = -61.5 \log [Na^+]_i/[Na^+]_o$$

になり，これは，+20 mV 程度になる。

　また，心筋の興奮性は電位差：$V_{thres} - V_m$ に依存する。

　心筋の活動電位は長く持続する（図 10-2）。急速脱分極相を活動電位第 0 相という。0 相に続いて起こる小さな再分極が第 1 相である。0 mV 付近で持続する脱分極（第 2 相）を経て，電位がやや速く下降する再分極相（第 3 層）に移行し，次の興奮に備えて静止電位に落ち着く（第 4 相）。第 0 相から第 3 相の終わりまでの活動電位持続時間は 150〜300 msec である。

　心筋の活動電位は，Na^+，K^+ および Ca^{2+} のコンダクタンス（イオンが膜チャネルを通過する際の通りやすさを示す指標）に依存する（図 10-2）。

　第 0 相で，Na^+ が筋細胞内に流入する結果，急速な内向き電流が生じて筋細胞膜が脱分極する。この急速な電位変化はギャップジャンクションを介して伝播され，その速度は固有心筋間では 0.3〜1 m/sec，特殊心筋では 1〜4 m/sec である。

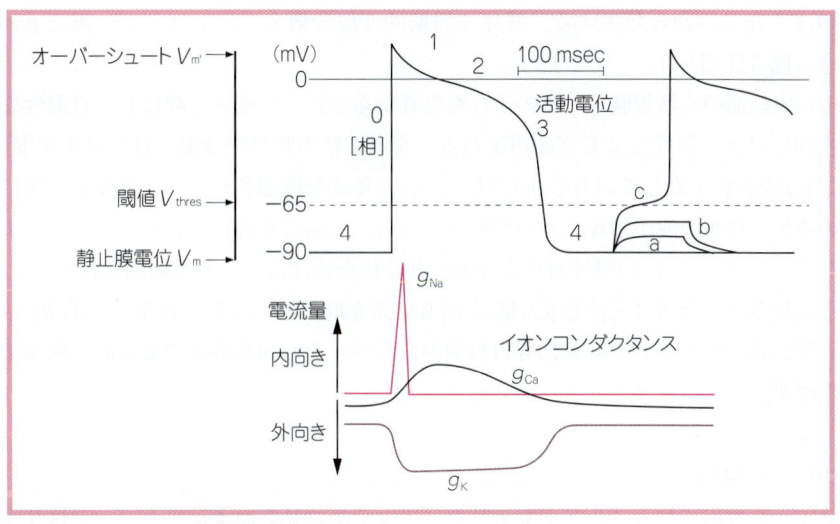

〈図 10-2〉 心筋細胞の活動電位とイオンコンダクタンス

第1相は一過性の再分極相で，細胞外へ流出するK^+により運ばれる外向き電流が関与する。

第2相は心筋特有の長いプラトーで，電位がほぼ一定に保たれる。これは，細胞外へ流出するK^+により運ばれる外向き電流と，Ca^{2+}流入による内向き電流が拮抗してバランスが保たれるためである。内向き電流は，L型Ca^{2+}チャネルを通るCa^{2+}であるが，このチャネルは$-40\,mV$付近より正の膜電位で開口するという性質がある。この第2相は，骨格筋（2～4 msec）と比べて非常に長くなるのが特徴である。

第3相は，プラトー電位で活性化される遅延型K^+電流が，L型Ca^{2+}チャネルを急速に不活性化させることで生じる。L型Ca^{2+}チャネルは電位依存性で，再分極により膜電位が$-40\,mV$に達すると急速に不活性化される。このために，加速度的に再分極が進行する。

第4相で心筋細胞膜は静止状態になる。この期間には刺激閾値が上がり興奮性が低下する不応期 refractory period が含まれる。心筋細胞の不応期はNa^+チャネルの不活性化で生じ，骨格筋の約50倍の長さである（約250 msec）。このような長い不応期は，心筋が単一細胞と同様な形で収縮する機能的合胞体 functional syncytium を形成し，単収縮・弛緩を行ううえで合目的である。

b. 歩調とり細胞の自動性

心房の特殊心筋，ヒス束，プルキンエ線維の活動電位第0相は急峻で，第4相は-80～$-90\,mV$の深い静止膜電位を持つ。一方，洞房結節および房室結節では活動電位第0相の立ち上がりが遅く，第4相は$-65\,mV$

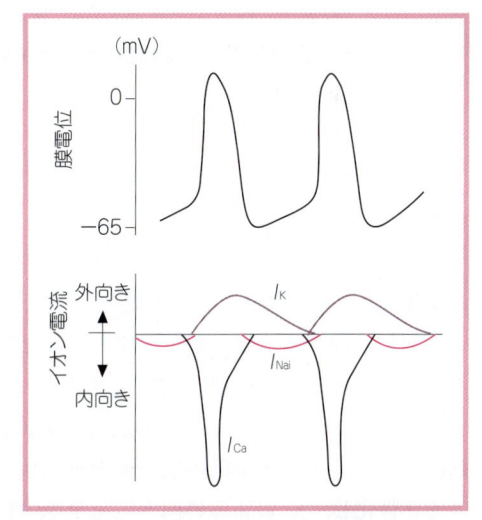

〈図 10-3〉 洞房結節細胞の膜変化とイオン電流

図は洞房結節で発生するペースメーカー電位の発生機序を表す。Ca^{2+}チャネルを通る内向き電流 I_{Ca}，K^+による外向き電流 I_K，Na による特殊な外向き電流 I_{Nai} が相互に活性化・不活性化しあい，緩徐で周期的な脱分極が形成される。

10. 循環器系

と浅い。このような部位から発生する，緩徐で周期的な脱分極を**ペースメーカー電位** pacemaker potential という（図10-3）。

洞房結節や房室結節の心筋細胞は，このような特性から**歩調とり細胞**と呼ばれ，自動性を持つ。洞房結節の固有歩調には自律神経による修飾が加わる。交感神経の興奮で分泌されるノルアドレナリンは，アドレナリン$β_1$受容体を介して固有心筋の内向きCa^{2+}電流を増加させて，脱分極が急峻に起こるようにする。その結果，興奮間隔が短縮するのである。反対に，副交感神経で分泌されるアセチルコリンは，ムスカリン受容体を介してK^+の膜透過性を高めて脱分極を緩徐にし，興奮間隔を延長させる。

洞房結節が破壊されたときは房室結節が心室固有歩調を取り始めるが，およそ，35拍/min で非常にゆっくりとしている。プルキンエ線維にも自動能があるが，その固有歩調による心室収縮では正常な血液駆出量は保てず，人工ペースメーカーが必要になる。

C. 心筋収縮の調節機構

自律神経終末から放出されるノルアドレナリン，アセチルコリンおよびアデノシンはリガンドとして受容体に働き，イオンチャネルを調節して心筋収縮性に影響を及ぼす（図10-4）。

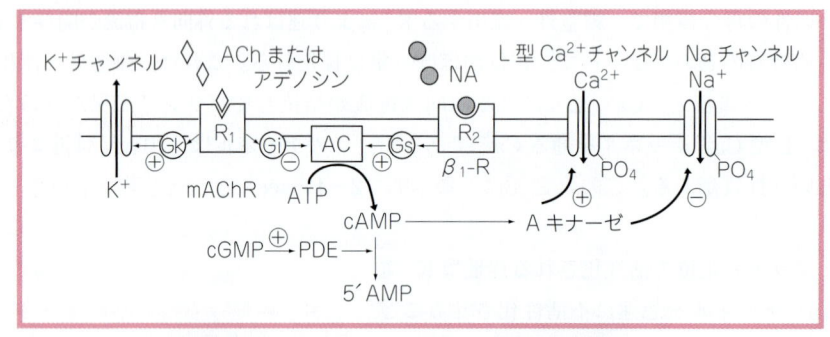

〈図10-4〉 心筋細胞イオンチャネルのリガンド受容体調節機構
（文献1），図16-3）

交感神経刺激で放出されたノルアドレナリン（NA）が固有心筋および特殊心筋のアドレナリン$β_1$受容体と結合すると，Gsタンパク質を介してアデニル酸シクラーゼ（AC）を刺激して cyclic AMP（cAMP）を増加させる。cAMPの増加はプロテインキナーゼAを活性化させてL型Ca^{2+}チャネルをリン酸化し，Ca^{2+}流入による心筋細胞の脱分極を促進する。

反対に，副交感神経終末から放出されたアセチルコリン（ACh）が固有心筋および特殊心筋のムスカリン性受容体（mAChR）に結合すると，Giタンパク質を介してACを不活性化し，cAMPを減量させてCa^{2+}流入による心筋細胞の脱分極を抑制する。アデノシンも受容体を介してACを不活性化してCa^{2+}流入による心筋細胞の脱分極を抑制する。AChはまた，特殊心筋でmAChRを介してK^+チャネルを活性化し，K^+による外向き電流を増強して脱分極を抑制し徐脈を引き起こす。

ニフェジピン，ジルチアゼムおよびベラパミルは，それぞれ高血圧治療薬および頻脈性不整脈治療薬として用いられている。これらの薬物は，固有心筋および特殊心筋に分布するL型Ca^{2+}チャネルに作用し，Ca^{2+}流入による心筋細胞の脱分極を抑制することで効果を発揮する。

d. 心電図 electrocardiogram（ECG）

一般に P 波，QRS 波，T 波からなる（図 10-5）。P 波は心房筋の脱分極に一致して生じ，波高は 0.25 mV 以下，波幅は 0.10 秒未満である。

PR 間隔は心房興奮の開始から心室興奮までの間隔で，正常は 0.12～0.2 秒である。PR 間隔の病的な延長は，房室伝導障害に伴って生じる。

QRS 波は心室筋の脱分極によって生じ，波幅は 0.10 秒未満である。Q 波の幅は 0.04 秒未満で，Q 波の振幅は R 波の 1/4 未満である。

T 波は心室筋の再分極過程を表す。T 波高は 1.2 mV 未満で，QT 間隔は心室筋の電気的収縮期を表す。

ST 間ではすべての心室筋が脱分極しているために，心臓表面が実質的に同じ電位である。これを反映して，ST 間は基線上にある。心筋の虚血部位があると，それを反映して ST 間が基線から外れることになる。

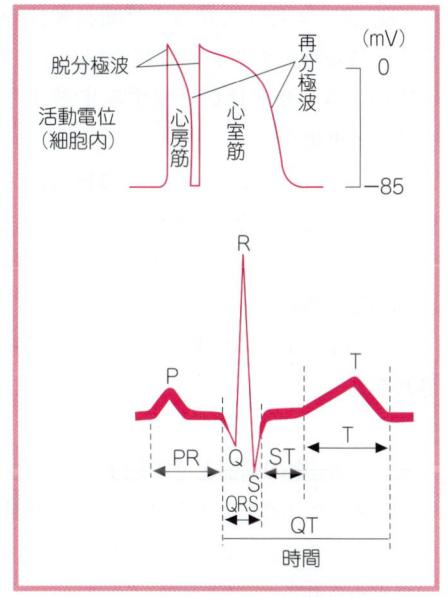

〈図 10-5〉 心電図上の各成分

4）心周期に伴う血行動態を説明できる，心機能曲線と心拍出量の調節機序を説明できる

繰り返される心臓の収縮と弛緩を心周期という。心周期は収縮期（等容性心室収縮期，心室駆出期）と拡張期（等容性心室拡張期，流入期，心房収縮期）に区分される。次の①～⑤は左心系の心周期である（図 10-6）。

①僧帽弁および大動脈弁が閉じた状態で心室が収縮する（等容性心室収縮期）。
②ついで，大動脈弁が開き，大動脈へ血液が駆出され，血圧が最大になる（心室駆出期）。
③収縮がピークを過ぎ，心室筋が弛緩し始めて心室内圧が低下すると，大動脈弁が閉じる。僧帽弁が開くまでは等容性に心室が拡張する。この時期，心室内には約 30 ml の血液が残存している（**収縮末期残存血液量** end-systolic volume, **ESV**）。
④ついで，僧帽弁が開き心房から心室へ急速に血液が流入する（流入期）。
⑤心房が収縮し，僧帽弁が閉鎖するまで心室に血液が充満する（心房収縮期）。

a. 心周期に伴う圧変化と心音（図 10-6）

心周期を通じ，**左心房圧は 2～12 mmHg** である。**左心室圧**（収縮期／拡張期）は **120～150/0 mmHg** である。

大動脈弁は左心室圧がおおむね 70～80 mmHg 以上で開き，80～90 mmHg ぐらいで閉じる。

心周期を通じ，**右心房圧は 1～5 mmHg** である。**右心室圧は 20～30/0 mmHg** である。肺動脈弁は右心室圧がおおむね 10 mmHg で開き，15 mmHg ぐらいで閉じる。

心音はマイクロフォンを用いて電気的に記録することができ，これを**心音図** phonocardiogram という。

I 音（1）は僧帽弁および三尖弁の閉鎖に伴って発生する。心室収縮の開始時に心電図上の R 波と一致して発生する持続時間の長い低周波数の振動波である。

II音（2）は大動脈弁および肺動脈弁の閉鎖音で，持続時間の短い高音程の振動からなり，心室筋の再分極に伴い発生するT波よりもやや遅れて出現する。

III音（3）は心房から心室への血液流入に伴い心室が振動する際に発生するが，通常は聴取できない。胸壁が薄い小児や左心不全で聴取されることがある。

IV音（4）は心房収縮に一致するが普通聴取されない。

b．心拍出量の調節とその因子

1分間当たり心室から駆出される血液量を**心拍出量** cardiac output（CO）といい，以下の式で求められる。

　　　心拍出量＝心拍数×1回心拍出量

ヒトの**心拍数** heart rate（HR）は 60〜120/min，ヒトの**1回心拍出量** stroke volume（SV）は 40〜80 ml である。左心室と右心室は等しく，CO＝HR×SV÷100（l），安静時はおおむね 4〜7 l 駆出される。

（1）心拍数の調節因子

体温，交感神経および副交感神経刺激，精神的興奮，運動，薬物など多岐に及ぶ。

（2）1回心拍出量の調節

1回心拍出量 SV を変化させることにより，心拍出量 CO を調節することができる。この機構には，①内因性調節機構と，②外因性調節機構がある。

①**内因性調節機構** intrinsic regulation は心収縮力の調節機構である。心筋は伸展されると収縮張力を増すという特性がある。すなわち，拡張末期の心筋の伸展度合いで心収縮力が決定される（**フランク・スターリング** Frank-Starling **の法則**）。拡張末期に心室に流入してきた血液の量（**前負荷** preload）だけ収縮期に駆出するため，結果として，心臓は自動的に静脈還流に則して1回心拍出量を変動させる。

この機構は右心室と左心室の血液駆出量のバランスを取るうえで重要である。右心室の血液駆出量が増大すると，数心拍後には左心側への肺静脈還流量が増大して，最終的には左心室拡張終末期容積（前

①心房収縮期，②等容性（心室）収縮期，③急速駆出期，④緩徐駆出期（③＋④＝心室駆出期），⑤等容性（心室）拡張期，⑥急速流入期，⑦心室充満期（⑥＋⑦＝流入期）。

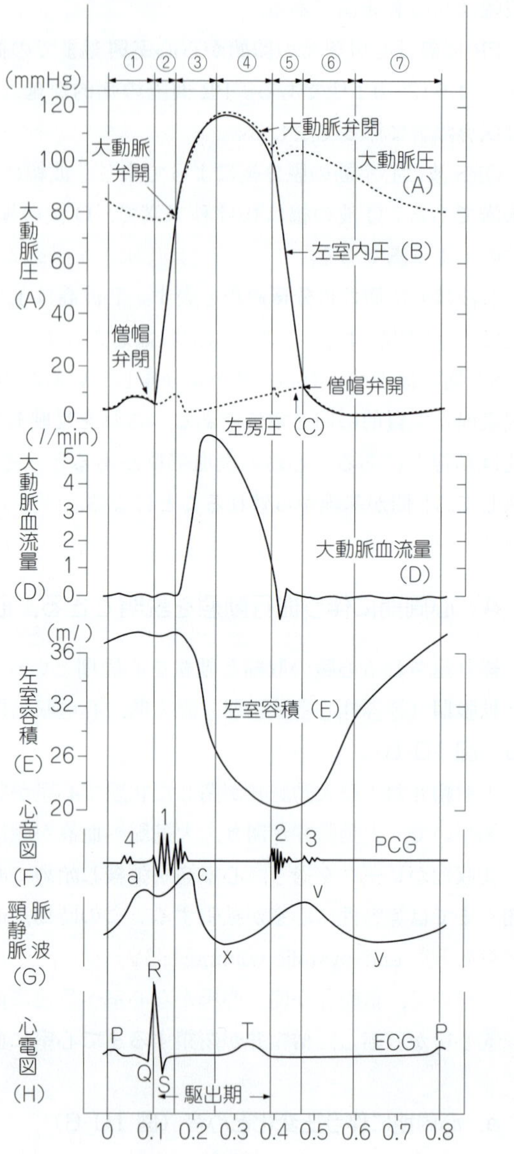

〈図10-6〉　左心側の心機図（Berne & Levy, 1977）
心周期に伴う大動脈圧（A），左心室圧（B），左心房圧（C），大動脈血流量（D），左心室容積（E），心音図（F），頸静脈波（G），心電図（H）

負荷）が増大する．Frank-Starlingの法則により1回心拍出量を増加させ，最終的には両心室の駆出量のバランスが取れるようになる．臨床では，前負荷の指標として中心静脈圧 central venous pressure（4〜7 mmHg）が用いられることがある．脱水などで循環血液量が減り，前負荷が減ると中心静脈圧も低下する．

大動脈内圧は心臓からの血液の駆出に抵抗するため，心臓収縮に対する負荷になる（後負荷 afterload）．しかし，後負荷の増加は1回心拍出量には影響を与えない．

②**外因性調節機構** extrinsic regulation は，自律神経の活動状態や循環している各種ホルモンにより決定される心収縮力の調節機構である．交感神経の活動，副腎髄質から分泌されるアドレナリン，ノルアドレナリンなどはβ_1受容体を活性化して心筋収縮力を増強して，1回心拍出量を増加させる（メカニズムの詳細は，本章3)c.「心筋収縮の調節機構」を参照）．

(3) 主な心臓反射

①**アシュナー反射** Aschner reflex：眼球を圧迫すると心臓が抑制される反射で，三叉神経および迷走神経が関与する．

②**頸動脈洞反射** carotid sinus reflex：頸動脈洞を圧迫すると心拍数が減少し，血圧が低下する．

③**大動脈体反射** aortic reflex：大動脈圧が上昇すると心臓を抑制する．

④**ゴルツ反射** Goltz reflex：腹壁上部を強打すると心臓が抑制される．

⑤**ベインブリッジ反射** Bainbridge reflex：心房内圧が上昇すると心拍数が増加する反射で，急速な輸液やうっ血性心不全などで中心静脈圧が上昇した場合に現れる．

⑥**バルサルバ反射** Valsalva reflex：息をこらえて胸腔内圧を上げると，心拍数はいったん増加するが次第に減少し，血圧が低下する．

5）血圧調節の機序を説明できる

a. 血圧と血管半径

血圧とは，動脈内を流れる血液の持つ機械的な圧力である．血圧（P）は電流・電圧を規定するオームの法則（$V=I\times R$）と同様に，血管抵抗（R）と血流量（Q）により $P=Q\times R$ で表すことができる．

ここで，血管の長さをl，血管半径をr，血液粘性をηとすると，血管抵抗 $R=8\eta l/\pi r^4$ となり，血圧は以下の式で表すことができる．

$$P = Q \times 8\eta l/\pi r^4$$

全身の血管長lは一定であるから，血圧は循環血液量と血管半径に依存することになる（ポワズイユの法則）．実際，全身の重要臓器は，血圧の変化に応じてに血管半径を反射的に変化させて自身の血流量を一定にしている（図10-7）．

●Memo　血管各部位の血圧とその変化●

平均血圧・血流速度

動脈では 80 mmHg, 50 cm/sec
↓
細動脈（直径 30 μm 以下）では 40～60 mmHg
↓
毛細血管動脈側（直径 8 μm 以下）では 30 mmHg 前後, 0.05 cm/sec
毛細血管静脈側では 15 mmHg, 0.05 cm/sec
↓
静脈では 10 mmHg
大静脈の右房開口部では 5 mmHg からときに陰圧になる（中心静脈圧 central venous pressure）。

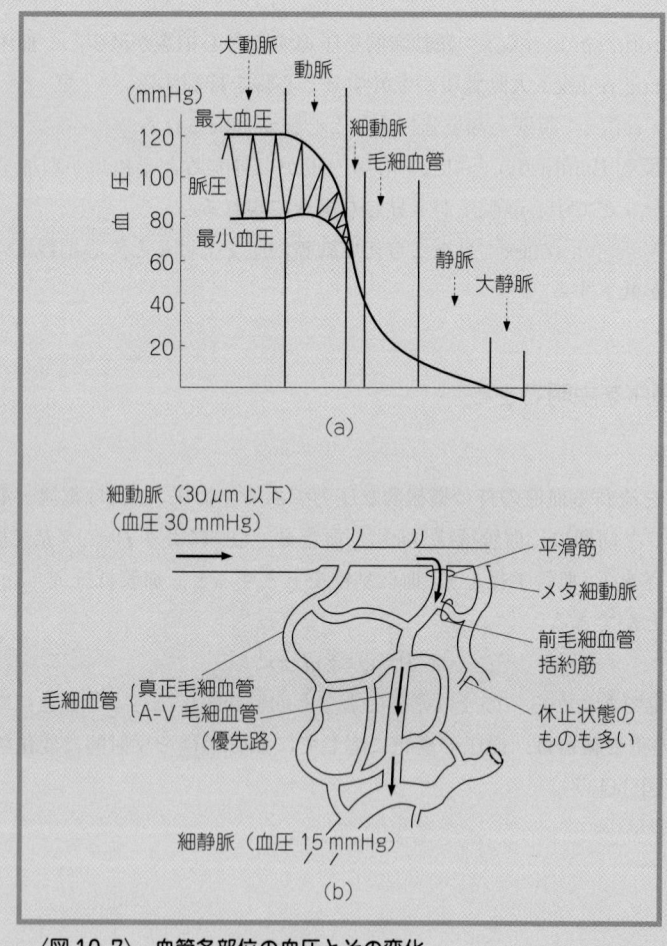

〈図 10-7〉　血管各部位の血圧とその変化
（文献 1），図 17-19, 17-20)

●Memo 平均血圧とは？●

細動脈より太い動脈では心拍に応じて血圧が変動する。平均血圧は以下の式で求められる（図10-8）。

$$平均血圧＝拡張期血圧＋脈圧×1/3$$

収縮期（最大）血圧：左心室の収縮に伴い血液が大動脈内に駆出されるときの血圧。

拡張期血圧（最低血圧）：右心房および右心室が拡張して大静脈から心臓に血液が還流する際の血圧。

脈圧：収縮期血圧－拡張期血圧

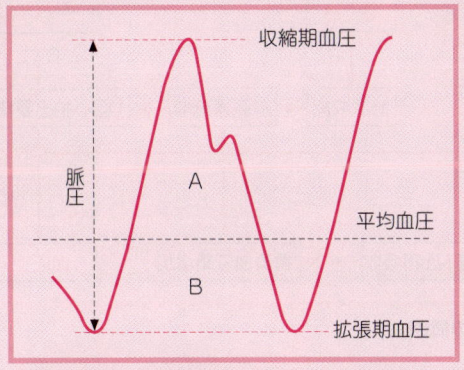

〈図10-8〉 平均血圧
平均血圧＝拡張期血圧＋脈圧×1/3
（図中のAの部分とBの部分の面積が等しくなる圧）

b. 血圧調節機構

血圧調節は
① 腎尿細管でのナトリウムイオン再吸収による循環血液量の調節，
② 自律神経活動による静脈系の収縮と弛緩による循環血液量の調節，
③ 自律神経活動および内分泌による心臓の血液駆出量の調節，
④ 細動脈収縮・弛緩による末梢血管抵抗の調節，

に依存している。大動脈および頸動脈の平均血圧が60～200 mmHgの範囲にあるときに，血圧の変化は頸動脈洞ないし大動脈弓の圧反射受容器で感知され，延髄腹外側の心臓血管中枢が伝達された情報を元に，自律神経を介して心臓および血管運動を調節する。図10-9にその概略を示す。

6）毛細血管における物質・水分交換を説明できる

血液と組織との間の物質交換は，主に毛細血管で行われる。毛細血管の血管壁は内皮細胞，基底膜および外膜結合組織からなり，きわめて薄い（0.5 μm以下）。各組織の毛細血管壁の構造は，組織や臓器の機能により異なり，大きく，連続型，有窓型，不連続型の3タイプに分かれる（図10-10）。

これらの毛細血管で，血管内の血漿と間質液間で物質交換が行われ，物質の移動のほとんどは拡散に依存する。この駆動力は，毛細血管内圧と間質圧との差に，間質液と血漿との浸透圧の差が加わったものである。O_2やCO_2などのガスや脂溶性物質は，拡散により内皮細胞内を比較的自由に通過できる。

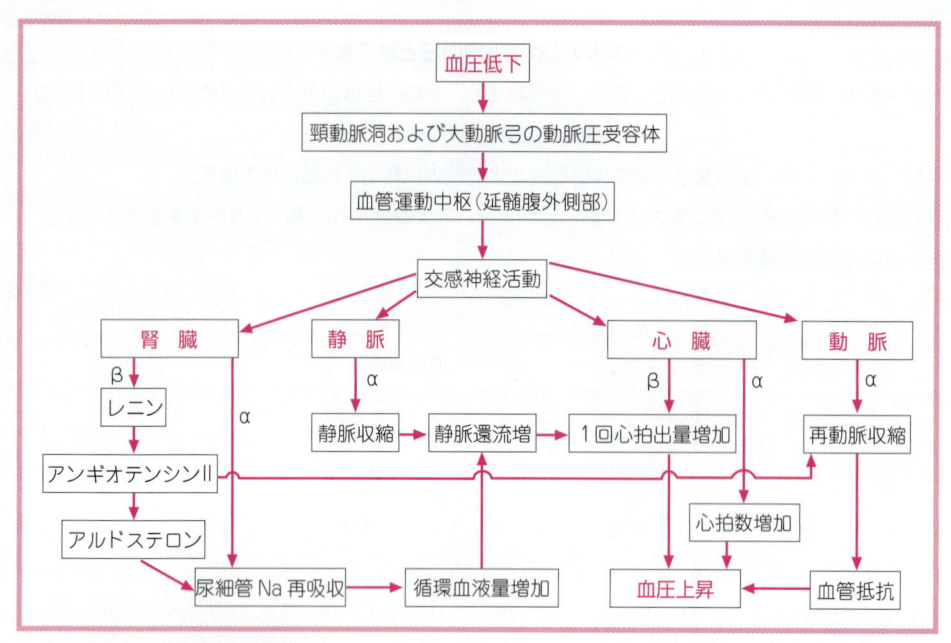

〈図10-9〉 血圧調節の概略

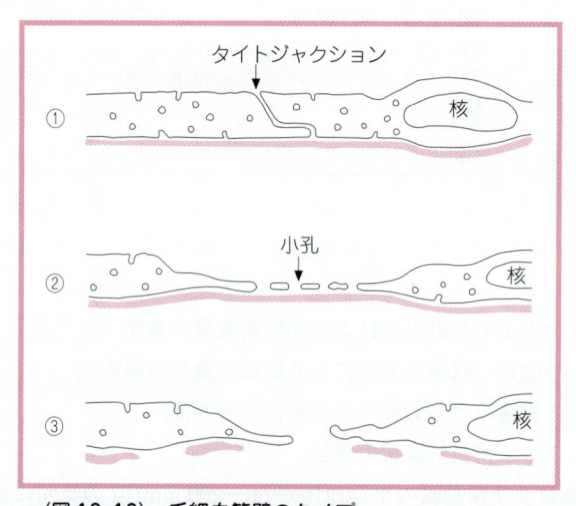

〈図10-10〉 毛細血管壁のタイプ
①連続型，②有窓型，③不連続型

一方，水溶性物質は細胞膜を通りにくいので，内皮細胞の細胞間隙を通過する。

①連続型は内皮細胞どうしが密着してタイトジャンクション tight junction を構成しているので，内皮細胞間隙がきわめて狭い。肺，骨格筋や脳血管でみられるタイプで，とくに脳では血液-脳関門 blood-brain barrier を構成している。これら血管では水溶性の物質の移動に，担体が関与している。

②有窓型は内皮細胞の一部に直径500Å程度の小孔が開いているもので，腎臓，消化管，内分泌腺でみられる。

③不連続型は，内皮細胞と基底膜がともに不連続で，物質の透過性が高い。肝臓や脾臓，骨髄の毛細血管でみられる。

7）胸管を経由するリンパの流れを概説できる

リンパ液は組織液に開口するリンパ管に集められる。下半身からのリンパ液は，途中各リンパ節を経由しつつ合流しながら乳糜槽 chyle cistern を経て胸管に集まる（図10-11）。胸管を流れるリンパ液は，腸管から吸収した脂肪を含み白濁している。

左上半身と胸管からのリンパ液は，左鎖骨下静脈と左内頸静脈の合流部である静脈角 venous angle で，静脈内に流入する。

右上半身のリンパ液は，これとは別に直接静脈に流入する。

8）主な臓器（脳，心，肺）の循環調節を概説できる

a．脳の循環調節

脳血管の血圧調節は全身の血圧調節と独立して行われ，全身血圧がある範囲内（平均血圧60〜140 mmHg）で変化しても，脳血流量はほぼ一定に保たれる（図10-12）。これは，全身血圧の上昇／下降で反射的に脳血管が収縮／拡張することにより生じる調節で，脳の血流を保持するために重要である。

また，脳血管の収縮・拡張は血液中の化学的因子，とくに CO_2 に左右される。動脈血の二酸化炭素分圧 $PaCO_2$ が低下すると脳血管は収縮する。実際，呼吸を深大化させると，血液中の CO_2 が肺から放出されて $PaCO_2$ が低下し，脳血管が収縮する。

頭蓋内圧が上昇して，脳血管の血液灌流圧（＝動脈圧－頭蓋内圧）が低下し脳幹の血流量が低下すると，クッシング現象 Cushing phenomenon が生じる。これは，

①延髄心臓血管中枢刺激による体循環血圧の上昇，
②延髄心臓血管中枢刺激による脈圧増大と反射性徐脈（1回心拍出量の増大），
③延髄呼吸中枢刺激による呼吸の深大化による脳血管の収縮，

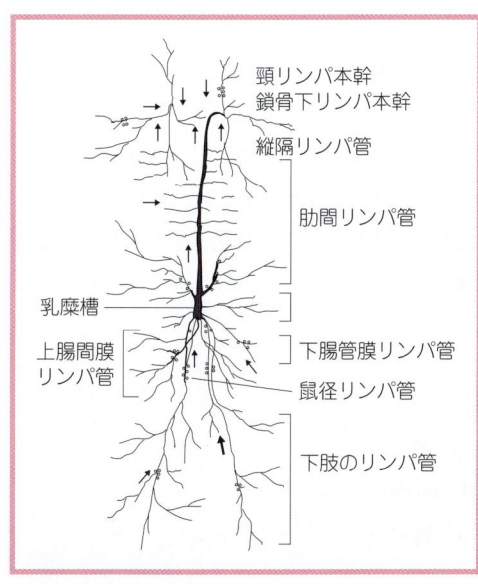

〈図10-11〉 全身のリンパ系（広重，1979）
（文献1），図17-22）

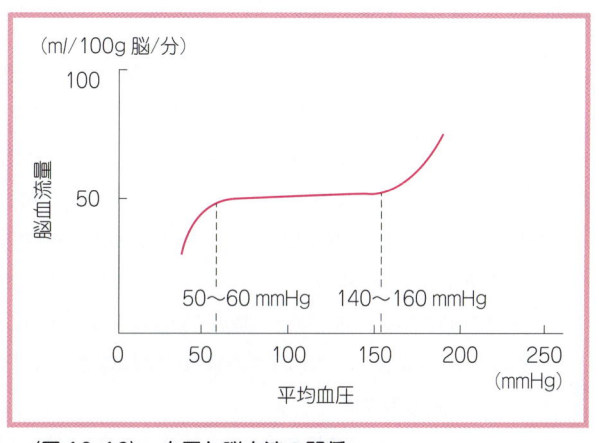

〈図10-12〉 血圧と脳血流の関係
平均血圧60 mmHg以下および140 mmHg以上では自動調節が働かず，血圧に応じて脳血流が減少ないし増加する。

を目的とした生体防御反応である。

体循環血圧が上昇し，かつ，1回心拍出量が増加すると，脳動脈にかかる平均血圧と脳循環血液量が増える。また，呼吸の深大化により脳血管が収縮すると，収縮した血管床分だけ脳の容積が減少して頭蓋内圧が低下する。クッシング現象とは，平均動脈圧を上昇させつつ頭蓋内圧を低下させて脳血管での血液灌流圧を増加させ，ある程度まで脳血流量を維持することを目的とした反射である。

b. 肺循環の特性

右心室から駆出された血液は肺動脈-毛細血管を経て左心房に入る。肺血流量は，左右心拍出量と等しく，安静時は毎分 4〜7 l である。一方で，肺動脈圧は体循環系に比べると低く，収縮期圧で 12〜25 mmHg，拡張期圧で 7〜12 mmHg，平均血圧は約 14 mmHg で，循環抵抗は体循環系の約 1/10 である。肺血流量は立位では，肺底部で多く，肺尖部で少ない。

肺毛細血管内の浸透圧は 28 mmHg，肺胞内膠質浸透圧が 5 mmHg で両者の差（肺胞内から血管内へ向かう力）が 23 mmHg 程度である。これは，毛細管血圧（7〜12 mmHg）と比べて十分に大きいため，肺の組織間腔の水分はすぐに毛細血管内へ移動し，肺胞内は通常，"乾いた"状態になっている。

左心不全に陥ると左心室のポンプ機能が低下して左房圧（肺動脈楔入圧）が高まり，23〜25 mmHg を超えると，毛細血管から肺の組織間腔に向かって水分の移動が起こる。これが，**肺水腫** pulmonary edema である。肺水腫では，呼吸困難，チアノーゼ，血性の泡沫痰を認め，胸部に湿性ラ音を聴取し，PaO_2 は著明に低下する。

c. 冠循環の特性

冠動脈は心筋への栄養動脈で，安静時心拍出量の約 5%（250 ml/min）が流れる。大動脈洞（Valsalva 洞）起始部から，右冠動脈は主に右心房と右心室に，左冠動脈は左心房と左心室に血液を供給し，静脈血は主に冠静脈洞から右心房に入る。冠血流は心周期で大きく変動し，**心筋への血流量が最大になるのは，大動脈弁が閉じた直後の拡張初期である**。逆に，等容性収縮期は心室圧の上昇に伴い，冠動脈が圧迫されて冠血流量が最小になる。

●**Memo　高カリウム血症と緊急処置**●

ヒトの血漿カリウムイオン（K^+）濃度は 3.5〜5 mEq/l に維持されているが，急性腎不全では腎臓から K^+ を排泄できないために血漿 K^+ 濃度が上昇し，興奮性細胞，とくに心筋では静止膜電位が上昇する。心筋細胞において閾値と静止膜電位が近接すれば被興奮性が増し，心室細動などの非協調運動をきたす。とくに，血漿 K^+ 濃度が 10 mEq/l 以上では，心筋細胞の静止膜電位は閾値を超えるために興奮性が失われ，ただちに心停止をきたす。このように，高カリウム血症は放置すると危険である。血液透析などを行えない状況でただちに処置が必要な場合は，以下の緊急処置が役に立つかもしれない。

①高カリウム血症（5 mEq/l＜血漿カリウム濃度＜6 mEq/l）
　　(i) K^+ 投与の中止
　　(ii) ループ利尿薬の投与：ヘンレループでの K^+ 再吸収を減らす。
②腎不全時の高カリウム血症（6 mEq/l 以上）に対しての GI（glucose-insulin）療法
　　　50% glucose 400 ml ＋ 蒸留水 100 ml ＋ 速効型インスリン 40 単位
　　　（40 ml/hr の速度で点滴静注する）
インスリンは血漿のカリウム値に影響を及ぼす。細胞内へのグルコースおよびアミノ酸の取り込みに伴い，

細胞外の Mg^{2+},K^+,HPO_4^{2-} が細胞内へ移動する。低血糖を防ぎつつ細胞外 K^+ を細胞内に取り込み,血漿 K^+ 濃度を低下させるために緊急避難的に行う。

●Memo　正常血圧値について●

正常血圧は性別と年齢で異なる。若年者では,女性が男性よりも 10 mmHg 前後低いが,閉経期以降では男性との間に差がなくなる（図10-13）。

新生児では正確な測定が困難な点があるが,収縮期血圧は 60 mmHg,拡張期血圧が 40 mmHg 前後で,両者ともに生後徐々に上昇する。血圧の上昇と心拍数の減少は成人になるまで続く（表10-1）。

60歳未満の成人では,収縮期血圧が 130 mmHg 未満かつ拡張期血圧が 85 mmHg 未満が血圧至適域（正常値）とされている（脈拍：60〜120/min）。

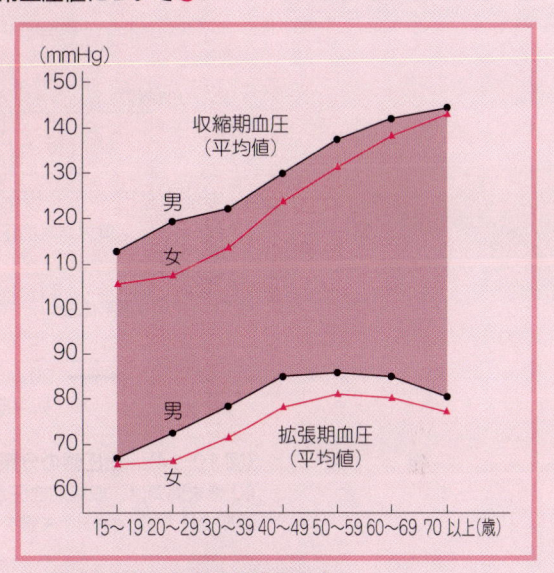

〈図10-13〉　年齢層別血圧動向
（2004年厚生労働省・国民栄養調査による）

〈表10-1〉　小児の血圧

年齢	収縮期血圧 (mmHg)	拡張期血圧 (mmHg)	脈拍数 (回/min)
新生児			120〜140
乳児　2歳	105±17	68±15	100〜110
4〜 6歳	111±16	70±23	90〜100
8〜10歳	112±16	66±12	80〜100
12〜14歳	115±22	63±12	80〜 90
16〜18歳	122±11	65±11	70〜 80

●Memo 高血圧について●

成人の高血圧分類は，WHO（世界保健機構 World Health Organization）の血圧値分類に準拠している。高血圧の分類を図10-14に示す。一方，日本内科学会は収縮期血圧≧130 mmHg 以上かつ/または拡張期血圧≧85 mmHg 以上の血圧を高血圧ととらえ，メタボリックシンドロームの診断基準のひとつに挙げている（表10-2）。また，小児の高血圧基準についても示す（表10-3）。

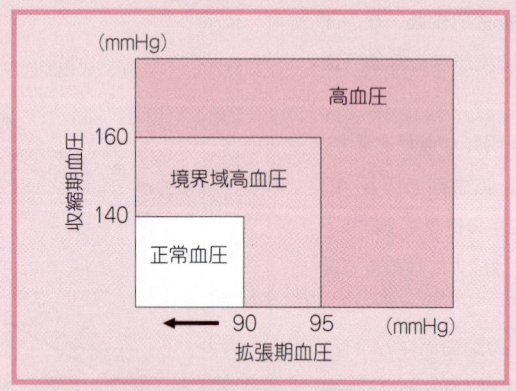

〈図10-14〉 血圧値の分類（WHO）
60歳未満では，収縮期血圧が130 mmHg 未満かつ拡張期血圧が85 mmHg 未満を，血圧至適域としている。

〈表10-2〉 メタボリックシンドロームの診断基準（日本内科学会，2004）

①内臓脂肪蓄積　ウエスト径：男性≧85 cm，女性≧90 cm
（内臓脂肪断面積　男女とも≧100 cm^2）
②上記に加えて
（1）高トリグリセライド血症≧150 mg/dl
かつ/または　低HDL血症＜40 mg/dl
（2）収縮期血圧≧130 mmHg
かつ/または　拡張期血圧≧85 mmHg
（3）空腹時血糖≧110 mg/dl
（1），（2），（3）の2項目以上に当てはまる場合。
虚血性心疾患および脳血管障害に罹患するリスクが高くなる。

＊）高トリグリセライド血症，低HDL血症，高血圧症，糖尿病の薬物治療を受けている場合は，それぞれの項目に含める。

〈表10-3〉 小児の高血圧症

乳児	収縮期血圧	120 mmHg 以上
	拡張期血圧	75 mmHg 以上
幼児	収縮期血圧	125 mmHg 以上
	拡張期血圧	75 mmHg 以上
小学生低学年	収縮期血圧	130 mmHg 以上
	拡張期血圧	80 mmHg 以上
小学生高学年	収縮期血圧	135 mmHg 以上
	拡張期血圧	85 mmHg 以上
中学生	収縮期血圧	140 mmHg 以上
	拡張期血圧	90 mmHg 以上

演習篇

C point 10.1　心筋の電気的特性

問題　心筋細胞の性質として誤っているのはどれか。

A　活動電位の持続時間は 150〜300 msec である。
B　心筋細胞の不応期の持続時間は骨格筋と等しい。
C　心筋細胞の脱分極はギャップジャンクションを介して伝播される。
D　洞房結節の静止膜電位は固有心筋と比べて浅い。
E　交感神経興奮は心筋細胞の脱分極を促進する。

　心筋の脱分極は骨格筋と比較すると長いのは，心筋特有の長いプラトーがあり，電位がほぼ一定に保たれるからである。プラトーでは，細胞内電位が長い間プラスになるが，カリウムイオンコンダクタンス（g_K）が減少するために細胞内よりの K^+ の流出を最小限にとどめている。プラトーは，細胞外へ流出する K^+ によって運ばれる外向き電流と，g_{Ca} の増大で流入する Ca^{2+} で発生する内向き電流のバランスが保たれた状態で，心筋の電気生理学的な特徴である（図10-15）。

　カテコールアミンは，アドレナリン β_1 受容体を介したメカニズムにより，L型 Ca^{2+} チャネルをリン酸化して g_{Ca} を増大させて Ca^{2+} 流入を増やし，脱分極を促進することで心機能を亢進する。

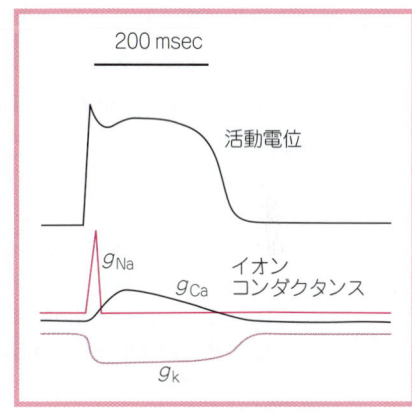

〈図 10-15〉　心筋細胞の活動電位とイオンコンダクタンス

正解　B
○A　骨格筋の活動電位持続時間は約 2 msec で，心筋の活動電位の持続時間は 150〜300 msec である。
×B　心筋細胞の不応期は Na^+ チャネルの不活性化で生じ，骨格筋の約 50 倍の長さ（約 250 msec）である
○C　筋細胞膜が脱分極すると，電位変化はギャップジャンクションを介して他の心筋細胞に伝播される。
○D　固有心筋，心房の特殊心筋，ヒス束，プルキンエ線維は −80〜−90 mV の深い静止膜電位を持つ。一方，洞房結節は −65 mV と浅い。
○E　交感神経刺激で放出されたノルアドレナリン（NA）が心筋細胞膜上のアドレナリン β_1 受容体と結合すると，Gs タンパク質を介してアデニル酸シクラーゼが活性化して cAMP が増加する。cAMP の増加でプロテインキナーゼ A が活性化し，これが L 型 Ca^{2+} チャネルをリン酸化し，Ca^{2+} 流入による心筋細胞の脱分極を促進する。

重要関連事項　→　4章1）筋組織について，骨格筋，心筋，平滑筋の構造と機能を対比して説明できる，10章3）心筋細胞の電気現象と心筋の興奮伝導系を説明できる，興奮収縮連関を概説できる

C point 10.2　心電図

> **問題**　心電図について誤っているのはどれか。
> A　P波は心房筋の収縮を反映する。
> B　QRS波は心室筋の脱分極を反映する。
> C　T波は心室筋の再分極を反映する。
> D　QT間隔は心室筋の収縮を反映する。
> E　PR間隔の病的な延長は，房室伝導障害に伴って生じる。

　一般にP波，QRS波，T波からなる（図10-5）。P波は心房筋の脱分極に一致して生じ，波高は0.25 mV以下，波幅は0.10秒未満である。
　PR間隔は心房興奮の開始から心室興奮までの間隔で，正常値では0.12～0.2秒である。
　QRS波は心室筋の脱分極によって生じ，波幅は0.10秒未満である。Q波の幅は0.04秒未満で，Q波の振幅はR波の1/4未満である。
　T波は心室筋の再分極過程を表す。T波高は1.2 mV未満で，QT間隔は心室筋の電気的収縮期を表す。

　　正解　A
　×A　P波は心房筋の脱分極を反映する。心房筋の収縮は脱分極の他に再分極過程の一部も含まれるので，P波の後にも持続する。
　○B　QRS波は心室の脱分極を反映する。
　○C　T波は心室筋の再分極を反映する。
　○D　QT間隔は心室筋の収縮を反映する。
　○E　PR間隔は心房興奮の開始から心室興奮までの間隔で，PR間隔の病的な延長は房室伝導障害に伴って生じる。

C point 10.3　心　音

> **問題**　心音について誤っているのはどれか。
> A　第Ⅰ音は僧帽弁および三尖弁の閉鎖に伴って発生する。
> B　第Ⅰ音は心電図のP波と一致して発生する。
> C　第Ⅱ音は大動脈弁と肺動脈弁の閉鎖音である。
> D　第Ⅱ音は心電図のT波よりも遅れて出現する。
> E　第Ⅲ音は健康な成人では通常は聴取されない。

　Ⅰ音は僧帽弁および三尖弁の閉鎖に伴って発生する。心室収縮の開始時に心電図上のR波と一致して発生する持続時間の長い低周波数の振動波である。
　Ⅱ音は大動脈弁および肺動脈弁の閉鎖音で，持続時間の短い高音程の振動からなり，心室筋の再分極に伴い発生するT波よりもやや遅れて出現する。
　Ⅲ音は心房から心室への血液流入に伴い心室が振動する際に発生するが，通常は聴取できない。胸壁が薄い小児や左心不全で聴取されることがある。

正解　B
- ○A　第Ⅰ音は僧帽弁および三尖弁の閉鎖に伴って発生する。
- ×B　第Ⅰ音は心電図のR波と一致して発生する。
- ○C　第Ⅱ音は大動脈弁と肺動脈弁の閉鎖音である。
- ○D　第Ⅱ音は心電図のT波よりも遅れて出現する。
- ○E　第Ⅲ音は健康な成人では通常は聴取されない。

重要関連事項　→　4）心周期に伴う血行動態を説明できる，心機能曲線と心拍出量の調節機序を説明できる

C point 10.4　心周期

問題　次のうち正しいのはどれか。
- A　心室拡張期の左心室内圧は大動脈内の血圧に等しい。
- B　心室収縮末期の心室残存血液量はほぼゼロに等しい。
- C　心室収縮の初期は心室容積が変化しない。
- D　左心室内圧が左心房圧を超えると三尖弁が閉じる。
- E　心室収縮期の右心室内圧は最大120 mmHgに達する。

繰り返される心臓の収縮と弛緩を心周期という。心周期は収縮期（等容性心室収縮期，心室駆出期）と拡張期（等容性心室拡張期，流入期，心房収縮期）に区分される。下記は左心系の心周期である。

①僧帽弁および大動脈弁が閉じた状態で左心室が収縮する（等容性心室収縮期）。
②ついで，大動脈弁が開き，大動脈へ血液が駆出され，血圧が最大になる（心室駆出期）。
③収縮がピークを過ぎ，心室筋が弛緩し始めて心室内圧が低下すると，大動脈弁が閉じる。僧帽弁が開くまでは等容性に左心室が拡張する（等容性心室拡張期）。この時期，心室内には約30 mlの血液が残存している（収縮末期残存血液量 end-systolic volume, ESV）。
④ついで，僧帽弁が開き心房から左心室へ急速に血液が流入する（流入期）。
⑤左心房が収縮し，僧帽弁が閉鎖するまで左心室に血液が充満する（心房収縮期）。

正解　C
- ×A　心室拡張期の左心室内圧はほぼゼロで，大動脈内の血圧（約80 mmHg）より低い。
- ×B　心室収縮末期の心室内には約30 mlの血液が残存している。
- ○C　心室収縮の初期は心室容積が変化しない。
- ×D　左心室内圧が左心房圧を超えると僧帽弁が閉じる。
- ×E　心室収縮期の右心室内圧は最大20〜30 mmHg程度である。

重要関連事項　→　4）心周期に伴う血行動態を説明できる，心機能曲線と心拍出量の調節機序を説明できる

C point 10.5　フランク-スターリング Frank-Starling の法則

> **問題**　次のうち誤っているのはどれか。
> A　左心室と右心室の心拍出量は平均すると等しい。
> B　左心室の拡張終末期容積が1回心拍出量を決定するのに重要である。
> C　大動脈内圧が上がると1回心拍出量が増える。
> D　迷走神経刺激は心拍数を減らす。
> E　交感神経刺激は1回心拍出量を増やす。

筋は伸展されると収縮張力を増すという特性がある。すなわち，拡張末期の心筋の伸展度合いで心収縮力が決定される（Frank-Starlingの法則）。拡張終末期に心室に流入してきた血液の量（前負荷 preload）だけ収縮期に駆出するため，結果として，心臓は自動的に静脈還流に則して1回心拍出量を変動させる。

> 正解　C
> ○A　右心室の血液駆出量が増大すると，数心拍後には左心側への肺静脈還流量が増大して，最終的には左心室拡張終末期容積（前負荷）が増大する。左心系の前負荷が増大すると，左心系は Frank-Starling の法則により，1回心拍出量を増加させ，最終的には両心室の駆出量のバランスが取れるようになる。
> ○B　左心室は，拡張終末期に心室に流入してきた血液の量だけ収縮期に駆出する。
> ×C　大動脈内圧は心臓からの血液の駆出に抵抗するため，心臓収縮に対する負荷になる（後負荷 afterload）。しかし，後負荷の増加は1回心拍出量には影響を与えない。
> ○D　迷走神経が刺激されると徐脈になる。
> ○E　交感神経の活動，副腎髄質から分泌されるアドレナリン，ノルアドレナリンなどは β_1 受容体を活性化し，心筋収縮力を増強して1回心拍出量を増加させる。

重要関連事項　→　4）心周期に伴う血行動態を説明できる，心機能曲線と心拍出量の調節機序を説明できる

C point 10.6　末梢血管

> **問題**　毛細血管について誤っているのはどれか。
> A　毛細血管と組織との物質交換は主として拡散による。
> B　毛細血管は血管抵抗形成に重要である。
> C　毛細血管での血圧は 15～30 mmHg 程度である。
> D　組織液は主としてリンパ循環を介して静脈に還流する。
> E　交感神経刺激により収縮する。

毛細血管では血管内の血漿と間質液間で物質交換が行われ，物質の移動のほとんどが拡散による。この駆動力は，毛細血管内圧と間質圧との差に，間質液と血漿との浸透圧の差が加わったものである。O_2 や CO_2 などのガスや脂溶性物質は，拡散により内皮細胞内を比較的自由に通過できる。一方，水溶性物質は細胞膜を通りにくいので，内皮細胞の細胞間隙を通過する。

正解　D
- ○A　毛細血管と組織との物質交換は主として拡散による。
- ○B　毛細血管は血管抵抗形成に重要で，毛細血管が拡張すると血管抵抗が減少する。
- ○C　毛細血管の血圧は 15〜30 mmHg 程度である。毛細血管動脈側では 30 mmHg，毛細血管静脈側では 15 mmHg で，陽圧である（指を切ったら血が流れるのはこのため）。
- ×D　組織液は主として細静脈側の毛細血管に吸収され，吸収されきれない組織液がリンパ循環を介して静脈に還流する。
- ○E　交感神経刺激，アドレナリン，ノルアドレナリンにより収縮する。頭皮などを切開する際に，毛細血管を収縮させて止血を図るために，予めアドレナリンを混入したの局所麻酔を用いることがある。

重要関連事項　→　6）毛細血管における物質・水分交換を説明できる

C point 10.7　血液循環と静脈還流

> **問題**　循環血液量減少を示す身体所見はどれか。
> A　徐　脈
> B　下腿の浮腫
> C　腋下の湿り気
> D　起立時の血圧上昇
> E　臥位の頸動脈拍動消失
>
> (G100-41)

心周期を通じ，中心静脈圧 central venous pressure は 4〜7 mmHg である。また，右心房圧は 1〜5 mmHg である。胸腔内圧は吸気時 −8 mmHg，呼気時 −2 mmHg で，平均 −5 mmHg である。呼気時には胸腔内圧が上昇するので胸腔内へ還流する血液が減少し，吸気時には静脈還流が増加する。

正解　E
- ×A　循環血液量が減少して 1 回あたりの心拍出量が減少する場合の代償として，心拍数が増加する。
- ×B　うっ血性心不全などで心臓のポンプ機能が破綻し，静脈圧が上昇すると，毛細血管から組織間腔に向かって水分の移動が起こる。これが浮腫になる。重力との関係で下肢の静脈圧が上昇しやすく，下腿に浮腫が生じやすい。
- ×C　腋下汗腺よりの発汗は，ショック状態で交感神経が過緊張することで生じる。ショックは循環血液量の急速な減少でみられるだけでなく，心臓のポンプ機能の破綻ないし，神経反射による低血圧でも生じる。
- ×D　血圧測定上，臥位，坐位，立位の順に最高血圧（収縮期血圧）は低下し，最低血圧（拡張期血圧）は，臥位，坐位，立位の順に上昇する。循環血液量が減少する場合は，いずれの場合も最高血圧および最低血圧において低下する。起立性低血圧症では，血管運動調節障害により最高血圧および最低血圧がともに 20 mmHg 以上低下し，脳血流量が減少するために，起立時にめまいとふらつきが出現する。
- ○E　右心房の収縮による内頸静脈の拍動は，頸根部の鎖骨の内側端の上方で触れることができる。腕頭静脈および上大静脈に弁がないので，収縮波がこれらの静脈を通って内頸静脈に達する。循環血液量が低下すると中心静脈圧および右心房圧が低下し，脈圧が低下して拍動が消失する。ちなみに，頸静脈は立位や座位では虚脱しやすく，頸静脈の拍動は臥位で観察することが適当とされる。

重要関連事項　→　5）血圧調節の機序を説明できる

C point 10.8　体液量調節

> **問題**　体液量が増加すると血中で上昇するのはどれか。
> A　デヒドロエピアンドロステロンサルフェート〈DHEAS〉
> B　カテコラミン
> C　バソプレシン
> D　レニン活性
> E　ナトリウム利尿ペプチド
>
> （100G-50）

通常，体液量の増加を反映する変化は，血圧の上昇である。血圧の変化は頸動脈洞ないし大動脈弓の圧反射受容器で感知され，延髄腹外側の心臓血管中枢が伝達された情報を元に，自律神経を介して心臓および血管運動を調節する。

血圧および循環血液量の調節は以下に依存している。
(1) 腎尿細管での Na^+ 再吸収による循環血液量の調節
(2) 自律神経活動による静脈系の収縮と弛緩による循環血液量の調節
(3) 自律神経活動および内分泌による心臓の血液駆出量の調節
(4) 細動脈収縮・弛緩による末梢血管抵抗の調節

本問題は，このうち (3) の内分泌による調節についてを問う問題である。

①レニン分泌は，交感神経の興奮や腎血流量の低下で促進される。体液量が増加して交感神経活動が抑制されるとレニン分泌が減少する。その結果としてアルドステロン活性が減少し，遠位尿細管での Na^+ 再吸収が低下する。

②腎尿細管に α ないし β アドレナリン受容体が分布し，これらを介して Na^+ の再吸収を促進している。交感神経の興奮性が低下すると Na^+ 再吸収が減少し，尿量が増える。

③循環血液量が増大すると，心房からナトリウム利尿ペプチドが分泌され，尿量が増える。

④下垂体後葉ホルモンであるバソプレシンの分泌は，血漿浸透圧，有効血液循環量および血圧の変動の影響を受ける。細胞外液量の増大はバソプレシンの分泌低下を招く。

正解　E

×A　デヒドロエピアンドロステロンサルフェート（DHEAS）は，コレステロールから合成される副腎アンドロゲンである。コルチゾルやアルドステロンとコレステロールからの合成は途中までは一緒だが，腎臓における Na^+ 保持効果はほとんど認められない。体液量が増加しても分泌量は増大しない。

×B　カテコラミンは腎臓でレニン分泌を促進するほか，Na^+ 再吸収を促進する。体液量が多いときは交感神経活動が低下するので，分泌量は減少する。

×C　体液量が増加している場合は，下垂体後様からのバソプレシン分泌が低下する。

×D　レニン分泌は，交感神経の興奮や腎血流量の減少で増加する。体液量が増えた場合は，腎血流量が増大するのでレニン分泌は減少し，活性も低下する。

○E　心房性ナトリウム利尿ペプチド atrial natriuretic polypeptide（ANP）は心房筋で合成される 28 個のアミノ酸からなるペプチドである。体液量が増加して心房圧が高くなると分泌され，血管平滑筋を弛緩させ血圧を低下させるとともに，腎臓に作用して Na^+ の尿中への排泄を増加させて利尿効果を発揮する。

重要関連事項　→　5）血圧調節の機序を説明できる

C point 10.9　特殊循環系

問題　誤っているのはどれか。
A　動脈血で二酸化炭素分圧が低下すると脳血管は拡張する。
B　全身血圧が急に低下すると，脳血管は反射的に拡張する。
C　肺血流量は左右心拍出量と等しい。
D　冠動脈には安静時心拍出量の約 5% が流れる。
E　冠動脈の血流は収縮期に減少する。

正解　A
×A　動脈血の二酸化炭素分圧 $PaCO_2$ が低下すると脳血管は収縮する。
○B　脳血管の血圧調節は全身の血圧調節と独立して行われ，全身血圧がある範囲内（平均血圧 60〜140 mmHg）で変化しても，脳血流量はほぼ一定に保たれる。これは，脳血管が全身血圧の上昇（ないし下降）で反射的に脳血管が収縮（ないし拡張）することにより生じる調節で，脳の血流を保持するための重要な反射である。
○C　肺血流量は左右心拍出量と等しく，安静時は毎分 4〜7 l である。肺動脈圧は体循環系に比べると低く，収縮期圧で 12〜25 mmHg，拡張期圧で 7〜12 mmHg，平均血圧は約 14 mmHg で，循環抵抗は体循環系の約 1/10 である。肺血流量は立位では，肺底部で多く，肺尖部で少ない。
○D　冠動脈は心筋への栄養動脈で，安静時心拍出量の約 5%（250 ml/min）が流れる。
○E　冠血流は心周期で大きく変動し，心筋への血流量が最大になるのは，大動脈弁が閉じた直後の拡張初期である。逆に，等容性収縮期は，心室圧の上昇に伴い冠動脈が圧迫されて，冠血流量が最小になる。

重要関連事項　→　8) 主な臓器（脳，心，肺）の循環調節を概説できる

C point 10.10　高カリウム血症と心停止

問題　臨床検査におけるパニック値はどれか。
A　ヘモグロビン　──── 9.8 g/dl
B　血小板　──── 8.3 万/μl
C　空腹時血糖　──── 70 mg/dl
D　総コレステロール　──── 320 mg/dl
E　血清カリウム　──── 7.0 mEq/l

(100E-25)

パニック値とは，緊急に処置を施さなければならないと生命維持ができない検査値である。ヒトの血漿 K^+ 濃度は 3.5〜5 mEq/l に維持されている。何らかの原因で血漿 K^+ 濃度が正常範囲を超えて上昇すると，興奮性細胞，とくに心筋では静止膜電位が上昇する。心筋細胞において閾値と静止膜電位が近接すれば被興奮性が増し，心室細動などの非協調運動をきたすので危険である。また，血清 K^+ 値が 7 mEq/l を超えると静止膜電位が閾値を超えて上昇するので，心筋の興奮性が失われて心停止にいたる危険が出てくる。

正解　E

×A　成人のヘモグロビン値の正常値は男 13.0〜18.0 g/dl，女 11.0〜16.0 g/dl である。パニック値は重症貧血の 5.0 g/dl 以下であり，安静時呼吸困難を伴うようになる。1単位の輸血でヘモグロビン濃度は 0.5〜0.75 g/dl 上昇する。

×B　血小板数のパニック値は 3万/μl 以下である。緊急手術を行うにしても 3〜5万/μl は必要である。濃厚血小板を 1 単位投与すると 4000〜5000/μl 上昇する。

×C　低血糖障害のパニック値は 40 mg/dl 以下で，中枢神経に不可逆的な障害を与える可能性がある（下記 Memo「低血糖障害の進行」参照）。

×D　総コレステロール値の正常値は 150〜220 mg/dl。ただし，320 mg/dl でもただちに生命の危険はない。

○E　血清カリウム濃度は生命の危険を及ぼす代表的数値である。高カリウム血症としてただちに処置が必要なのは，5.5 mEq/l 以上の場合である。

重要関連事項　→　3）心筋細胞の電気現象と心筋の興奮伝導系を説明できる，興奮収縮連関を概説できる，p. 190 Memo「高カリウム血症と緊急処置」

●Memo　低血糖障害の進行●

70 mg/dl　アドレナリン，ノルアドレナリン，グルカゴン，コルチゾル，GH などのインスリン拮抗ホルモンの分泌
　　　　　→警告症状（発汗・振戦・動悸・頻脈など交感神経刺激症状）

50 mg/dl　グルコース欠乏による機能的障害
　　　　　→中枢神経症状（眠気・めまい・複視・見当識の低下）
　　　　　←パニック値（40 mg/dl）

30 mg/dl　代謝障害による機能的ないし器質的障害
　　　　　→大脳機能低下症状（意識障害・痙攣・昏睡）

11. 呼吸器系

一般目標：呼吸器系の構造と機能を理解する

　　生物は酸素を摂取して二酸化炭素を排出しながら生命活動を維持している。ヒトは1分間当たり，酸素（O_2）を約250 ml 取り入れ，二酸化炭素（CO_2）を約200 ml 排出している。コアカリキュラムで求められる生理学的知識は，
　　①代謝過程によりエネルギーを産生するために必要な O_2 を取り入れ，不要になった CO_2 を排出するメカニズムとその調節機構について，
　　②体内の酸・塩基平衡を保つメカニズムについて，
である。

◆チェック事項◆

1）呼吸器の構造の概略

　肺は，左肺が上下の2葉，右肺が上中下の3葉に分かれている。気道は，鼻腔，咽頭，喉頭，気管を経て肺内で気管支・細気管支として細かく分枝して，最後は肺胞に終わる。肺胞の表面積は70～100 m^2 で，皮膚の表面積の約60倍である。肺胞周囲は毛細血管に取り囲まれており，外気と血液の間で酸素 O_2 と CO_2 とを交換している（**外呼吸**）。酸素を取り入れた血液は，細胞との間で O_2 と CO_2 を交換する（**内呼吸**）。

2）呼吸筋と呼吸運動の機序を説明できる

　呼吸は，横隔膜および内外肋間筋を協調運動させ，胸腔内圧を変化させることで行われる。胸腔内圧は吸気時 -8 mmHg，呼気時 -2 mmHg で，平均 -5 mmHg である。
　吸気時，横隔神経（$C_{3～5}$）により横隔膜が収縮して下方に移動する。同時に脊髄神経（$T_{1～12}$）により外肋間筋が収縮して胸郭全体が挙上する（図11-1）。この胸郭の動きに，補助的に斜角筋や胸鎖乳突筋が働く。
　呼息時は横隔膜を挙上し，内肋間筋を収縮させて胸郭を縮小させる。また，腹筋群も関与する。
　呼吸気時の横隔膜は安静時で1.5 cm，深呼吸時で6～7 cm 移動し，換気量は安静時500 ml，深呼吸時2500 ml 程度である（図11-2）。
　肺自体は受動的に収縮するため，安静時呼吸では肺胞内圧は吸気時 -3 mmHg から呼気時 $+3$ mmHg に変化する。
　安静時呼吸数は1分間に16～20回程度。呼吸数は年齢が若いほど多く，加齢とともに少なくなる。
　事故により頸椎が損傷した場合，呼吸運動の点から損傷箇所が問題になる。呼吸運動において主要な

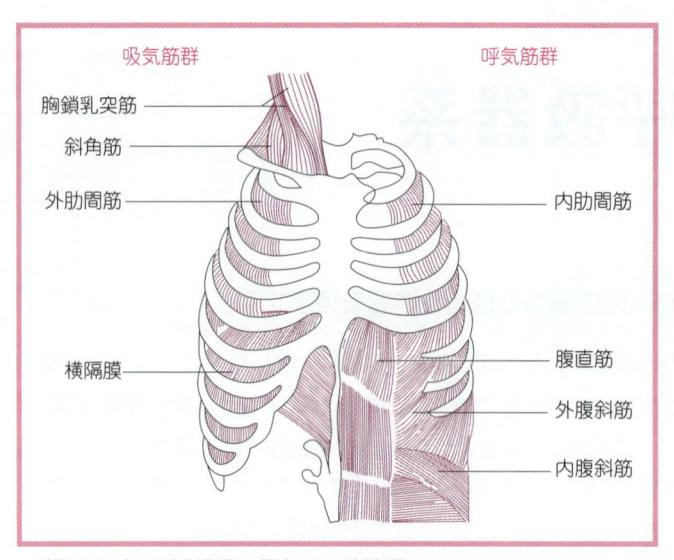

〈図11-1〉 呼吸運動に関与する諸筋群

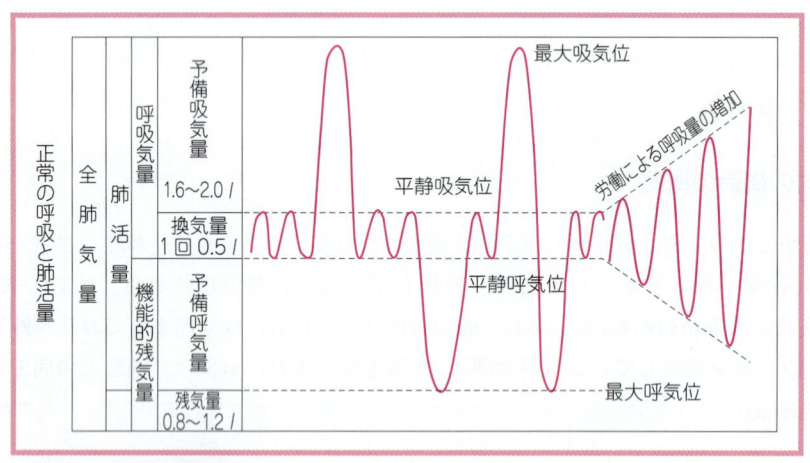

〈図11-2〉 肺気量分画
全肺気量：胸郭が最大限に膨らんだ状態の肺気量（男 4.6〜6.0 l，女 3.3〜4.6 l）
肺活量：最大吸気位から最大呼気位まで呼出した気量（男 3.2〜4.5 l，女 2.3〜3.2 l）
残気量：全肺気量から最大呼出しても肺に残る気量（男 1.0〜2.2 l，女 0.8〜1.5 l）
1回換気量：安静時1回あたりの換気量（男 0.35〜0.5 l，女 0.35〜0.5 l）
予備吸気量：吸気終末における肺気量と肺活量との差（男 0.8〜2.2 l，女 1.2〜1.6 l）
予備呼気量：呼気終末における肺気量から最大呼出される気量（男 1.0〜1.9 l，女 0.7〜1.3 l）
機能的残気量：安静呼気位における肺気量（男 2.4〜3.8 l，女 1.6〜2.8 l）。吸気筋も呼気筋も緊張していない完全にリラックスした状態での肺気量を表す。健常人では全肺気量の約40％で安定しているが，肺線維症の場合は肺の伸展が乏しくなるので著しく減少し，肺気腫の場合は肺が過膨張したままになるので著しく増大する。

　吸気筋は横隔膜であり，呼気は通常受動的である。脊髄損傷部位よりも下方に横隔神経が存在する場合は致命的である。
　横隔神経（$C_{3〜5}$）は頸椎 C_{2-3} 間から C_{4-5} 間を出てくる。横隔神経の主力は C_4 から出るので，C_{3-4} 間以上の高位頸椎損傷では致死的な呼吸麻痺が生じる可能性が高い。

●**Memo　換気機能障害の分類**●

換気機能障害は，％肺活量 percentage vital capacity（％VC，図 11-3）および 1 秒率 percentage forced expiratory volume in 1.0 sec（$FEV_{1.0\%}$）により分類される。

①％肺活量

$$\% VC = \frac{肺活量実測値}{肺活量予測値} \times 100\ (\%)$$

肺活量予測値は，以下の式で求められる（Baldwin）。
　男：〔27.63－(0.112×年齢)〕×身長（cm）
　女：〔21.78－(0.101×年齢)〕×身長（cm）

②1 秒率

$$1 秒率 = \frac{1 秒量}{努力肺活量} \times 100\ (\%)$$

最大吸気位から一気に呼出して描いた最大努力呼気曲線上から 1 秒後の呼気量（1 秒量）と，最大呼気流量（努力肺活量）が得られる。

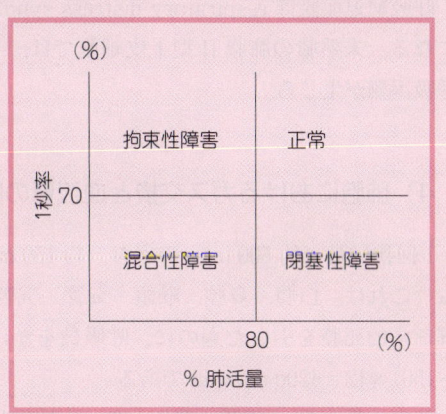

〈図 11-3〉　換気機能障害の分類

肺気腫や慢性気管支炎，気管支喘息などの慢性閉塞性肺疾患 chronic obstructive pulmonary disease（COPD）では，肺内にガスが貯留し肺が過膨張する。その結果，横隔膜は平低化し，胸郭は樽状に膨らむ。横隔膜の平低化は筋を過度に伸張させるために収縮力を低下させ，呼吸困難を引き起こす原因になる。

3）肺気量と肺・胸郭系の圧・容量関係（コンプライアンス）を説明できる

胸郭内圧の変化に対する肺の容積の変化割合を**コンプライアンス** compliance といい，肺の膨らみやすさの指標になる。コンプライアンスが高い肺は伸展しやすく，逆にコンプライアンスが低い肺は，伸展・収縮力に乏しい硬い肺で，肺線維症などでみられる。

横軸に胸腔内圧（P），縦軸に換気量をとる（圧容量曲線）と，圧の変化割合（ΔP）に対する肺の容量変化（ΔV），すなわち $\Delta V / \Delta P$（傾き）が肺コンプライアンスである（図 11-4）。

吸気時には**気道抵抗** airway resistance や肺や胸壁の粘性による**摩擦・組織抵抗** tissue resistance のために，非弾性抵抗が生じる。そのために圧容量曲線は吸気と呼気では同じ道筋を通らない（図 11-4）。これを**ヒステレーシス** hysteresis と呼ぶ。

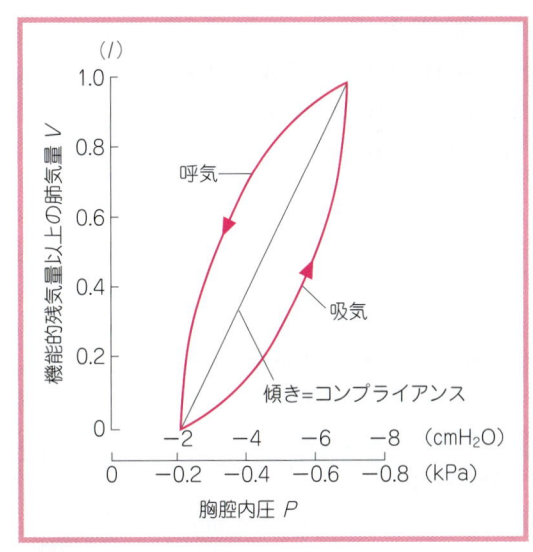

〈図 11-4〉　圧容量曲線

気道抵抗の 1/3 が鼻，口腔，咽頭，喉頭などの上気道で発生する。口を大きく開けた呼吸は，気道抵抗を減らすので，激しい運動にみられるあえぎは合目的な呼吸様態といえる。

肺を膨らませるときに，肺胞の弾性収縮に加えて肺胞面に生じる**表面張力**が肺の組織抵抗として問題

になる。吸気に際して，$P=2T/r$（T は表面張力，r は肺胞半径）の力で肺胞を収縮させる力が働く（Laplace の法則）。肺胞II型細胞から分泌される**サーファクタント** surfactant **は，肺胞面に薄膜を形成し，表面張力 T を減少させて肺コンプライアンスを増加させ，呼吸に要する仕事量を減少させる。**

呼吸窮迫症候群 respiratory distress syndrome（RDS）は未熟肺を持って出生した新生児で死亡原因になる。未熟肺の肺胞II型上皮細胞では，十分なサーファクタントを分泌できないため，肺が虚脱し呼吸困難が生じる。

4）肺胞におけるガス交換と血流量の関係を説明できる

1回換気量（約 500 ml）のうち，約 150 ml は肺胞でのガス交換に直接関与しない解剖学的死腔である。これは，口腔，鼻腔，喉頭，気管，気管支，細気管支などを占めるガス量である。1回換気量から解剖学的死腔を引いたものに，呼吸数をかけたものが**肺胞換気量**（V_A）である。肺胞換気量は，（500 − 150）× 12 = 4200 ml/min である。

肺血流量（Q）= 5000 ml/min で，心拍出量と同じである。すべての肺胞が換気に参加し同一の血流を受けるとして，**換気血流比** V_A/Q = 4200/5000 = 0.8 になる。

実際は，数億個の肺胞すべてが，同一の換気量と血流を受けることはない。肺血流は重力の影響を受けて上肺部で小さく，肺底部で大きいため，V_A/Q は上肺野で大きく（3.3），下肺野で小さい（0.63）。また，気道が閉塞されて換気に参加しない肺胞がある。

5）肺の換気（換気血流比）が血液ガスに及ぼす影響を説明できる

①換気血流比 V_A/Q が 0.8 のときに肺胞–肺毛細血管間でのガス交換が最も効率よく行われている状態である。

海抜 0 m の大気圧は 1013 hPa（760 mmHg），酸素濃度 20.93％，酸素分圧 212 hPa（159 mmHg）である。左右肺で肺胞気の酸素分圧 P_{AO_2} は 100 mmHg，二酸化炭素分圧 P_{ACO_2} は 40 mmHg である（図11-5）。肺胞との分圧差で O_2 は肺胞から血中に，CO_2 は血中から肺胞内に拡散する。

左右の肺において肺血流と肺胞でのガス交換が正常な場合，
肺動脈血の
（i）酸素分圧 P_{aO_2} は 39 mmHg,
（ii）二酸化炭素分圧 P_{aCO_2} は 46 mmHg,
（iii）酸素飽和度 S_{aO_2} は 73％である。
また，肺静脈血の

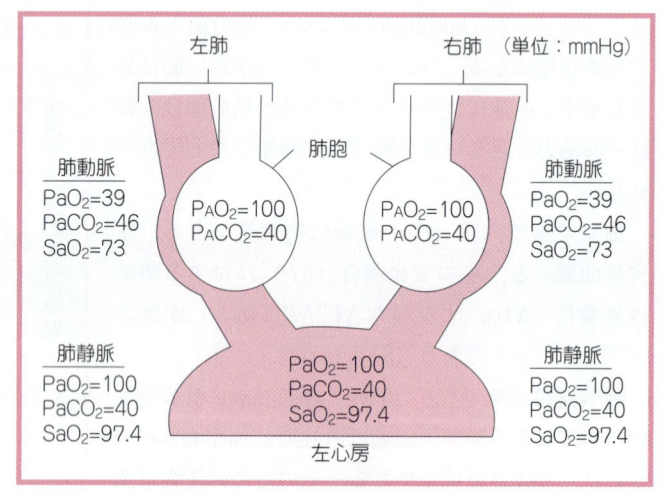

〈図 11-5〉 換気血流比が正常な場合のガス交換

（ⅰ）酸素分圧 PaO_2 は 100 mmHg，
（ⅱ）二酸化炭素分圧 $PaCO_2$ は 40 mmHg，
（ⅲ）酸素飽和度 SaO_2 は 97.4%

である。この時の肺胞気-動脈血酸素分圧格差は $A-aDO≦12$ mmHg である。

②換気血流比 $V_A/Q<0.8$ の場合は，肺血流量が正常ならば換気が減少し，ガス交換に関与しないシャント血流 shunt flow が増えていることを示唆する。

シャント血流ではガス交換がなされず，酸素分圧 PaO_2 は 39 mmHg，二酸化炭素分圧 $PaCO_2$ は 46 mmHg のままである。シャント血流が多いほど左心房に還流する肺静脈の動脈血酸素分圧 PaO_2 は低下し，二酸化炭素分圧 $PaCO_2$ が上昇する。この状態は，肺気腫，無気肺，気管支喘息などで起こる。

左肺で換気が障害された場合，左肺では低換気になるために，肺胞気の酸素分圧 P_AO_2 は低下し，二酸化炭素分圧 P_ACO_2 が上昇する。左肺を流れるシャント血流は，この肺胞気を反映したものになる（図11-6）。

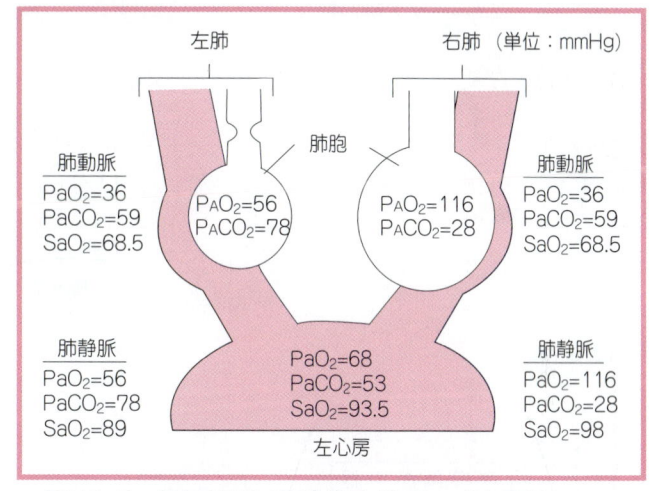

〈図 11-6〉　換気血流比の不均等例（左肺での換気障害）

代償性に過換気が生じるために，右肺静脈の酸素分圧 PaO_2 は若干上昇し，二酸化炭素分圧 $PaCO_2$ は低下する。しかし，左肺静脈の影響が大きく，左心房内動脈血では，酸素分圧 PaO_2 と酸素飽和度 SaO_2 は低下し，二酸化炭素分圧 $PaCO_2$ は上昇したままになる。

③換気血流比 $V_A/Q>0.8$ の場合で，換気が正常ならば肺血流量が減少していることを示唆する。

肺血流が障害されている肺胞は，死腔とみなされ，P_AO_2 は 150 mmHg，二酸化炭素分圧 P_ACO_2 は 0 mmHg に近づく一方で，患側肺静脈や動脈血で PaO_2 が低下する。肺塞栓や肺梗塞による血流障害でみられる。

6）呼吸中枢を介する呼吸調節の機序を説明できる

呼吸運動は動脈血中の酸素濃度の低下や二酸化炭素の蓄積により刺激される。動脈血中の酸素・二酸化炭素濃度は，頸動脈体や大動脈体などの末梢化学受容器や延髄腹側にある化学受容中枢で感知され，脳幹の呼吸中枢に伝達される。呼吸中枢からの指令で横隔膜や内外肋間筋の運動が変化する（図11-7a，b）。

脳幹には以下の呼吸中枢がある（図11-7c）。

①橋上部にある呼吸調節中枢は，呼吸の急緩を調節する。ここを破壊しても呼吸運動の周期性は保たれるが，呼吸自体は緩慢になる。

②橋下部には持続吸息中枢がある。迷走神経の興奮により抑制される。

③延髄には呼・吸息中枢がある。橋下部と延髄との間を切断して上位の呼吸中枢の影響を取り除くと，呼吸運動は不規則な"あえぎ呼吸 gasping"となる。

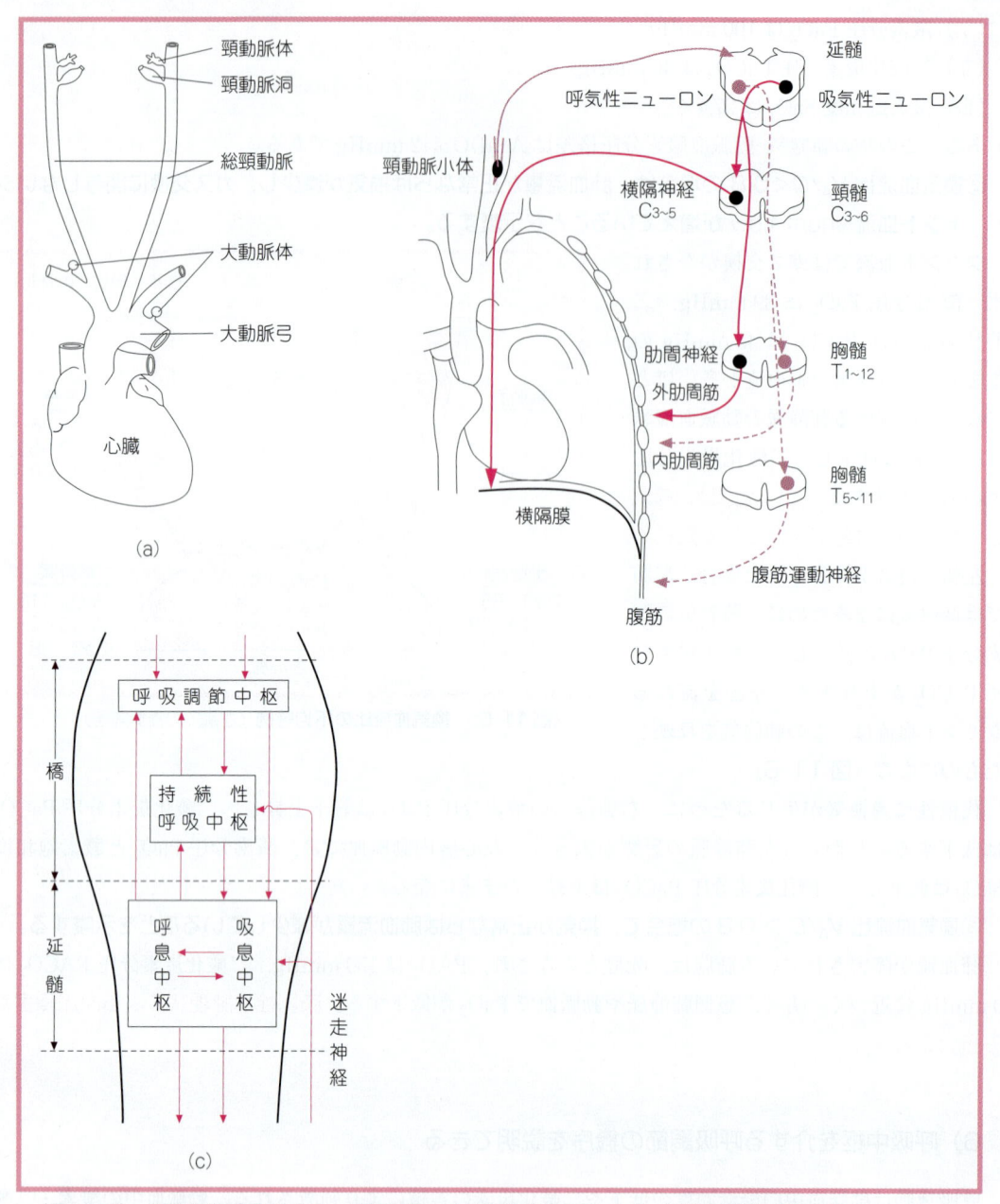

〈図11-7〉 呼吸化学受容器（a），呼吸中枢による呼吸筋の支配（b），脳幹の呼吸中枢（c）

ヘリング・ブロイエル Hering-Breuer 反射

吸息により肺が拡張すると，気管支平滑筋内の伸展受容器が迷走神経を介して求心性インパルスを送り，橋および延髄の吸息中枢を抑制する（図11-7c）。この反射は，普段の呼吸リズムを形成するだけでなく，肺が過度に伸展されるのを防いでいる。

7) 血液による酸素と二酸化炭素の運搬の仕組みを説明できる

a. 動脈血と静脈血の酸素飽和度

動脈血の酸素分圧は 95 mmHg で末梢組織が酸素を消費し，静脈血の酸素分圧は 40 mmHg に低下する（表 11-1）。赤血球にあるヘモグロビン（Hb）は，酸素分圧の高い肺胞で酸素と結合しオキシヘモグロビンとなり，酸素分圧の低い末梢組織で酸素を離してデオキシヘモグロビンになる性質がある。ヘモグロビン（Hb）1 g は約 1.34 ml の酸素と結合する。血液 100 ml 中 15 g のヘモグロビンがあり，20.1 ml と結合できることになる（酸素抱合能 O_2 capacity）。

血液中の総ヘモグロビンのうち，オキシヘモグロビンの占める割合を酸素飽和度 oxygen saturation という。動脈血の酸素飽和度が 98% である場合，100 ml の血液には，20.1×0.98＝19.7 ml の酸素が結合していることになる。この酸素飽和度は酸素分圧で変化し（表 11-1），酸素分圧が低い末梢組織では低下し，20.1×0.66＝13.3 ml が結合しているにすぎない。

〈表 11-1〉 動脈血・静脈血の酸素分圧，二酸化炭素分圧および酸素飽和度（37℃）

	酸素分圧 (mmHg)	二酸化炭素分圧 (mmHg)	酸素飽和度 (%)
動脈血	95	40	98
静脈血	40	46	66

血液中の酸素はヘモグロビンと結合するほかに，微量が酸素分圧に依存して物理的に溶解している。

$$\text{物理的溶存酸素量 (vol\%)} = 0.003 \times PaO_2 \quad (37℃)$$

で表すことができ，100 ml の動脈血に溶存する酸素は 0.3 ml，100 ml の静脈血では 0.12 ml である。したがって，100 ml の動脈血が組織に渡す酸素量は（19.7＋0.3）－（13.3＋0.12）＝6.6 ml である。

●Memo　脳血流代謝カップリング●

脳の O_2 消費量は全酸素消費量の 25% を占める。成人の脳の酸素代謝率（$CMRO_2$）は，3.3 ml/100 gtw/min（gtw：組織重量）で，脳重量を 1500 g とすると，脳は 1 分間に約 50 ml の酸素を要求することになる。一方，安静時の脳血流量は心拍量 5 l の約 15%，750 ml で，正常動脈血が放出する酸素量は約 50 ml である。脳は全身の血液循環を調節するほか，脳血管が自動血流調節機能を持つことにより，脳では常に代謝と血流の均衡が保持されている。

---

b. 酸素ヘモグロビン解離曲線

酸素飽和度と酸素ガス分圧の関係は，酸素飽和曲線 oxygen saturation curve と呼ばれ，S 字状曲線を示す（図 11-8）。曲線の平坦部では，多少 PO_2 が低下しても酸素飽和度は低下しないので，動脈内の酸素運搬には好都合である。

一方，PO_2 が 60 mmHg 以下になると，曲線が急峻に下降する。PO_2 が低い末梢組織で，ヘモグロビンと酸素の解離が進行することを意味している。

ボーア効果 Bohr effect

pH が低下すると酸素飽和曲線は右方にシフトする（図 11-8）。血液中の CO_2 分圧が高い末梢組織では，組織 pH が低下しており，そのような組織では，ヘモグロビンはより多くの酸素を解離する。活

動が盛んで温度が高い組織でも同様の効果がある。

c. 二酸化炭素の運搬

末梢組織で発生したCO_2は，主に重炭酸塩ないし重炭酸イオンとして血液中を運搬される。その他に，血漿中に物理的に溶存したり，赤血球（RBC）細胞内でカルバミノヘモグロビンを形成して血液中を運ばれるものがある（図11-9）。

①物理的溶存：水へのCO_2の溶解度はO_2の20倍である。血漿100 ml 当たり3.0 ml 溶存し，これはCO_2運搬の約10%に当たる。

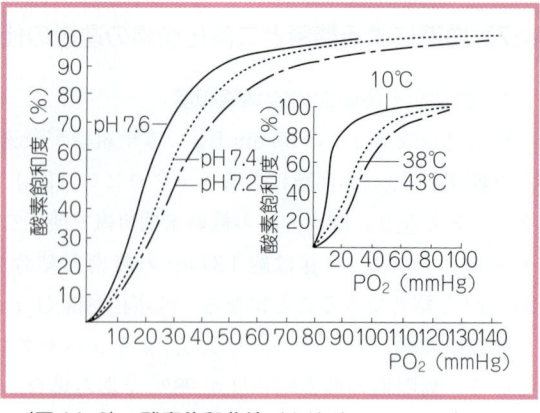

〈図11-8〉 酸素飽和曲線（文献1），図18-11）

②赤血球内でのカルバミノヘモグロビンの形成：ヘモグロビン（Hb）のアミノ酸末端（NH_2）にCO_2が結合してカルバミノヘモグロビン（Hb・$NHCOO^-$）として運ばれる。CO_2運搬の約30%に当たる。

③重炭酸イオン：赤血球内やその他組織の細胞内に拡散して入り込んだCO_2は，炭酸脱水酵素 carbonic anhydrase（CA）により速やかに炭酸H_2CO_3になり，解離して重炭酸イオンになる（血漿内にはCAがないので，この反応はきわめて遅い）。これら細胞内で発生した重炭酸イオンは，血漿中に拡散して運ばれる。肺では，これらの反応の逆過程が起こる。

炭酸（H_2CO_3）は糖・脂質の最終代謝産物であり，CO_2に換算して1日約15000 mmolが産生される。H_2CO_3およびCO_2は肺で交換されるので揮発酸と呼ばれる。

$$pH = pK' + \log [HCO_3^-]/[CO_2] \quad (7.40 \pm 0.05)$$

血液のpHはHCO_3^-とCO_2濃度の比によって決定される。HCO_3^-は腎臓で調節され，CO_2は肺で調節される。呼吸が促迫すると血漿はCO_2を喪失してpHが上がり，呼吸性アルカローシスになる。

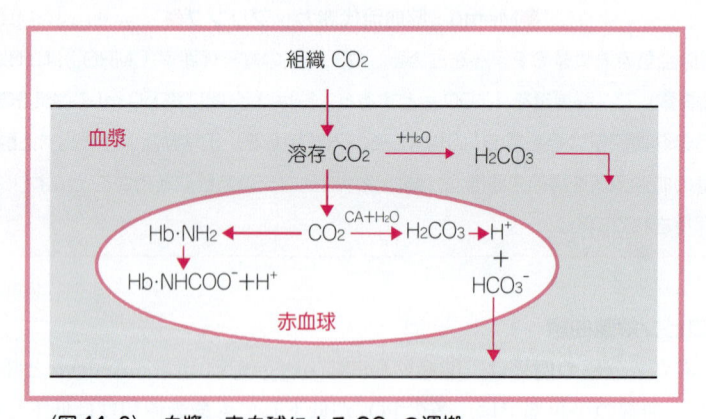

〈図11-9〉 血漿・赤血球によるCO_2の運搬

●Memo　酸素欠乏症●

マンホール，し尿貯槽，発酵タンク，穀物サイロ，基礎坑，トンネルなど換気が悪い場所では，微生物や土中の鉄の酸化により酸素濃度が低下しやすい。また，船倉タンクやボイラーなど鉄で密閉された場所でも鉄さびの発生により酸素濃度が低下しやすい。酸素欠乏症では，通常酸素濃度が 16％ 程度で自覚症状が現れ，10％ 以下では死の危険が生じてくる。6％ 以下の極限的な低酸素状態では，数回の呼吸で昏睡状態に陥り，その数分後には心停止する。一方，作業環境によっては致命的な低酸素濃度でなくとも，筋力低下や判断力の低下で，墜落や転落などにより命を落とすこともまれではない。倒れた人を救助する際には，呼吸器・命綱などの保護具を着用して十分に注意する必要があるのはいうまでもない。

〈表 11-2〉　ヘンダーソンの分類

段階	空気中酸素 濃度 (%)	空気中酸素 分圧 (mmHg)	動脈血中酸素 飽和度 (%)	動脈血中酸素 分圧 (mmHg)	酸素欠乏症状
	18	137	96	78	安全下限界だが，作業環境内の連続換気，酸素濃度測定，呼吸用保護具必要
1	16〜12	122〜91	93〜77	62〜42	脈拍，呼吸数の増加，精神集中困難，筋力低下，頭痛，吐き気，耳鳴り
2	14〜9	106〜68	87〜57	54〜30	判断力低下，発揚状態，不安定な精神状態，酩酊状態，異常な疲労感，当時の記憶なし。体温上昇，チアノーゼ
3	10〜6	76〜46	65〜30	34〜18	意識不明，中枢神経障害，痙攣，チェーンストークス (Cheyne-Stokes) 型呼吸
4	6 以下	46 以下	30 以下	18 以下	数回のあえぎ呼吸で昏睡。呼吸停止。数分後死亡

●Memo　高度症 high altitude syndrome●

高所では外気の PO_2 が低下して動脈血酸素分圧が低下し，低酸素血症 hypoxia が起こる。高度 6000 m 以上では，海面高度換算で酸素濃度は 10％ 程度に低下し，意識障害，循環障害が生じ，肺水腫で死亡することもまれではない。そのために民間航空機は，巡航状態において客室内を与圧し，高度 1200〜1800 m の状態に保っている。このような設備がない小型機では，10000 フィート（3048 m）以上を飛行する際に，搭乗者は酸素供給装置の着用を義務づけられている。

〈表 11-3〉　高度と気圧および酸素分圧の変化

高度 (m)	気圧 (hPa)	気圧 (mmHg)	酸素分圧 (hPa)	酸素分圧 (mmHg)	海面高度換算相当 酸素濃度 (%)
3000	701	525	147	110	14.46
6000	472	352	99	73.9	9.72
9000	308	230	64	48.1	6.33

演習篇

C point 11.1　呼吸筋

> **問題**　吸気に最も大きく関与している筋はどれか。
> 　A　大胸筋
> 　B　外肋間筋
> 　C　横隔膜
> 　D　内腹斜筋
> 　E　腹直筋

　呼吸気時の換気量は安静時500 ml，深呼吸時2500 ml程度である。横隔膜の移動は安静時で1.5 cm，深呼吸時で6〜7 cmで，換気される空気量は全換気量の約7割に達する。吸気時，横隔神経（$C_{3\sim5}$）により横隔膜が収縮して下方に移動する。同時に脊髄神経（$T_{1\sim12}$）により外肋間筋が収縮して胸郭全体が挙上する。呼息時は横隔膜を挙上し，内肋間筋を収縮させて胸郭を縮小させる。

　一般に横隔膜および外肋間筋以外に呼吸活動を示す筋肉を補助呼吸筋という。運動時は吸気時に，補助的に前鋸筋，大小胸筋，斜角筋や胸鎖乳突筋が働き，吸気量を増大させる。内外腹斜筋，腹直筋，腹横筋などの腹壁筋は呼息筋として働き，換気量を増大させる。

　正解　C
　×A　呼吸補助筋として吸気を補助する。
　×B　吸気に際して胸郭を挙上して胸腔内圧を低下させる。
　○C　換気量の7割が横隔膜の運動に依存する。
　×D　呼気時に胸腔内圧を上げて呼気を補助する。
　×E　呼気時に胸腔内圧を上げて呼気を補助する。

重要関連事項　→　2）呼吸筋と呼吸運動の機序を説明できる

C point 11.2　肺コンプライアンス

> **問題**　換気メカニズムについて正しいのはどれか。
> 　A　吸気時の胸腔内圧は陽圧である。
> 　B　コンプライアンスの高い肺は伸展しにくい。
> 　C　肺サーファクタントは肺コンプライアンスを低下させる。
> 　D　気道抵抗の1/3は上気道で発生する。
> 　E　運動後の激しいあえぎ呼吸では気道内圧が上昇する。

　胸郭内圧の変化に対する肺の容積の変化割合をコンプライアンスcomplianceといい，肺の膨らみやすさの指標になる。コンプライアンスが高い肺は伸展しやすく，逆にコンプライアンスが低い肺は，伸展・収縮力に乏しい硬い肺で，肺線維症などでみられる。

正解　D
× A　胸腔内圧は吸気時 –8 mmHg，呼気時 –2 mmHg で，平均 –5 mmHg である。
× B　コンプライアンスの高い肺は"柔らかい肺"で，伸展しやすい。
× C　サーファクタントは肺胞面に薄膜を形成し，表面張力 T を減少させて肺コンプライアンスを増加させ，呼吸に要する仕事量を減少させる。
○ D　気道抵抗の 1/3 が鼻，口腔，咽頭，喉頭などの上気道で発生する。
× E　激しいあえぎ呼吸など口を大きく開けた呼吸は，気道抵抗を減らすので，気道内圧が低下する。運動後にみられるあえぎ呼吸は，呼吸困難時にみられる合目的呼吸運動である。

重要関連事項　→　3）肺気量と肺・胸郭系の圧・容量関係（コンプライアンス）を説明できる

C point 11.3　肺サーファクタント

問題　肺表面活性物質を産生するのはどれか。
A　線毛上皮細胞
B　杯細胞
C　Ⅱ型肺胞上皮細胞
D　線維芽細胞
E　毛細血管内皮細胞

（100G-38）

肺サーファクタントについては，医学生には必須知識であり，医師国家試験でも頻出事項である。肺胞壁はⅠ型細胞とⅡ型細胞の2種類がある。Ⅰ型細胞は扁平上皮細胞であり，Ⅱ型細胞はⅠ型細胞よりも厚い上皮細胞であり，表面活性物質サーファクタントを合成し分泌する。

肺サーファクタントは界面活性物質として表面張力（肺胞が収縮しようとする力）を減少させるので，サーファクタントが十分量存在すると肺胞の虚脱が抑えられ，肺胞構造が安定化する。また，肺コンプライアンスを増加させるため，呼吸に要する仕事量が減少する。肺胞内への水分の漏出を防ぎ，肺胞を乾燥状態に保つ働きもしている。

正解　C
× A　鼻腔から小気管支までの表面は，線毛を有する多列円柱上皮に被われ，細気管支になると単層線毛立方上皮に移行する。杯細胞や粘液腺から分泌された粘液と一緒に異物を気管方向へゆっくりと排出させる。
× B　鼻腔から小気管支までの表面には，粘液を分泌する多くの杯細胞が存在する。
○ C　肺サーファクタントを分泌する。
× D　気管支周囲や胸膜に多く存在する。
× E　肺胞上皮の下には肺毛細血管が存在する。肺胞上皮細胞と肺毛細血管内皮細胞の細胞膜は近接しており，血液と肺胞気の距離は 0.5 μm で，酸素と二酸化炭素が拡散・移動している。

重要関連事項　→　2）呼吸筋と呼吸運動の機序を説明できる，13章2）胎児呼吸器系の発達

C point 11.4　肺気量と呼吸曲線

> **問題**　正しいのはどれか。
> A　成人の肺活量は 500 ml である。
> B　残気量は加齢とともに減少する。
> C　吸気時胸腔内圧は大気圧より低い。
> D　肺の血流量は立位より臥位で減少する。
> E　アドレナリンは気管支平滑筋を収縮させる。
>
> (100E-9)

医師国家試験では肺気量および呼吸曲線上の数値やスパイログラムの意義が繰り返し出題されている。この知識は呼吸生理学でのポイントといえるので，CBT 受験者でも正常肺の肺活量，残気量などの正常値などは覚えておきたい。

肺気量分画については図 11-2 参照。

　　正解　C
×A　最大吸気位から最大呼気位まで呼出した気量で男 3.2〜4.5 l，女 2.3〜3.2 l である。
×B　加齢による肺組織の線維化で呼吸機能が低下する。とくに，コンプライアンスの低下で肺活量が低下し，1 回換気量が減少する。有効肺活量は 25 歳をピークとすると，45 歳でピーク値の 85%，65 歳で 60%，85 歳では約 50% になる。その結果，PaO_2 の低下がみられ，これは運動負荷時に顕著になる。
○C　安静時呼吸では，胸腔内圧は吸気時 −8 mmHg，呼気時 −2 mmHg で，平均 −5 mmHg である。いずれも大気圧よりも低い。
×D　重力の影響を受けて立位での肺血流は上肺部で小さく，肺底部で大きい。臥位では肺血流分布の違いがなくなり，肺血流は増加する。
×E　アドレナリンは β_2 受容体を介して気管支平滑筋を弛緩させる。

重要関連事項　→　2) 呼吸筋と呼吸運動の機序を説明できる

C point 11.5　呼吸機能

> **問題**　呼吸機能について正しいのはどれか。
> A　無気肺では 1 秒率が低下する。
> B　慢性気管支炎では 1 秒率が低下する。
> C　肺気腫では肺活量は保たれる。
> D　間質性肺炎では 1 秒率が低下する。
> E　肺線維症では肺活量は保たれる。
>
> (100G-102)

換気機能障害は，%肺活量（%VC）および 1 秒率（$FEV_{1.0\%}$）により，拘束性障害，閉塞性障害および混合性障害に分類される（p.203 Memo，図 11-3）。

正解　B

×A　無気肺では，気管支の閉塞により肺の一部で換気が障害される。肺活量実測値が低下するので，%肺活量が低下するが，1秒率は低下しない。

○B　慢性気管支炎では，肺の広範囲で気道が慢性的な炎症を起こし，分泌過多の状態になる。努力呼吸時に air trapping が生じ，肺胞からの気流が減少するために，1秒量および1秒率が低下する。

×C　肺気腫では，終末細気管支より末梢の気道や肺胞が破壊され拡張する。肺気腫が進行すると，肺の弾性が減弱して呼気障害を起こし，肺胞破壊によるガス交換面積が減少して低酸素血症に陥る。呼気閉塞のために1秒率が低下し，肺の伸展性が増加して肺コンプライアンスが増大する。肺が過膨張して残気量が増えるので，肺活量は減少する。

×D　間質性肺炎は，肺胞壁の線維化と肥厚により呼吸困難が生じる。特発性間質性肺炎では，特有の硬い捻髪音（ベルクロラ音）が聴取される。拘束性障害と拡散障害が基本で，1秒率が正常であるものの，肺活量，全肺気量が著しく減少する。動脈血ガス分析では，PaO_2 の減少および $A-aO_2$ 開大がみられる。

×E　間質性肺炎の線維化が進み，不可逆性の変化が生じて蜂巣状の肺になったものが肺線維症である。拘束性障害により，肺活量は減少する。

重要関連事項　→　p.203 Memo「換気機能障害の分類」，5）肺の換気（換気血流比）が血液ガスに及ぼす影響を説明できる

C point 11.6　肺循環系と換気血流比

> **問題**　正しいのはどれか。
> A　心臓から拍出された血液はすべて肺を通過する。
> B　肺動脈圧は大動脈圧とほぼ等しい。
> C　立位での肺血流は肺尖部で最も多い。
> D　換気血流比は肺底部で大きい。
> E　換気血流比は臥位で大きくなる。

1回換気量（約 500 ml）のうち，約 150 ml は肺胞でのガス交換に直接関与しない解剖学的死腔である。1回換気量から解剖学的死腔を引いたものに，呼吸数をかけたものが肺胞換気量（V_A）である。肺胞換気量は，$(500-150) \times 12 = 4200$ ml/min である。1分間当たりの肺血流量（Q）= 5000 ml/min で，心拍出量と同じである。すべての肺胞が換気に参加し同一の血流を受けるとして，換気血流比 $V_A/Q = 4200/5000 = 0.8$ になる。

実際は，数億個の肺胞すべてが，同一の換気量と血流を受けることはない。肺血流は重力の影響を受けて上肺部で小さく，肺底部で大きいため，V_A/Q は上肺野で大きく（3.3），下肺野で小さい（0.63）。また，気道が閉塞されて換気に参加しない肺胞がある。換気血流比は肺気腫，無気肺，気管支喘息などでは減少し，肺塞栓や肺梗塞では増大する。

正解　A
- ○A　右心室からから拍出された血液はすべて肺を通過する。また，左右心室の心拍出量は等しい。ちなみに，肺には肺動脈のほかに気管支動脈がある。気管支動脈は胸部大動脈から分枝する肺の栄養血管で，呼吸細気管支あたりで肺動脈と毛細血管網に連なる。気管支静脈は肺門を出た後に奇静脈と半奇静脈に連なり，上大静脈に入る。
- ×B　肺動脈圧は体循環系に比べると低く，収縮期圧で12〜25 mmHg，拡張期圧で7〜12 mmHg，平均血圧は約 14 mmHg で，循環抵抗は体循環系の約 1/10 である。
- ×C　立位では重力の影響で，肺血流が肺底部で最も多い。
- ×D　重力の影響を受けて肺底部では肺血流量が多く，換気血流比は肺底部で大きい。
- ×E　臥位では肺血流が各部で均等になり，肺血流量は重力の影響が小さくなるため増大し，換気血流比は小さくなる。

重要関連事項　→　5）肺の換気（換気血流比）が血液ガスに及ぼす影響を説明できる

C point 11.7　呼吸リズムについて

> **問題**　呼吸リズムについて誤っているのはどれか。
> A　迷走神経を介しての求心性情報が重要である。
> B　橋上部の障害で呼吸の周期性が消失する。
> C　橋下部に持続吸息中枢がある。
> D　下部延髄の障害で呼吸が停止する。
> E　血中炭酸ガスの増加により呼吸中枢が刺激される。

呼吸リズムは脳幹により形成され，Hering-Breuer 反射により調節されている。Hering-Breuer 反射では，吸息により肺が拡張すると，気管支平滑筋内の伸展受容器が迷走神経を介して求心性インパルスを送り，橋および延髄の吸息中枢を抑制することで呼吸リズムを形成している。

正解　B
- ○A　迷走神経を介して中枢に，胸壁や気管支の伸展・拡張程度など末梢の情報が送られている。
- ×B　橋上部にある呼吸調節中枢は，呼吸の急緩を調節する。ここを破壊しても呼吸運動の周期性は保たれるが，呼吸自体は緩慢になる。
- ○C　橋下部には持続吸息中枢がある。迷走神経の興奮により抑制される。
- ○D　延髄には呼・吸息中枢があり，呼吸の周期性が形成される。橋下部と延髄との間を切断して上位の呼吸中枢の影響を取り除くと，呼吸運動は不規則な"あえぎ呼吸 gasping"となる。さらにここを破壊すると呼吸が停止する。
- ○E　呼吸に関しての中枢化学受容器は延髄にある。末梢受容器は，頸動脈体と大動脈体である。PaO_2 の低下や $PaCO_2$ の上昇に加え，血漿の pH も感知する。

重要関連事項　→　6）呼吸中枢を介する呼吸調節の機序を説明できる

C point 11.8　血液による酸素と二酸化炭素の運搬と高所順応

問題　男性が高度 3000 m の高地に順応する過程でみられるのはどれか。
A　収縮期血圧 75 mmHg
B　2,3-DPG の減少
C　血中ヘモグロビン量 10 g/dl
D　右心肥大
E　代謝性アルカローシス

高度 3000 m を超える高地では酸素濃度は 14% 前後まで低下し，普段，高度 0〜300 m 前後の平地に住む人間がその場に留まると，短期的には軽度の酸素欠乏状態に陥る。しかし，高地に住み続けると環境に順応するようになる。

順応による生理機能の変化は以下が挙げられる。

①分時換気量が増大して動脈血酸素濃度 PaO_2 を維持しようとする。そのために $PaCO_2$ が低下して一時的に呼吸性アルカローシスになる。その後，腎臓で重炭酸イオンの排泄により代償され，呼吸性アルカローシスは改善される。

②PaO_2 の低下により，代償的に血液の酸素運搬能力が増大する。腎臓からエリスロポエチンが分泌されて赤血球数が増え，男性の場合は 1 μl あたり 800 万個にも達する。血液中のヘモグロビン値が増大し，18 g/dl になることもまれではない。

③赤血球の 2,3-ジホスホグリセリン酸（2,3-DPG）の産生を高めてオキシヘモグロビン解離曲線を右にシフトさせ，組織への酸素供給を有利にする（ボーア効果，図 11-10）。

2,3-DPG は，赤血球で合成され，ヘモグロビンに強く結合してヘモグロビンの酸素に対する親和性を低下させる。したがって，2,3-DPG が増えると，酸素飽和曲線（オキシヘモグロビン解離曲線）が右方へシフトし，PO_2 が低い末梢組織で血液の酸素飽和度が低下し，より多くの酸素を組織へ渡すようになる。

2,3-DPG の正常赤血球濃度は約 4 mmol/l で，貧血や大気中の酸素濃度が低い高地居住者では増加する。

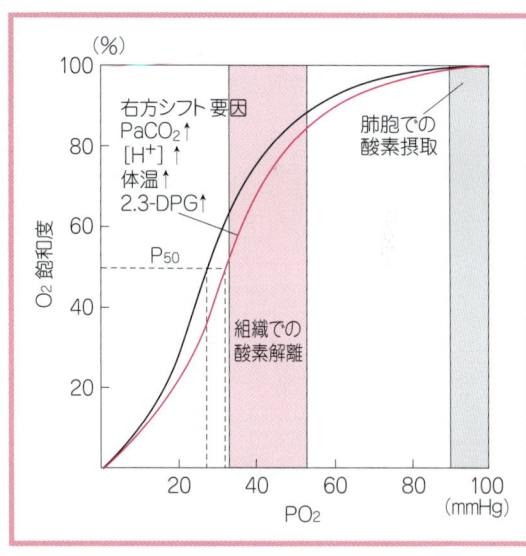

〈図 11-10〉　酸素飽和曲線とボーア効果

正解　D
×A　慢性低酸素にさらされると，毛細血管の新生が促進され末梢血管抵抗が下がる。その反面，心拍出量が増加し，赤血球の増多から血液粘性が高まり循環血液量も増大するので，血圧は低下せず正常範囲に保たれる。
×B　2,3-DPG は増加する。
×C　成人男性の正常血中ヘモグロビン濃度は 13〜16 g/dl である。高地ではエリスロポエチンの分泌が増え，血中ヘモグロビン濃度が増大して酸素運搬能力を高める。
×D　換気量と心拍出量は高所へ移動した当初増大し，換気量の増大は右心肥大と呼吸性アルカローシ

スの原因になる。高山病においては肺高血圧など右心系の負荷が増大するが，滞在が長くなるにつれて血液の酸素運搬能力が増強し，右心拍出量は次第に正常値に近づく。順化した人では右心系の肥大も解除されるようになる。

×E　慢性低酸素に対する順応過程で，増大した換気量は維持される反面，過換気による呼吸性アルカローシスが生じる。これは，腎臓での重炭酸イオンの尿中への排泄増加で代償される。

重要関連事項　→　8) 血液による酸素と二酸化炭素の運搬の仕組みを説明できる，p. 209 Memo「高度症」

> ●Memo　高山病 mountain sickness●
>
> 　高山病の典型的な症状は，頭痛，吐き気，めまい，胃腸障害，倦怠感，精神症状で，酸素不足から軽い運動でも激しい呼吸困難が起こる。高度3000 m以上になると，低酸素により肺血管が収縮しては肺高血圧になり，そのために水分が肺の間質や肺胞に移動して肺水腫を生じることがある。また，換気が亢進することにより血液中の二酸化炭素分圧が低下して中枢性化学受容器の反応性が低下し，睡眠時無呼吸が生じる。この無呼吸時間が長引けば，低酸素血症が悪化する。重篤な高山病では酸素を与え，下山させる必要がある。
>
> 　高山病になるかどうかは個体における低酸素状態への感受性の違いによる。高度2500 mで高山病に陥る人もいれば，5000 m以上の高度でも発症しない人がいる。

12. 血液・造血器・リンパ系

> 一般目標：血液・造血器・リンパ系の機能を理解する

　生理学的に重要な血液の機能・特徴として，①栄養物，呼吸ガス，代謝産物，ホルモンなどを運搬する機能，②温度，浸透圧，電解質組成，pHなど内部環境を一定に保つ機能，③止血機構，④生体防御機能，⑤血液型，を挙げることができる。このうち，①および②は本書では他章で言及している。④の詳細は免疫学分野で学習するため，本章では触れる程度にする。

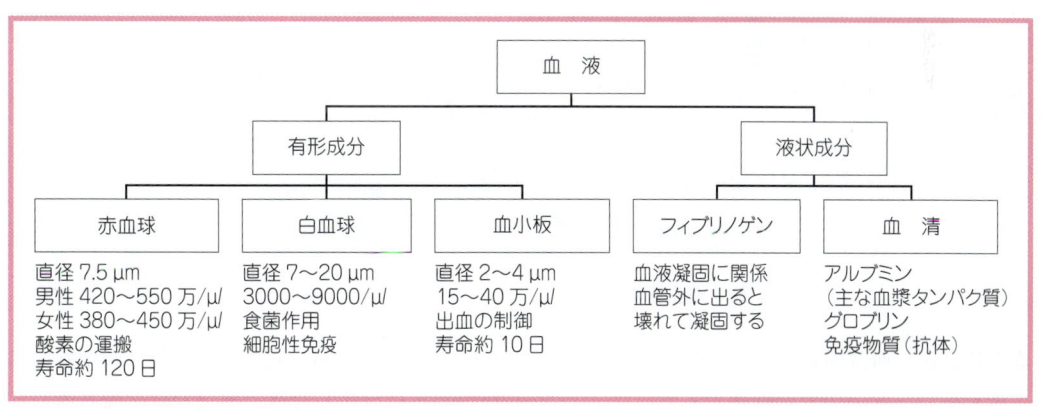

```
                            血 液
                  ┌───────────┴───────────┐
                有形成分                  液状成分
          ┌───────┼───────┐         ┌───────┴───────┐
        赤血球   白血球  血小板   フィブリノゲン      血 清
```

赤血球	白血球	血小板	フィブリノゲン	血 清
直径 7.5 μm 男性 420～550 万/μl 女性 380～450 万/μl 酸素の運搬 寿命約 120 日	直径 7～20 μm 3000～9000/μl 食菌作用 細胞性免疫	直径 2～4 μm 15～40 万/μl 出血の制御 寿命約 10 日	血液凝固に関係 血管外に出ると 壊れて凝固する	アルブミン （主な血漿タンパク質） グロブリン 免疫物質（抗体）

〈図 12-1〉　血液の一般性状と組成

◆チェック事項◆

ヘマトクリット値と血漿・血清

　血液を2000回転/minで5分間遠心分離機にかけると，血液は血漿成分と血球成分に分離する。全血液に占める濃縮赤血球量の比率を**ヘマトクリット** hematocrit（Ht）**値**という。基準値は40～45％（男性で38～49％，女性で34～44％）である（図12-2）。

　この血漿成分を空気中に放置すれば，血漿内の**フィブリノゲン** fibrinogen が不溶性の**フィブリン** fibrin に変化して**凝固** coagulate する。さらに放置すれば，フィブリンは退縮し，透明な液体成分が分離される。これが**血清** serum である。

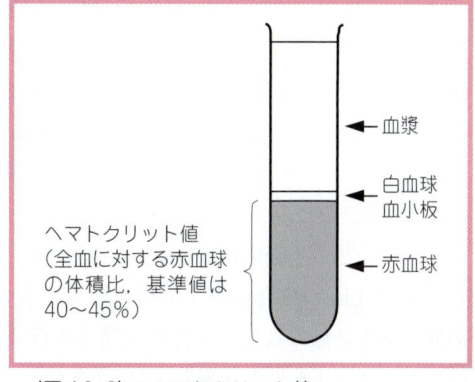

ヘマトクリット値
（全血に対する赤血球の体積比，基準値は40～45％）

← 血漿
← 白血球・血小板
← 赤血球

〈図 12-2〉　ヘマトクリット値
（文献1），図3-1）

1）赤血球とヘモグロビンの構造と機能を説明できる

a. 赤血球

赤血球 erythrocyte は変形性に富む円盤状の楕円体で，直径が約 7.5 μm，辺縁部の最も厚いところで 2.5 μm，中央の最も薄いところでは約 1 μm である。赤血球は，胎生初期は卵黄嚢で産生される。胎生中期では主に肝臓で，一部が脾臓やリンパ節で産生される（図 12-3）。

出生前から 5 歳ぐらいまで，赤血球は全身の骨髄で産生されるが，それ以降は次第に場所が限られてくる。20 歳ぐらいになると，大腿骨や脛骨などの長管骨の骨髄は脂肪が沈着して赤血球の産生が止まる。20 歳以降は主に，脊椎，胸骨，肋骨および腸骨などの扁平骨で産生されるが，これも加齢により次第に減退していく。

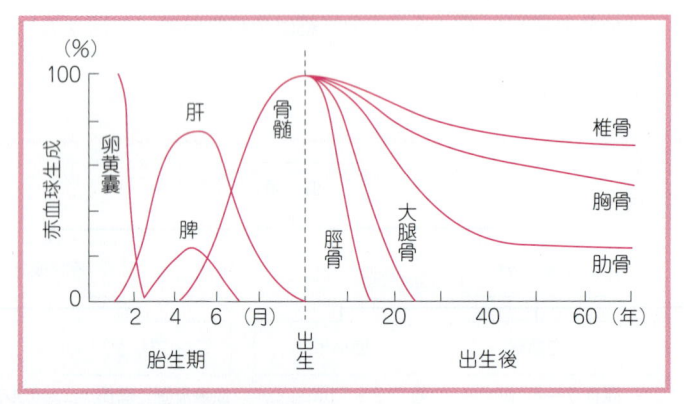

〈図 12-3〉 造血器官の変遷

赤血球を含む血液細胞は，多能性幹細胞 pluripotential stem cell から分化する。多能性幹細胞は自己再生能を持つ。骨髄中で幹細胞から前赤芽球 proerythroblast に分化した後，細胞分裂を繰り返して赤芽球 erythroblast になり，さらに網状赤血球になる。この間に細胞が小さくなり，細胞内にヘモグロビンが蓄えられ，核が濃縮して細胞外に放出される（図 12-4）。

網状赤血球 reticulocyte は骨髄から末梢血中に放出され，1～2 日で網状の好塩基物を失って成熟赤血球になる。成熟赤血球の寿命は約 120 日である。正常なヒト末梢血における網状赤血球の割合は 1% 以下で，網状赤血球の増加は成熟赤血球の寿命の短縮を意味する。

エリスロポエチン erythropoietin は，骨髄に作用して幹細胞から前赤芽球への分化を刺激し，赤血球の産生を促す。これは，血液中の酸素濃度の低下により腎臓で産生される。赤血球の成熟過程には，ビタミン B_{12} と葉酸が関与している。これらが欠乏すると，赤血球の容積が大きいままで細胞膜が脆弱になり，細胞寿命が 1/2 から 1/3 に短縮する。

b. ヘモグロビン

ヘモグロビン hemoglobin は，赤血球の主なタンパク質で，鉄を含むヘム heme と球状タンパク質グロビン globin の複合体が 4 個結合してできている。酸素と結合するのはデオキシヘモグロビンのヘム部分にある 2 価の鉄原子である（図 12-5）。動脈血酸素分圧が 100 mmHg，血液温 37℃ であるときに，ヘモグロビン 1 g 当たり酸素 1.34 ml と結合できる（オキシヘモグロビン）。成人男性のヘモグロビンは血液 100 ml 当たり 13.0～18.0 g，成人女性で 11.0～16.0 g 含まれる。

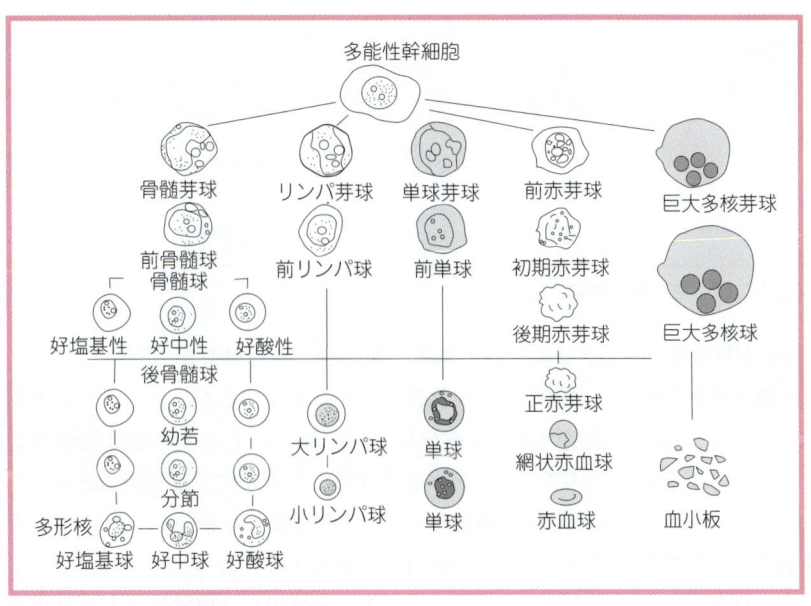

〈図12-4〉 血液細胞の分化過程（文献1），図3-8）

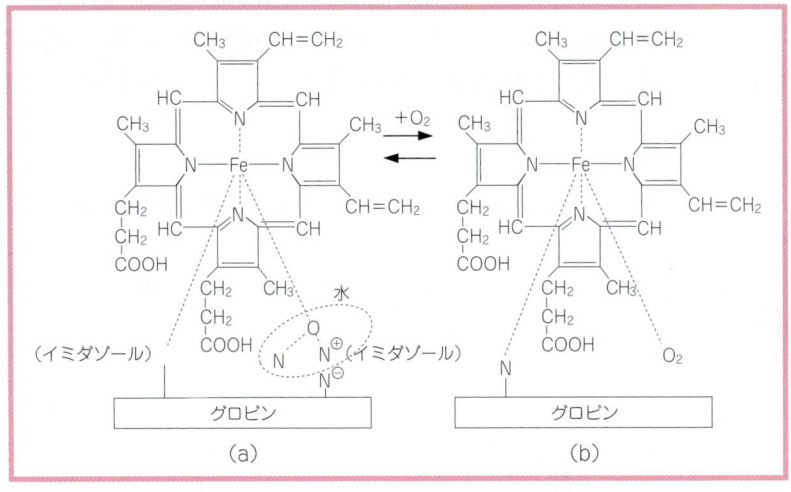

〈図12-5〉 デオキシヘモグロビン（a）とオキシヘモグロビン（b）
（文献1），図3-4）

　成人のヘモグロビン hemoglobin A（HbA）においてヘムとグロビンとで構成されるポリペプチド鎖（図12-5）は通常，α鎖2本とβ鎖2本からなる。一方，胎児ヘモグロビン fetal hemoglobin（HbF）は，ポリペプチド鎖がα鎖2本とγ鎖2本からなり，酸素親和性が HbA よりも強く，胎盤で母体血中の酸素を取り入れるのに都合よくできている。胎児では全期間を通じてヘモグロビンの約80%が HbF で占められるが，出生後は急激に減少し，1年後には約1%になる。

2）白血球の種類と機能を説明できる

a．白血球とその種類

　正常な血液1μl 中に3000〜9000個の白血球 leukocyte がある。白血球のうち顆粒球（好中球，好酸球，好塩基球）が65%，リンパ球が30%，単球が5%を占める（図12-6）。顆粒球のうち，約95%

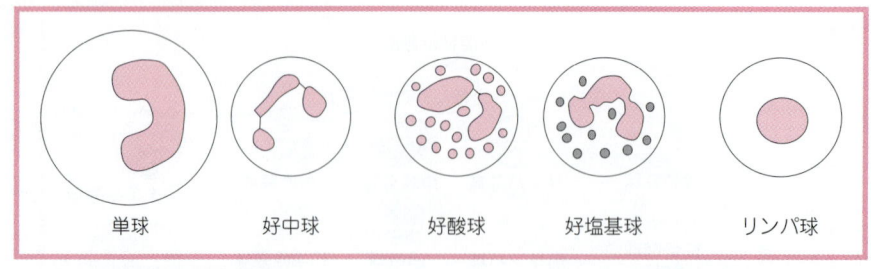

〈図 12-6〉 白血球の種類

が好中球で，4％が好酸球，1％が好塩基球である。顆粒球と単球は骨髄で産生され，リンパ球はリンパ節，胸腺，脾臓で産生される。白血球も多能性幹細胞から分化するが，このうち好中球，好酸球，好塩基球，単球は赤血球と同じ骨髄系幹細胞から分化し，BおよびTリンパ球は胸腺および末梢リンパ組織（脾臓，扁桃および末梢リンパ腺）のリンパ球系幹細胞から分化する（図12-4）。

好中球 neutrophil と単球 monocyte は運動能を有する有核細胞で，微生物などの異物や傷害細胞，壊死組織などを貪食し，細胞内のリソソーム lysosome で消化する。好塩基球 basophil は，ヒスタミン，ブラジキニン，セロトニン，ヘパリンなどの炎症誘引物質を放出し，血管拡張と血管透過性の亢進など局所性アレルギー反応を引き起こす。好酸球 eosinophil は食作用が好中球より弱いものの，寄生虫に対する攻撃能を持つ。また，好酸球はアレルギー反応を起こしている局所に集積し，好塩基球から遊離した炎症誘引物質を不活性化したり，抗原抗体複合物を貪食することで，炎症を抑制するといわれている。

b. リンパ球

リンパ球 lymphocite は大きな核を持つ反面，ほとんどで細胞質に顆粒を持たない。主なリンパ球は，液性免疫に関与するBリンパ球 B cell と，細胞性免疫に関与するTリンパ球 T cell の2種類で，抗原特異性を持ち，獲得免疫に関与する。Bリンパ球はリンパ節，扁桃腺，脾臓，そしてわずかながら骨髄で作られる。Bリンパ球は循環系内での半減期は数時間と短い。一方，Tリンパ球は胸腺で作られ，循環系内で200日以上生存する。

Bリンパ球は特定の抗原に刺激されると形質細胞 plasma cell に変化して，IgG, IgA, IgM, IgD, IgEなどの免疫グロブリン抗体を産生する。Bリンパ球の一部は記憶B細胞 memory B cell となり，次回の抗原侵入に備える。末梢リンパ組織およびわずかながら骨髄で作られる。

Tリンパ球の表面には特定の抗原に対する受容体があり，特定の抗原と結合すると分化と増殖が始まる。その一部は記憶T細胞 memory T cell となり，次回の抗原侵入に対して迅速に応答するよう備える。ヘルパーTリンパ球 helper T cell は，特定抗原と結合するとリンホカインを分泌し，キラーTリンパ球，サプレッサーTリンパ球やBリンパ球の増殖と分化を刺激する。

キラーTリンパ球 killer T cell は細胞障害性があり，ある種のウイルスに感染した細胞や癌細胞に対する長期的な防御機構に関与している。これは，リンパ球細胞表面の抗原受容体と標的細胞の表面に存在する抗体を介して，キラーTリンパ球が標的細胞に結合し破壊することによる。このような性質から，移植臓器に対する拒絶反応にも関与する。

サプレッサーTリンパ球 suppressor T cell は，キラーTリンパ球やヘルパーTリンパ球を抑制して過剰な免疫反応の進行を防ぐ役割がある。サプレッサーTリンパ球は，ヘルパーTリンパ球により活性化されることから，ヘルパーTリンパ球に対するネガティブ・フィードバック機構の役割を持つ。図12-7に液性免疫（Bリンパ球系）と細胞性免疫（Tリンパ球系）との関係を示す。

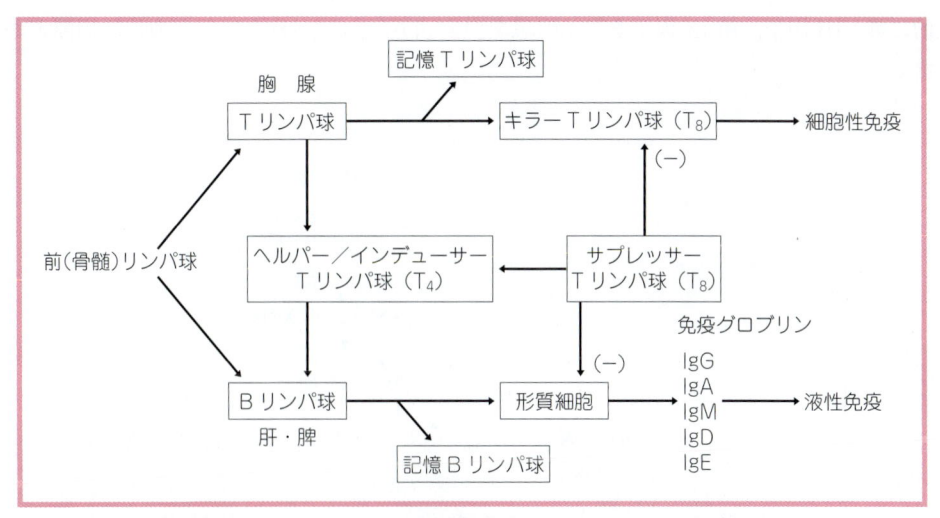

〈図12-7〉 **液性免疫**（Bリンパ球系）と**細胞性免疫**（Tリンパ球系）との関係（文献1）．図3-6）

ナチュラルキラーTリンパ球 natural killer T cell は，形態的にはリンパ球に類似するが，Bリンパ球やTリンパ球とは別個の系列である．抗原特異性を持たず，腫瘍細胞やウイルス感染細胞を事前の感作なしで殺傷する自然免疫を有する．

3）血小板の機能と止血や凝固・線溶の機序を説明できる

　止血は，①血管収縮，②血小板凝集，③血液凝固によって起こる．血管が傷害されると血管平滑筋が収縮し血管が狭窄し，とくに，細動脈では血管内腔が完全に閉塞する．血管内皮細胞が障害されると，**血小板が障害部位に粘着する**．
　血小板 platelet は，骨髄の**巨核球** megakaryocyte の細胞質が3μm程度に断片化したもので，血液中を循環している（15〜40万/μl）．粘着した血小板は，ADP，カルシウムイオン（Ca^{2+}）や**トロンボキサン A_2** を放出してさらに多くの血小板を凝集させる．さらに血小板は，セロトニンを放出して血管収縮を促進し，**トロンボプラスチン**を放出して血液凝固を促進する（1次止血反応）．
　血液凝固 blood coagulation は，凝集した血小板塊をフィブリンで補強し血栓を形成する連鎖反応である（2次止血反応）．血液凝固は一連の複雑な過程で生じ，内因性凝固過程と外因性凝固過程に分かれる（図12-8）．
　内因性凝固過程は，血液が異物に触れたときに起こる．とくに，血管内で内皮が曝露されコラーゲンと接触したときに始まる．最初の反応は第XII因子の活性化である．その後，第XI因子，IX因子およびVIII因子の順に活性化され，あとは外因性凝固過程と共通の過程を進む．
　外因性凝固過程は，破壊された組織から放出された組織トロンボプラスチン（第III因子）がカルシウムイオン（Ca^{2+}）存在下に第VII因子および第X因子を活性化し，あとは，内因性凝固反応と共通の過程を進む．
　共通過程は，活性化した第X因子が Ca^{2+} 存在下に第V因子およびリン脂質と結合して開始される．これが血流中のプロトロンビンに作用すると，トロンビンが形成される（図12-8下）．トロンビンは血液中のフィブリノゲンをフィブリンに変化させる．一方，トロンビンは血液中の第XIII因子を活性化し，これがフィブリンを不溶性の網目構造に変換させ，血球や血小板を取り込んで血栓を形成する．

先天的に第 VIII 因子，第 IX 因子を欠く疾患を血友病 A，血友病 B といい，血液凝固障害から出血傾向を招く。

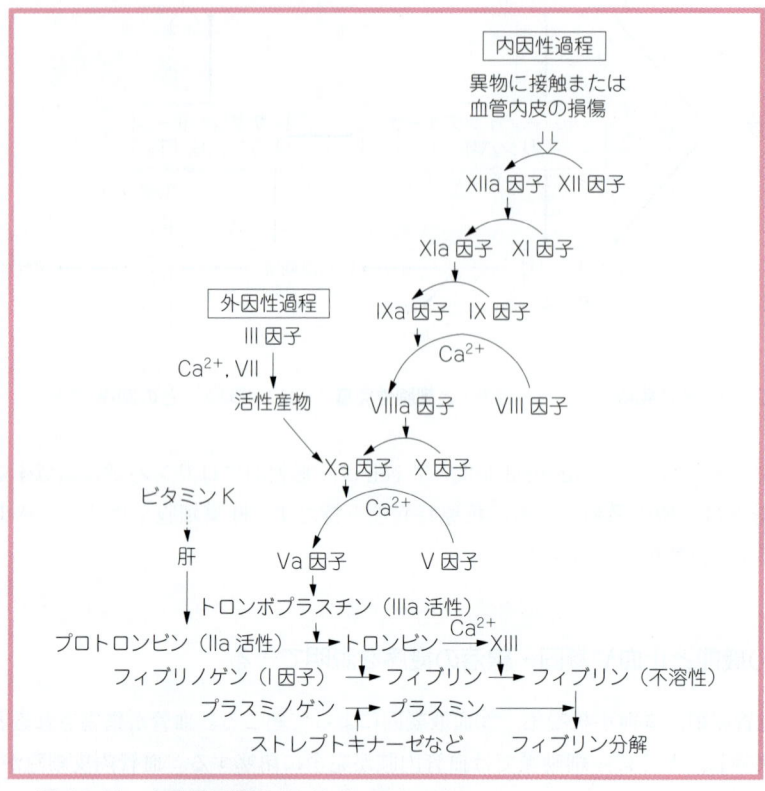

〈図 12-8〉　血液凝固過程（文献 1），図 3-11）
ローマ数字（I, II, …）は凝固因子，これに a を付したものは活動型を示す。

線溶

組織の修復が進むと，血液中のプラスミノゲンが活性型タンパク質分解酵素であるプラスミンになり，フィブリンが融解する。組織プラスミノゲンアクチベーター tissue plasminogen activator（t-PA）などは，心筋梗塞時に冠動脈内の血栓を融解させる目的で用いられている。

●Memo　薬物と血液凝固●

第 IX, X, VII 因子ならびにプロトロンビン（II）は肝臓で合成されるが，これらの生合成の最終段階でビタミン K が必要になる。抗凝固薬ワーファリン warfarin はビタミン K に拮抗して肝臓でのこれらの凝固因子の生合成を抑制する。

ヘパリン heparin は肝臓に存在する物質で，トロンビンの作用を抑制して凝固を阻害する。血管撮影時のカテーテル操作には欠かせない。

アスピリンはトロンボキサン A_2 を阻害して血小板凝集を抑制する。少量のアスピリンが脳血栓予防を目的に投与される。クエン酸ソーダ，EDTA などは血液中の Ca^{2+} を吸着させて凝固を防ぐために用いられ，採血管等に入れてある。

4）血液型

血液はABO，Rh，P，MNなどの分類がある。このうちABO，Rh型など赤血球の血液型の識別は輸血をする場合には必須である。

a．ABO型

1900年，オーストリアのKarl Randsteinerは，ある人の血清に他人の赤血球を混合すると，凝集する場合としない場合があることを発見し，翌1901年，これを分類して血液型があることを発表した。ヒトの赤血球膜にはABO抗原となる糖脂質が存在し，この抗原の存在の有無により血液型が決定される。また，成人の血清中にはA抗原またはB抗原に対抗する抗体（抗Aないし抗B抗体）が存在する（表12-1）。これらの抗体は新生児においては存在しないが，生後2〜8か月後に自然抗体として出現し，10歳前後で力価が最大になる。

〈表12-1〉 血液型と遺伝子，血液表面の抗原および血清中の抗体

遺伝子型	血液型	抗 原	抗 体
AAまたはAO	A	A	抗B
BBまたはBO	B	B	抗A
AB	AB	AとB	なし
OO	O	なし	抗Aと抗B

b．血液型の判定

血液型の判定には抗A抗体を含む血清と抗B抗体を含む血清を用い，患者血球の凝集の有無で判定する（表12-2）。

〈表12-2〉 血液型の判定（患者血液と抗血清混合時の判定）

抗A血清（α）	抗B血清（β）	血液型
+	−	A
−	+	B
+	+	AB
−	−	O

（+）が凝集あり，（−）が凝集なし

c．交差適合試験

輸血に際しては，血液型の不適合だけではなく，受血者側の不規則抗体による血球の凝集と溶血が起こる可能性がある。受血者の血球および血清を供血者の血清および血球と混合させ，赤血球凝集の有無を検討する必要がある。これを交差適合試験 crossmatch testingという。

　　主試験 major crossmatch →受血者血清＋供血者血球
　　副試験 minor crossmatch →供血者血清＋受血者血球

主試験は，不適合の抗体が存在する場合は重篤な溶血性輸血副作用を生じる危険があり，必ず実施する必要がある．副試験は，供血者血清の不規則抗体の存在を確認する検査ではあるが，現在ヒトの場合は，Type & Screen（タイプアンドスクリーン）が導入されるようになり，意義を失いつつある．

d．Rh 型

1940 年 Randsteiner とその弟子 Wiener は人の赤血球とアカゲザル *Rhesus maccaus* との間に共通して存在する抗原を発見した．この抗原による赤血球凝集の有無で分類される血液型を Rh 型と呼んでいる．赤血球膜表面には C, D, E, c, d, e 抗原があり，このうち最も抗原性の強い D 抗原の抗原性を Rh 因子と呼んでいる．白人の 85％，東洋人の 99％，日本人の 99.5％ が Rh 因子陽性である．

Rh 因子陰性の母親と Rh 因子陽性の父親から生まれてくる子供は父親の Rh 因子を受け継ぐ．母親の血液は胎盤で胎児の Rh 因子と接触し，母親の血液内に抗 Rh 因子抗体が産生される．これが，胎盤を通過して胎児に移行するために，胎児の赤血球が凝集・溶血する可能性がある．第一子では抗原の産生は不十分で，出産時，新生児にほとんど影響を及ぼさないが，妊娠の回数が増すごとにこの危険性が増大する．出産時，胎盤が子宮より剥離するときは，とくに抗原が移行しやすいため，新生児は貧血，核黄疸，黄疸，浮腫に陥る．

e．HLA 型

ヒト白血球抗原 human leukocyte antigen の略で，主要組織適合性抗原ともいわれており，大きく分けて HLA-A, B, C, DR, DQ, DP がある．血小板減少症で何度も血小板輸血を受けた患者血清中には，HLA 抗体が産生されて血小板の輸血効果が得られない場合がある．そのような患者の治療には HLA 適合血小板が必要となるので，事前登録した HLA 適合献血者による血小板の成分献血がなされている．

●**Memo　血液型の分布**●

日本人の ABO 式血液型の分布は，A 型 40％，O 型 30％，B 型 20％，AB 型 10％ である．このうち，A 型は，九州北部や愛媛，鳥取に多く，東に行くにつれて減少する．東北でも福島県では 38％ であるが，青森県では 32％ に減少する．B 型は東北，北陸，中部地方に多く，西に向かうにつれて減少する．O 型は九州南部，太平洋岸の県に多い．

日本列島には，①初め太平洋諸島に住んでいた民族（O 型の多いポリネシア民族）が南方から渡来し，②ついで北方から朝鮮半島を経て B 型因子の民族が渡来した，③さらに A 型因子の多い民族が九州の北部・中国・四国に分布し，漸次東方に進出してきた，と考えられている．これらの民族が混合しながら縄文期・弥生期を経て東方に進出し，現在の日本人の祖先を形成したものと考えられている．ちなみに，欧米人の血液型の分布は A 型 41％，O 型 46％，B 型 10％，AB 型 3％ である．

（参考文献：古畑種基『血液型の話』，岩波書店，1962）

● **Memo　血液型と性格** ●

　1901年にウィーン大学のRandsteiner博士がABO型分類を発表した後，欧米では血液型による性格分類が流行した。その中でB型が少ない西欧人が優等人種で，B型が多いアジア人は劣等人種であるという説が流布された。この白人優越思想に対抗しようと，当時の日本の軍部は兵隊の血液検査を行い，「優秀な兵士にはB型が多い」と反論した。

　このような流れにおいて1920～30年代に，血液型による性格分類について日本での最初のブームが起こった。当時，東京女子高等師範学校（現お茶の水女子大学）の古川竹二教授が「血液型と気質の間には密接な関係がある」との論文を発表し話題を呼んだが，この論文は科学的裏づけに乏しく，結局古川説を支持していた法医学者が関連なしと発言してブームが去っていった。

　第2のブームは，1971年に作家の能見正比古氏が書いた『血液型でわかる相性』がベストセラーになり始まった。その後，80年代後半にもブームがあり，現在に至るまで小さなブームが繰り返されている。そのつど心理学者は，血液型と性格の間に関連はみられないとの調査結果を発表しているが，「血液型と性格の間に関連がないといい切れる」という決定的な証拠もない。血液型と性格について，ブームは今しばらく繰り返されるであろう。

● **Memo　貧血の分類** ●

①平均血球容積 mean corpuscular volume（MCV）

$$\text{MCV} = \frac{\text{ヘマトクリット値（\%）}}{\text{赤血球数（}10^6/\mu l\text{）}} \times 10 \quad 正常値　90～95\,fl\,(\mu m^3)$$

②平均赤血球ヘモグロビン量 mean corpuscular hemoglobin（MCH）

$$\text{MCH} = \frac{\text{ヘモグロビン濃度（g/d}l\text{）}}{\text{赤血球数（}10^6/\mu l\text{）}} \times 10 \quad 正常値　30～34\,pg$$

③平均赤血球ヘモグロビン濃度 mean corpuscular hemoglobin concentration（MCHC）

$$\text{MCHC} = \frac{\text{ヘモグロビン濃度（g/d}l\text{）}}{\text{ヘマトクリット値（\%）}} \times 100 \quad 正常値　31～35\%$$

〈表12-3〉　貧血の分類

小球性低色素性貧血 （MCV≦80，MCHC≦30）	正球性正色素性貧血 （MCV=81～100，MCHC=31～35）	大球性貧血 （MCV≧101，MCHC=31～35）
鉄欠乏性貧血，サラセミア，鉄芽球性貧血，無トランスフェリン血症，慢性炎症性疾患（リウマチ様関節炎など）	大量出血，溶血性貧血，再生不良性貧血，腎性貧血，白血病，悪性リンパ腫など	巨赤芽球性貧血（ビタミンB_{12}ないしは葉酸の欠乏）・胃腸疾患による内因子の欠如，慢性肝疾患

演習篇

C point 12.1　血液細胞の産生

> **問題**　血球の産生について正しいのはどれか。
>   A　出生時は骨髄と脾臓とで行われる。
>   B　多能性幹細胞は自己複製能を持つ。
>   C　Tリンパ球は多能性幹細胞に由来しない。
>   D　成人では頸骨と胸骨との造血能は同等である。
>   E　赤血球の産生にエリスロポエチンは必須である。
>
> (100G-43)

赤血球および白血球細胞など血液細胞は多能性幹細胞 pluripotential stem cell から分化する。この多能性幹細胞は自己再生能を持ち，骨髄内およびリンパ臓器内に存在して血球を産生している。赤血球の産生においては，幹細胞が骨髄中で前赤芽球 proerythroblast に分化した後，細胞分裂を繰り返して赤芽球 erythroblast になり，さらに網状赤血球になる。この間に細胞が小さくなり，細胞内にヘモグロビンが蓄えられ，核が濃縮して細胞外に放出される。白血球も多能性幹細胞から分化するが，このうち好中球，好酸球，好塩基球，単球は赤血球と同じ骨髄系幹細胞から分化する。TおよびBリンパ球はリンパ臓器で産生されるが，Tリンパ球は胸腺で分化し，Bリンパ球は末梢リンパ組織（脾臓，扁桃および末梢リンパ腺）で分化する。

　　正解　　B
　×A　赤血球は胎生初期では卵黄嚢で産生される。胎生中期では主に肝臓で，一部が脾臓やリンパ節で産生される。出生前になると脾臓での産生は激減し，骨髄が主な産生の場になる。
　○B　多能性幹細胞は自己複製能を持つ。
　×C　Tリンパ球は胸腺においてリンパ球系幹細胞から分化する。
　×D　20歳ぐらいになると，大腿骨や脛骨などの長管骨の骨髄は脂肪が沈着して赤血球の産生が止まる。20歳以降は主に，脊椎，胸骨，肋骨，腸骨などの扁平骨で産生される。
　×E　エリスロポエチン erythropoietin は，骨髄に作用して幹細胞から前赤芽球への分化を刺激し赤血球の産生を促すが，必須ではない。

重要関連事項　→　1）赤血球とヘモグロビンの構造と機能を説明できる

C point 12.2　腎不全と貧血

> **問題**　慢性腎不全における貧血の病態について正しいのはどれか。
>   A　骨髄での赤血球分化の抑制
>   B　ヘモグロビン合成の低下
>   C　赤血球膜の脆弱化
>   D　赤血球膜に対する自己抗体の形成
>   E　骨髄幹細胞数の減少

エリスロポエチン erythropoietin は，骨髄に作用して幹細胞から前赤芽球への分化を刺激し，赤血球

の産生を促す。エリスロポエチンは166個のアミノ酸からなるペプチドホルモンで，失血，高地での気圧減少，肺疾患，心疾患などで血中酸素分圧が減少すると，血液中の酸素濃度の低下により腎臓で産生される。肝臓からも微量であるが産生される。

造血に関与するホルモンとしては，エリスロポエチンのほかにアンドロゲンとエストロゲンがある。アンドロゲンはタンパク同化作用があり造血を促進し，エストロゲンはアンドロゲンと拮抗するために造血を抑制するので，成人男性は女性と比べて赤血球数が多い。また，下垂体ACTH-副腎皮質ホルモン系も造血促進に関与し，クッシング病 Cushing disease では多血症がみられる。

正解　A

○A　慢性腎不全では腎臓傍糸球体細胞からのエリスロポエチン分泌が減少し，骨髄での赤血球の分化が抑制されて貧血が起こる（腎性貧血）。

×B　ヘモグロビン hemoglobin は赤血球内タンパクの95％を占める。鉄欠乏状態になるとヘモグロビン合成が障害される。鉛中毒ではδ-アミノレブリン酸脱水素酵素（ALA-D）が障害されてヘムの合成障害が起こる。その際に合成経路の中間産物であるδ-アミノレブリン酸（ALA）やコプロポリフィリンが尿中に増え，遊離プロトポリフィリンが赤血球中で増える。

×C　赤血球の老化は，①代謝活性の低下，②膜脂質の脱出，③変形能の低下と機械的な力に対する膜の脆弱化にみられ，老化した赤血球は脾臓などの内皮細胞に取り込まれて破壊される。赤血球寿命は約120日である。遺伝性球状赤血球症 hereditary spherocytosis は常染色体優性および劣性遺伝し，男女比は1：1である。劣性遺伝型は貧血が重症化しやすい。膜リン脂質の脱出により膜が脆弱化して溶血し，赤血球寿命の著しい短縮と黄疸・脾腫がみられる。治療は脾臓摘出を行う。

×D　赤血球膜，酵素，ヘモグロビン異常などの赤血球の先天性異常や，赤血球膜タンパク質に対する抗体の作用や血管異常など赤血球外の要因で赤血球の破壊が起こると，溶血性貧血が生じる。自己免疫性溶血性貧血 autoimmune hemolytic anemia（AIHA）は，赤血球膜上の抗原と反応する自己抗体が産生され，抗原抗体反応の結果，赤血球が傷害を受け，赤血球寿命が著しく短縮（溶血）し，貧血をきたす病態である。AIHAには寒冷凝集素症のように先天的な要因によるものと，感染，免疫不全，免疫系の失調，ホルモン環境，薬剤，腫瘍など後天的な要因によるものがある。

×E　再生不良性貧血は骨髄の造血幹細胞の密度低下で生じる。

●Memo　エリスロポエチンとドーピング●

酸素の少ない高地でのマラソントレーニングは，エリスロポエチンの産生を促して赤血球を増多させる効果がある。また，健常者にエリスロポエチンを注射しても赤血球数が増える。したがって，エリスロポエチンを用いたドーピングの可能性が指摘されている。しかし，赤血球数が多くなりすぎると，血液の粘性が上昇して，脳血管障害や虚血性心疾患などをきたす危険性が高くなる。暑い環境で競技して発汗をきたすと，その危険性は倍増することになる。

C point 12.3　白血球およびリンパ球の機能

> **問題**　マクロファージの機能として誤っているのはどれか。
> A　食作用
> B　抗原提示
> C　IL-1 産生
> D　TNF-α 産生
> E　IgM 産生

　マクロファージは血液中の白血球の 5% を占める単球（単核白血球）から分化する。造血幹細胞から分化した単球は骨髄で成熟し，血流に入ると炎症反応にかかわる。単球は約 2 日間血中に滞在した後，血管壁を通り抜けて組織内に入りマクロファージになる。組織に入ると，マクロファージは細胞内にリソソームをはじめとした顆粒を増やし，消化酵素を蓄積する。マクロファージは分裂によっても増殖することができ，寿命は数か月である。

　正解　E
○A　流血中の単球 monocyte は，感染部位で細菌や異物に対して食作用を及ぼす。組織中に移行した単球はマクロファージと呼ばれ，食作用は好中球と比べて強力で，リソソーム内にはタンパク質分解酵素のほか，細胞膜脂質を分解するリパーゼを含み，好酸菌なども貪食できるようになっている。
○B　マクロファージは抗原を摂取すると，各種のサイトカインを放出し，特定の T 細胞を活性化させる。マクロファージは，食作用によって取り込み分解した異物をいくつかの断片にし，もともと細胞内に持っていたクラス II MHC（MHC-II）と結合させ，細胞表面に表出させる。これをマクロファージによる抗原提示と呼ぶ。MHC（major histocompatibility complex）は主要組織適合抗原複合体で，ヒトでは，HLA（human leukocyte antigen）も MHC である。移植した組織に拒絶反応が起こるとき，MHC は「非自己」として認識されている。MHC の型により，特定の抗原に対する，免疫応答の強度が異なる。
　　マクロファージによる抗原提示のシグナルは，ヘルパー T リンパ球に伝達される。ヘルパー T リンパ球の細胞の表面には，CD4 というヘルパー T 細胞特有の表面タンパク質と，T 細胞受容体 T-cell receptor（TCR）と呼ばれる受容体タンパク質が存在しており，それぞれがマクロファージの MHC-II と，マクロファージによって提示された抗原と結合することによって，ヘルパー T 細胞が活性化される。T 細胞受容体の構造は，ヘルパー T 細胞ごとに異なり，マクロファージによって提示された抗原断片と適合した受容体を持つヘルパー T 細胞だけが活性化される。
○C　インターロイキン 1（IL-1）は炎症のメディエーターとして重要な役割を果たす分子量 175000 のサイトカインで，細菌性毒素などで刺激されたマクロファージから産生・放出される。好中球や単球に対して走化性 chemotaxis を引き起こすほか，骨髄からの好中球の動員，T，B リンパ球の分裂・成熟に関与する。さらに，内因性発熱物質として視床下部に作用して発熱を引き起こす。
○D　腫瘍細胞に対して活性化されたマクロファージは，サイトカインの一種である腫瘍壊死因子 tumor necrose factor-α（TNF-α）を産生する。TNF-α は腫瘍細胞膜表面の特異的な受容体 TNF receptor に結合し，このシグナルは細胞内へと伝達されアポトーシスを誘導する。
×E　免疫グロブリンの産生は B リンパ球が行う。

C point 12.4　免疫グロブリン

> **問題**　胎盤通過性の免疫グロブリンはどれか。
> A　IgA
> B　IgD
> C　IgE
> D　IgG
> E　IgM

　IgGは免疫グロブリンの中で唯一，胎盤透過性を持つ。このため，新生児は母親が持っている免疫抗体を受け継ぎ，生後4～5か月ごろまで母親由来のIgGが存在する。一方，出生直後は免疫産生能が低く，その後，徐々に免疫産生機構が成熟するが，成人レベルに達するのは10歳前後である。そのため，生後数か月を経た乳児期や小児期は感染に弱い。これを避けるためには，生後6か月ごろから各種ワクチンを投与して後天性免疫を獲得させる必要がある。

　正解　D

×A　IgAは胎盤を通過せず，補体結合もしない。IgAは外分泌液中で最も重要な免疫グロブリンであり，唾液，涙，鼻汁，乳汁，消化液などに存在する免疫グロブリンの大部分を占める。主として小腸粘膜，気道粘膜で産生される血漿タンパクで，外来異物侵入時に最も早く異物と反応する。母乳に多く含まれる。

×B　IgDはBリンパ球の膜表面に多く存在して，免疫応答において抗原刺激を受けた際の抗体産生機構の引き金の役割をはたしていることが推定されている。IgD型骨髄腫およびその類縁疾患で著明に増加するが，それ以外の臨床的意義は不明な点が多い。

×C　IgEはI型（即時型）アレルギーに関与する免疫グロブリンである。分子量約19万のタンパク質で，免疫グロブリンの中では最も血中濃度が低い。消化管，気道粘膜，リンパ節等で産生され，血中での代謝半減期は約3日である。IgEは免疫グロブリンの中で唯一過敏性を引き起こす能力を持った抗体である。各種アレルゲン物質に曝露されると，特異的なIgE抗体が産生され，感作が成立する。その個体に再びアレルゲンが侵入すると，肥満細胞や好塩基球の表面にあるFcレセプターにIgEが結合し，レセプターの凝集が起こり，細胞が活性化されてヒスタミンなどの生理活性物質が一気に遊離放出される。またロイコトリエンやプロスタグランディンなどアラキドン酸カスケード関連物質も合わせて産生分泌され，その結果，即時型アレルギー症状が発来する。

○D　IgGは胎盤通過性があり，出産直後は成人レベルで新生児血液中に存在している。出生時から自身の産生はあるが，半減期が20日余りであることから，母体由来のIgGは急速に低下し，総IgG量としては生後3～4か月で最低となる。その後，免疫産生組織の発達に伴い，血中濃度は徐々に増加し，10歳になったころ成人レベルに達する。

×E　IgMは抗原刺激により最初に産生される抗体である。IgGと比べると産生量も少なく半減期も約5日と短いが，補体結合性やオプソニン活性が非常に強く，ウイルスや細菌感染などに対する迅速な免疫防御反応や赤血球の凝集に強力な作用を及ぼす。そして，ある特定の病原体による初期感染の有無は，その特異的IgM抗体が陽性であることにより証明される。例えば，肝炎ウイルスなどに対する特異的IgM抗体価を調べ，上昇をみれば数か月以内に感染があったと推定する。IgMは胎盤通過性がないため，新生児血中ではほとんど検出されない。新生児でIgM抗体の上昇があれば，その病原体による胎内感染があったと考えられるため，ただちに治療が必要となる。分子量が約90万で免疫グロブリンの中で，最も大きい。

関連問題 1

> **問題** 免疫グロブリンについて正しいのはどれか。
> A　IgE 量は最も多い。
> B　IgG は胎盤を通過する。
> C　IgD は分泌液中に存在する。
> D　IgM は分子量が最も小さい。
> E　IgA は即時型アレルギーに関与する。
>
> （100G-51）

正解　B
×A　IgG 量が最も多い。
○B　IgG は胎盤を通過する唯一の免疫グロブリンである。
×C　IgA が分泌液中に存在する。IgD は B リンパ球細胞表面に多く存在する。
×D　IgM は分子量が最も大きい。
×E　IgE が即時型アレルギーに関与する。

関連問題 2

> **問題** アナフィラキシーショックに関与するのはどれか。
> A　IgA
> B　IgD
> C　IgE
> D　IgG
> E　IgM

　アナフィラキシーとは防護状態（-phylaxis）と反対の（ana-）の状態という意味である。各種アレルゲン物質に曝露されると、特異的な IgE 抗体が産生され、感作が成立する。その個体に再びアレルゲンが侵入すると、肥満細胞や好塩基球の表面にある Fc レセプターに IgE が結合し、レセプターの凝集が起こり、細胞が活性化されてヒスタミンなどの生理活性物質が一気に遊離放出される。気管支平滑筋攣縮、血管平滑筋拡張、毛細血管透過性亢進が起こり、血圧低下、呼吸困難を引き起こし、ショック状態になる。

正解　C

　アナフィラキシーショックは、医療現場で造影剤や抗菌薬などの投与でも引き起こされることから、病態生理、症状を始め、その対処まで必須の知識である。

（1）　病態生理
　I 型アレルギー（即時型アレルギー反応）による。最も頻度の高いものは薬剤で、まれに食物、ハチなど虫によるものなどが引き金になる。ヒスタミンなどのケミカルメディエーターにより、気管支平滑筋攣縮、血管平滑筋拡張、毛細血管透過性亢進が起こり、種々の症状を発現する。

（2）　臨床症状
　アナフィラキシー症状の出現時間や重症度は、個体の感作状態、原因アレルゲンまたは起因物質の量、投与経路によって異なる。初回曝露よりも 2 回目以降曝露された場合のほうが、出現が早く重症である場合が多い。典型的な全身性アナフィラキシーの場合、アレルゲンまたは起因物質の注射後 5〜10 分以

内に始まる．最も早い場合は 30 秒以内に始まるが，造影剤中毒の場合は 10 分を経てからも発症するので注意を要する．

①初期症状あるいは自覚症状：前駆症状は，口内異常感，口唇のしびれ，嚥下困難感，両手足末端のしびれ，心悸亢進，悪心，耳鳴，めまい，胸部不快感，目の前が暗くなった感じ，虚脱感，四肢の冷感，腹痛，尿意，便意などである．

②他覚症状：初期の他覚症状としては，くしゃみ，反射性咳発作，皮膚紅潮，蕁麻疹，まぶたや口唇のむくみなどが出現する．ついで急激な血圧低下，循環不全に伴う意識障害，あるいは気道が狭くなることによる呼吸困難，チアノーゼが出現する．気道狭窄による窒息が主症状である場合もある．

(3) アナフィラキシーショック対策

以下，①から④が挙げられる．

①ボスミン（アドレナリン：血圧低下時の第一選択）0.2～0.5 mg 皮下注．
症状の改善程度に応じて，15～20 分ごとに繰り返す．
②必要に応じて気道確保，人工呼吸，心マッサージなどを行いつつ，血管を確保する（喉頭痙攣のときは，輪状甲状軟骨間膜穿刺，緊急気管切開を要することがある）．
③抗ヒスタミン薬投与：クロルトリメトン 1A をゆっくり静注する．
④ステロイド：ハイドロコルチゾン 200～500 mg 静注．
　注：③，④は，病態のより原因に近い部分を改善するが，効果発現までに時間がかかる．

(4) アナフィラキシーショックを起こす頻度の高い薬剤

抗菌薬（特にβラクタム剤），キシロカイン，造影剤，抗不整脈薬（クラス 1a），強ミノ C，ステロイド，抗血清，バルビタールなどであるが，薬剤はすべて，アナフィラキシーショックを起こす可能性があると思ってよい．

C point 12.5　血小板凝集阻害薬の作用機序

> **問題**　少量のアスピリン投与でみられるのはどれか．
> A　血小板数の減少
> B　血小板機能の阻害
> C　プロトロンビン時間の延長
> D　活性化部分トロンボプラスチン時間の延長
> E　トロンボテスト値の低下

アスピリンやチクロピジンなどの血小板凝集阻害薬は，閉塞性脳血管障害や虚血性心疾患の罹患既往がある患者に，再発予防のために広く投与されている．アテローム病変部の血管内膜損傷部にできる血栓形成を阻害することを目的に投与される．

少量のアスピリンは，微小血管や血小板細胞内のシクロオキシゲナーゼの働きを抑制して，細胞膜に存在するアラキドン酸からトロンボキサン A_2 の合成を抑制する．トロンボキサン A_2 は強力な血小板凝集作用を持つ．一方，大量のアスピリンは血管細胞内のプロスタサイクリン合成も同時に抑制する．プロスタサイクリンは血管拡張作用と血小板凝集抑制作用を持つ（アスピリンジレンマ）．したがって，トロンボキサン A_2 の合成を抑制しプロスタサイクリンの合成には影響を与えない少量のアスピリン投与（80～160 mg/day）や，チクロピジンの投与が推奨される．

正解　B
×A　血小板数には影響しない。
○B　微小血管や血小板内でトロンボキサン A_2 の合成阻害により血小板凝集能の低下が起こる。
×C　被検者の血漿に Ca^{2+} と組織トロンボプラスチンを添加して凝固時間を測定し，外因性凝固系のプロトロンビン（II），V，VII，X因子の凝固活性を総合的に検査する方法。アスピリンには影響を受けない。正常人の凝固時間（10～12秒）やプロトロンビンの働く割合（80～100％）と対照する。
×D　内因系凝固機序を開始する第XII因子を活性化し，リン脂質とカルシウムイオンを加えてフィブリンが析出までの凝固時間を測定する方法である。アスピリンには影響を受けない。正常値は20～40秒で，その延長は内因系凝固因子の第XII, XI, IX, VII因子と共通系凝固因子の第X, V, II, I因子の異常を反映する。
×E　被検者の血漿に血小板第3因子（リン脂質），組織トロンボプラスチン，吸着血漿（第I, V, VIII, XI因子）と適量の Ca^{2+} を加えて凝固時間を測定し，ビタミンK依存性第II, VII, IX, X因子の活性を検討する検査である。正常活性％値は70～120％，抗凝血薬（ワーファリン）投与時の治療域は10～20％が一般的である。アスピリン投与では値は低下しない。

重要関連事項　→　12章3）　血小板の機能と止血や凝固・線溶の機序を説明できる，p. 222 Memo「薬物と血液凝固」, p. 169 Memo「高コレステロール血症と食事療法」

関連問題

> **問題**　ワーファリンに拮抗するビタミンはどれか。
> A　ビタミン B_6
> B　ビタミン B_{12}
> C　ビタミンC
> D　ビタミンE
> E　ビタミンK

正解　E
第IX, X, VII因子ならびにプロトロンビン（II）は肝臓で合成されるが，これらの生合成の最終段階でビタミンKが必要になる。抗凝固薬ワーファリンはビタミンKに拮抗して，肝臓でのこれらの凝固因子の生合成を抑制する。

重要関連事項　→　3）　血小板の機能と止血や凝固・線溶の機序を説明できる，p. 222 Memo「薬物と血液凝固」

C point 12.6　ABO式血液型

問題　赤血球膜上のABO式血液型抗原の決定に関与する酵素はどれか。
A　タンパク質合成酵素
B　リン脂質合成酵素
C　糖鎖合成酵素
D　タンパク質分解酵素
E　リン脂質分解酵素

正解　C

　ヒトの赤血球膜にはABO型抗原を決定する糖脂質が存在する。O型の赤血球膜の糖鎖上にはH物質と呼ばれる成分がある。A型赤血球では，N-アセチルガラクトサミン N-acetylgalactosamin がH物質に付加した糖鎖がA抗原を形成する。B型赤血球では，D-ガラクトース D-galactose がH物質に付加した糖鎖がB抗原を形成する。AB型赤血球ではA抗原とB抗原の両者が存在する。N-アセチルガラクトサミンないしD-ガラクトースを付加する酵素（トランスフェラーゼ）の有無は遺伝的に決定されており，これに基づいてABO血液型が決定される。

　新生児の血漿には抗A抗体や抗B抗体は存在しないが，生後2～8か月後にIgGないしIgMからなる抗体がA型の乳児には抗B抗体として，B型の乳児には抗A抗体として，O型の乳児には抗Aおよび抗B抗体として血漿中に出現する。ただし，AB型の乳児にはいずれも出現しない。

重要関連事項　→　4）血液型

C point 12.7　血液型適合検査

問題　血液型検査について誤っているのはどれか。
A　Rh型陽性血球は抗D血清で凝集する。
B　O型血球は抗A血清で凝集する。
C　AB型血球は抗A血清で凝集する。
D　B型血球は抗B血清で凝集する。
E　交差試験の主試験では，供血者の血球と受血者の血清を用いる。

　4）c.で述べたように（p.223），輸血に際しては，血液型の不適合だけではなく，受血者と供血者の血清および血球を混合させ，赤血球凝集の有無を検討する必要がある（交差適合試験）。

・主試験→受血者血清＋供血者血球
・副試験→供血者血清＋受血者血球

　主試験は，不適合の抗体が存在する場合は重篤な溶血性輸血副作用を生じる危険があり，必ず実施する必要がある。

正解　B
○A　赤血球膜表面にはC, D, E, c, d, e抗原があり，このうちD抗原の抗原性をRh因子と呼んでいる。Rh陽性（Rh＋）の赤血球は，抗D血清で凝集する。
×B　O型血球表面にはA抗原もB抗原もない。抗A血清では凝集しない。
○C　AB型赤血球膜にはAおよびB型抗原が存在する。抗A血清で凝集する。
○D　B型血球表面にはB型抗原が存在する。
○E　交差適合試験の主試験では，供血者の血球と受血者の血清を用いる。

重要関連事項　→　4）血液型

関連問題

> 問題　26歳女性。子宮外妊娠破裂でショック状態である。この患者の赤血球は抗A血清で凝集し，抗B血清では凝集しなかった。抗D血清では凝集した。また，使用予定の輸血製剤の赤血球は，患者の血清で凝集しなかった。
> この患者に使用する輸血製剤の血液型は次のうちのどれか。
> A　A型Rh陽性
> B　B型Rh陽性
> C　B型Rh陰性
> D　AB型Rh陽性
> E　O型Rh陰性

正解　A
患者赤血球は抗D血清で凝集しており，患者はRh陽性である。さらに，抗A血清で凝集し，抗B血清で凝集しないことから，A型である。交差適合試験の主試験がなされ，凝集反応がみられないことから，患者側には不規則抗体はない。

13. 胎児・新生児・乳児の生理学

> 到達目標：胎児の循環・呼吸の生理学的特徴と出生時の変化を説明できる

胎児の心血管系は胎生 11 週までには小さいながらも完全に分化する。一方，呼吸器系の完成は遅れ，成熟するのは胎生 28〜30 週以降である。

◆チェック事項◆

1）胎児循環の特殊性

胎児循環を特徴づける重要な側副血行路は次の 1〜3 が挙げられる（図 13-1）。

①**動脈管** ductus arteriosus
肺動脈と大動脈を直接結ぶ。

②**卵円孔** foramen ovale
右心房と左心房の間の心房中隔に間隙があり，下大静脈からの血液が直接左心房に誘導される。

③**静脈管** ductus venosus
臍静脈と下大静脈を直接結ぶ経路である。

a. 胎児循環の特徴

胎児はガス交換，排泄，栄養摂取を胎盤に依存している。

①胎児循環では左右心房・心室が並列して機能している。動脈管，卵円孔，臍静脈により血流を迂回させている（図 13-2）。

②胎児の心拍数は 11 週までは 160/min，胎生 6 か月ぐらいで自律神経系が機能し始めると 140/min 前後に低下する。分娩前は 110〜150/min。分娩時の心拍数は子宮収縮により，そのつど 15/min 前後減少する。

③胎児血圧は低く，周産期の正常体重児でも 60/45 mmHg 前後と推定されている。新生児の収縮期血圧は 60〜80 mmHg，下限が 45 mmHg ぐらいで，自律神経系が成熟するにつれ，2 歳で 100 mmHg 前後に上昇する。

④胎児肺は羊水で満ち，肺血管抵抗が高いので，肺循環は右心室拍出量の 20% にすぎない。

b. 胎児血液は成人血液よりも酸素親和性が高い

①成人の動脈血酸素分圧は 90〜100 mmHg，静脈血酸素分圧 40 mmHg である。胎児のガス交換は胎盤でなされ（図 13-2），胎児動脈血酸素分圧は約 22 mmHg，臍静脈血液酸素分圧は約 32 mmHg である（図 13-3）。

②胎児は低酸素下でも，血液酸素飽和度は胎児臍静脈血で約 80%，胎児動脈で約 60% である（成人

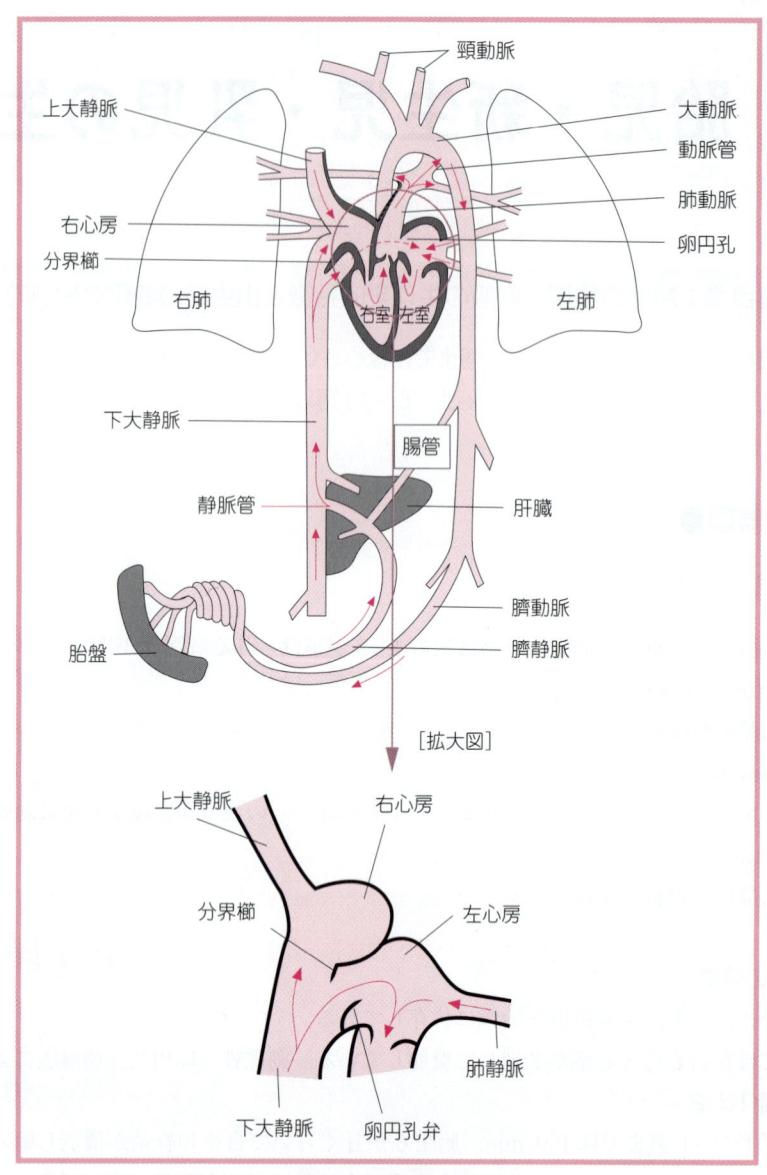

〈図13-1〉 動脈管，卵円孔および静脈管と胎児循環

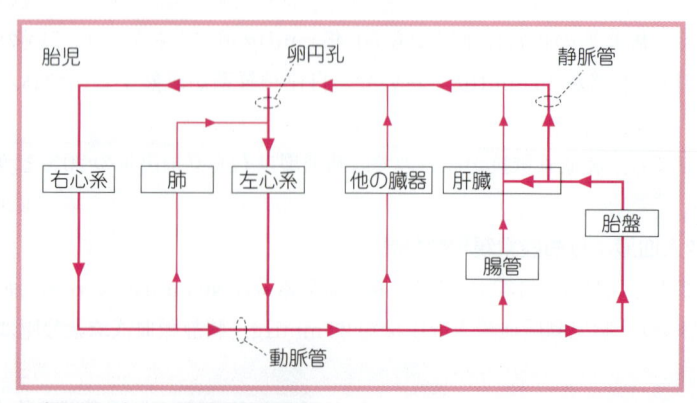

〈図13-2〉 胎児循環の経路

は98%)。胎児ヘモグロビン hemoglobin F (HbF) が成人型よりも酸素親和性が高い。HbF の酸素解離曲線は成人型ヘモグロビンよりも左方へ偏移しており，酸素分圧（PO_2）値が低くてもヘモグロビン酸素飽和度が高い。胎盤での酸素吸収に都合がよい（図 13-3）。

③胎児血液中のヘモグロビン濃度は約 20 g/dl で成人よりも高く（15 g/dl），胎児血液の酸素運搬容量を高めている。結果として，胎児臍静脈血液中の酸素含有量は約 16 ml/dl で，成人の動脈血（約 20 ml/dl）と比較してやや低い値に留まっている。

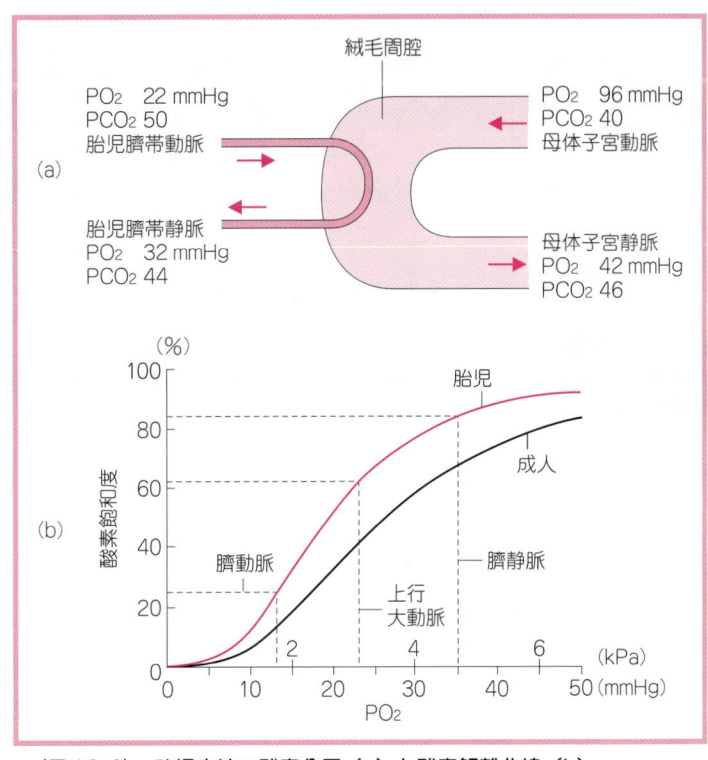

〈図 13-3〉 胎児血液の酸素分圧（a）と酸素解離曲線（b）

2）胎児呼吸器系の発達

胎児の呼吸運動は，胎生 10 週ごろに開始する。胎生 34 週以降では，不規則で浅い呼吸であるものの，それ以降は規則的なパターンになり，ときに喘ぐような動作が加わってくる。延髄の呼吸中枢は妊娠中期ごろから活動するが，末梢の化学受容器の活性は出生後もしばらく低いままである。

娩出された胎児が呼吸を開始するためには，以下の条件が必要となる。

①第 1 呼吸の誘発には呼吸筋の成熟が必要である。第 1 呼吸は臍帯血管の閉鎖と胎児動脈血 PCO_2 の上昇，痛覚や触覚などの大量の感覚情報などで中枢が刺激されて開始されるが，肺コンプライアンスが低いため吸気に際して強い陰圧が必要である。

②肺胞での十分量の界面活性物質が必要である。出生時の呼吸において肺胞の表面張力に打ち勝って肺を膨らませる能力が必要である。界面活性物質（サーファクタント分子）は肺胞の表面張力を低下させる役割を担う。サーファクタントはリン脂質（レシチン lecithin とスフィンゴミエリン sphingomyelin）からなり，II 型肺胞細胞より分泌される。

③胎児副腎機能の成熟が必要である（図13-4）。サーファクタント生成は胎児のコルチゾルによる調節を受ける。胎生28週から30週以前は，副腎が未成熟でコルチゾル分泌が少なくサーファクタント産生量が十分ではない。胎児コルチゾルにより中枢神経機能が成熟するので，呼吸中枢機能も副腎機能に依存する。

胎児コルチゾルは，他にも肝臓機能の分化とグリコーゲン合成を促進や分娩誘発に関与する。

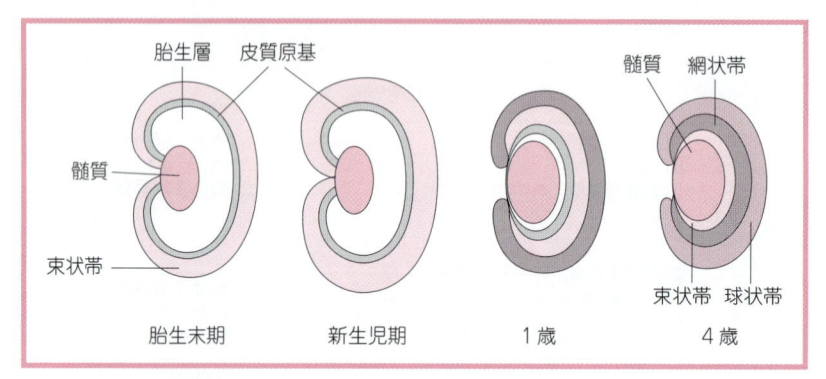

〈図13-4〉 胎児の副腎
胎児副腎では胎生層でコルチゾルが盛んに分泌される。出生後に退縮し，かわりに髄質が発達する。

3）出生時の心血管系の変化（娩出に伴う側副血行路の閉鎖）

①肺胞と肺血管の拡張により肺血管抵抗が低下して肺血管を循環する血液量が増加する。その結果，左心房圧が上昇する。

②肺静脈からの酸素を含んだ血液により動脈血 PaO_2 が上昇すると，臍帯血管が閉塞する。その結果，右心房へ流れ込む血液量が減少し，右心房圧が低下する。一方で左心房圧が上昇するので，心房間に圧較差が生じ，卵円孔が閉鎖する（図13-5）。

③動脈管は生後10日程度で閉鎖するが，そのメカニズムはよくわかっていない。

④先天性心疾患で，卵円孔ないし動脈管の開存（patent foramen ovale ないし ductus arteriosus）は15〜20%を占める。

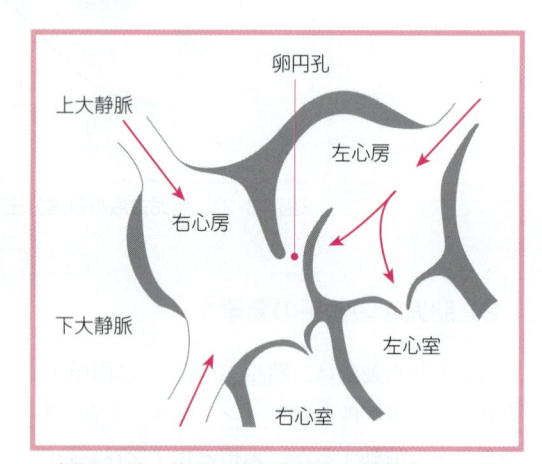

〈図13-5〉 娩出に伴う卵円孔の閉鎖
肺動脈からの血液還流量が増加して左心房圧が上昇する。同時に，臍静脈の閉鎖で下大静脈からの血流が減少して右心房圧が低下し，心房中隔の卵円孔が閉鎖する。

4）新生児の生理機能

①呼吸リズムは不規則で，早い（20〜50/min）。新生児は気道抵抗が高いので鼻で呼吸する。ときどき無呼吸状態に陥るが，これはとくに睡眠中に観察される。

②尿は胎生 8 週ごろより生成されている。尿量は妊娠後期で 28 ml/hr（飲み込んだ羊水量と同じ）。とくにナトリウム再吸収能や ADH に対する感受性が低く，尿濃縮力が弱い。新生児は効率よく尿濃縮ができないために，脱水を起こしやすい。下痢や嘔吐に対して注意が必要である。出生後 GFR と尿排泄量は漸増するが，成人と等しくなるのには数年かかる。

③新生児は褐色脂肪組織の代謝を介して多量の熱を産生する。未熟児は，満期産児よりも体積の割合に体表面積が大きい。反面，褐色脂肪の貯蓄が少なく皮膚脂肪層も薄いので，体温喪失が大きい。独力で体温調節が十分できるようになるまでは，温度環境が調節された環境——保育器の中——で育てる必要がある。

④胎児の腸管は未熟であり，胎便 meconium は普通，羊水中には排泄されない。しかし，胎児が切迫した状態になると，腸管の活動性が上昇して胎便が羊水中に排泄されてしまう。これを胎児が吸引してしまうと胎便吸引症候群 meconium aspiration syndrom になり，肺の障害が生じる。

⑤出生直後に経胎盤栄養がとだえるが，腸管機能が経口摂取に十分に耐えうるまでには数日を要する。新生児は妊娠末期に蓄えた自己の脂肪およびグリコーゲンに依存し，副腎髄質からのカテコールアミンの刺激により分解される。未熟児や低体重児は，副腎機能が未熟で，かつ貯留栄養が少ないために，経静脈的栄養が必要になる。

⑥新生児が最初の乳汁を飲み込むと，大量の液量に対応するために腸管が急速に拡張する。初乳中には免疫グロブリンが多く含まれている。一方，成乳中には脂肪分が多く含まれている。

● Memo　乳幼児突然死症候群 ●

乳幼児突然死症候群 sudden infant death syndrome (SIDS) は，今まで健康であった乳幼児が何の予兆も既往歴もないまま突然死する疾患で，古くから知られていた。定義として「それまで健康状態及び既往歴からその死亡が予測できず，しかも死亡状況および剖検によってもその原因が不詳である乳幼児に突然死をもたらす症候群」とされている（平成 6 年度厚生省心身障害者研究班）。診断基準上は原則 1 歳未満とされているが，実際には月齢 2 か月から 6 か月程度の乳児における死亡がほとんどである。男女差はみられないか，やや男児に多いという見解もある。

原因として脳における呼吸循環調節機能不全が挙げられている。睡眠時無呼吸から回復する覚醒反応が，何らかの理由（未熟児・感染・気道の狭窄など）で遅延すると，低酸素状態が重篤化して呼吸中枢が麻痺し死亡すると推測されている。しかし，単一の原因で起こるかどうかの点も含め，いまだに不明である。

危険因子の可能性としては，①うつ伏せ寝，②人工栄養哺育，③保護者などの習慣的喫煙，④児の暖めすぎ，等が挙げられている。発症に育児環境が大きな影響を及ぼしていることが知られるようになり，諸外国ではうつ伏せ寝をやめるキャンペーンによって，SIDS の頻度が大幅に減少した。我国でも SIDS による死亡は年々減少傾向にあり，平成 7 年に 579 人発症した状態から平成 16 年には 232 人に半減した。しかしながら，いまだ 1 歳未満の乳児の死亡原因の第 3 位を占め，先天性疾患を除けば死亡原因の第 1 位である。

演習篇

C point 13.1　胎児循環の特殊性

問題　胎児で成人よりも**低い**値を示すものはどれか。
   A　ヘモグロビン酸素親和性
   B　血液中のヘモグロビン濃度
   C　動脈血酸素飽和度
   D　心拍数
   E　肺血管抵抗

　胎児循環の特殊性として，右心房の血液の大部分が卵円孔を通過して左心房に流れること，また，肺動脈の血液の大部分は動脈管を通って大動脈に流れること，が挙げられる。これは，肺呼吸していないために肺血管抵抗が高いこと，また，臍帯静脈から還流した酸素飽和度が高い血液を大循環系に流すこと，に由来している。
　出生時には，胎盤でのガス交換が途絶する代わりに肺でのガス交換が開始され，それに伴い臍帯血管および動脈管は筋層が収縮して閉鎖する。

　　　正解　C
　×A　胎児ヘモグロビン hemoglobin F（HbF）は成人型よりも酸素親和性が高い。酸素分圧（PO_2）値が低くてもヘモグロビン酸素飽和度が高く，胎盤での酸素結合に都合がよい。
　×B　胎児血液中のヘモグロビン濃度は約 20 g/dl で成人ヘモグロビン濃度の 15 g/dl よりも高く，胎児血液の酸素運搬容量を高めている。
　〇C　成人のガス交換は肺でなされ，動脈血酸素分圧は 90〜100 mmHg，静脈血酸素分圧 40 mmHg である。胎児のガス交換は胎盤でなされ，胎児動脈血酸素分圧は約 22 mmHg，臍静脈血液酸素分圧は約 32 mmHg である。
　×D　胎児心拍数は 11 週までは 160/min，胎生 6 か月ぐらいで自律神経系が機能し始めると 140/min 前後に低下する。分娩前は 110〜150/min である。成人は 60〜120/min で，胎児よりも少ない。
　×E　肺血管抵抗は出生前後で激変する。出生時の肺拡張によりそれまでの 1/10 に減少する。出生前の肺動脈圧は大動脈圧と同値（60 mmHg 前後）だが，動脈管の収縮とともに減少し，それまでの約 1/2（35 mmHg 前後）に低下する。

重要関連事項　→　1）胎児循環の特殊性

C point 13.2　動脈管

問題　動脈管について正しいのはどれか。
   A　肺静脈と大動脈を連結している。
   B　機能的閉鎖は生後 3 か月である。
   C　アスピリンによって拡張する。
   D　胎児では心拍出量の 50％ 以上が流れる。
   E　動脈血二酸化炭素分圧の上昇によって閉鎖する。

(100G-33)

胎児では肺でガス交換がなされておらず肺胞が収縮しているので，肺血管抵抗が高く，右心室から拍出した血液の20％しか肺を環流しない。残りの血液は肺動脈と連結した動脈管を介して大動脈へ流入する。

> 正解　D
> ×A　動脈管は肺動脈と大動脈とを連結している。
> ×B　機能的閉鎖は生後10日目ごろまでに完了する。
> ×C　アスピリンにより収縮するので，妊婦に与えるときは注意を要する。
> ○D　胎児循環は右心系優位である。酸素飽和度の高い血液が，卵円孔から左心房へ流れるとともに，右心室からの血液は動脈管を経て大動脈から全身循環系に流れる。
> ×E　閉鎖機序はよくわかっていない。血液の酸素分圧の上昇で動脈壁平滑筋が収縮し，その後，線維化すると考えられている。

重要関連事項　→　1）胎児循環の特殊性

C point 13.3　新生児の呼吸

> **問題**　出生直後の新生児の呼吸について誤っているのはどれか。
> A　サーファクタントの欠乏は呼吸窮迫を引き起こす。
> B　肺コンプライアンスが成人よりも高い。
> C　低酸素状態に対して末梢化学受容器の感受性が低い。
> D　呼吸に用いるエネルギーの全酸素消費割合が成人よりも高い。
> E　呼吸数は成人よりも多い。

出生直後の新生児は肺コンプライアンスが低く，肺が膨らみにくい状態である。そのために気道抵抗が高く，呼吸に多くのエネルギーを消費する。また，気道抵抗が高いために鼻呼吸を行い，気道内圧を高めるようにしている。1回換気量は小児18 mlで成人の500 mlの約1/30と，体重比約1/20に比べて小さい。旺盛な代謝を補うために，分時換気数を増やして対応している。

> 正解　B
> ○A　最初の呼吸で肺を広げるためには，十分量のサーファクタントで肺胞の表面張力を軽減させる必要がある。そのために，28週以前に出生した新生児では十分量のサーファクタントが産生されていない。肺が十分に膨らまず気道抵抗が高くなり，呼吸窮迫を引き起こす可能性がある。
> ×B　肺の膨らみやすさをコンプライアンスという。新生児の肺は，肺コンプライアンスが低く膨らみにくいほかに，細気管支が細いなど，気道抵抗が高い。
> ○C　延髄にある中枢性の化学受容器は出産時までに活性化されるが，大動脈体などの末梢化学受容器の感受性は乏しいままである。
> ○D　呼吸に用いるエネルギーの全酸素消費割合は新生児で6％である。成人2％と比較して高い。
> ○E　新生児の呼吸数は20～50回/分である。成人は12～15回/分である

重要関連事項　→　2）胎児呼吸器系の発達

C point 13.4　小児の生理機能

問題　新生児で成人よりも高い値を示すのはどれか。
　　A　分時換気量
　　B　肺コンプライアンス
　　C　収縮期血圧
　　D　体　温
　　E　糸球体ろ過量

　60歳未満の成人の血圧の正常値は収縮期血圧が130 mmHg未満かつ拡張期血圧が85 mmHg未満で，脈拍の正常値は60～120/minである。小児の血圧や脈拍の正常値（表13-1）は，年齢によって異なるが，概して，血圧は成人よりも低く，脈拍は成人よりも多い。新生児の血圧は成熟児であるか否かなど，出生時の状態に左右され，また，年長者と同一条件では測定できないが，収縮期血圧が60～80 mmHg，拡張期血圧の下限が45 mmHgである。

〈表13-1〉　小児の血圧（〈表10-1〉再掲）

年　齢	収縮期血圧 （mmHg）	拡張期血圧 （mmHg）	脈拍数 （回/min）
新生児			120～140
乳児　2歳	105±17	68±15	100～110
4～ 6歳	111±16	70±23	90～100
8～10歳	112±16	66±12	80～100
12～14歳	115±22	63±12	80～ 90
16～18歳	122±11	65±11	70～ 80

正解　C
×A　1回換気量は新生児で約18 m*l*，成人で500 m*l*，新生児の呼吸数は1分間に40回程度，成人の安静時呼吸数は1分間に16～20回程度である。すなわち，新生児の分時換気量は成人の10分の1以下である。
×B　成人に比べ新生児の肺コンプライアンスは低く，気道抵抗が高い。
○C　収縮期および拡張期血圧が成人よりも低い。
×D　成人でも小児でも核心温度は口腔で37℃前後と，著明な差はない。しかし，体温調節能力は高齢者では減弱し，寒冷環境では体温が低下しがちである。
×E　新生児の糸球体ろ過量 glomerular filtration rate（GFR）は成人に比べて小さい。

C point 13.5　母乳について

> **問題**　母乳の特徴について誤っているのはどれか。
> A　IgA が多く含まれている。
> B　牛乳より乳糖が多い。
> C　牛乳よりビタミン K が多い。
> D　成熟乳より初乳のほうがタンパク質が多い。
> E　成熟乳より初乳のほうが脂質が多い。

(1) 母乳栄養 breast feeding の特徴

母乳は生後数か月までの乳児には優れた食品である。育児環境のよい国々では母乳栄養児と人工乳栄養児との間に死亡率の差はほとんどないが，衛生環境が悪い国・地域では，今なお母乳栄養児の死亡率が低い。一方，母乳はビタミン K の含有量が少ない。そのために母乳栄養児では，新生児出血性疾患や遷延性の間接型高ビリルビン血症がみられることがある。

(2) 初乳 colostrum の特徴

妊娠初期から分娩後数日までの間に分泌される乳汁である。
①黄色の色調で濃厚である。
②カロリーは 60 kcal/100 ml で，成熟乳よりやや低い。
③成熟乳よりもタンパク質と脂質を多く含む反面，糖質は少ない。
④ナトリウム，カリウムなどの電解質が高い。
⑤免疫グロブリン，とくに IgA やリンパ球，マクロファージが多く含まれている。

(3) 母乳と牛乳との比較

母乳と牛乳との栄養組成を比較すると以下のようになる。
①カロリーは両者で等しい。
②タンパク質の含有量は牛乳が母乳の約3倍である。母乳はシスチンが多くメチオニンが少ないが，牛乳ではメチオニンが多くシスチンは少ない。また，初乳にはシスチンとともにタウリンが多く含まれている。タウリンは中枢神経の発達に必要と考えられており，調整粉乳に添加されている。
③脂質含有量は両者で等しい。リノール酸やオレイン酸などの長鎖不飽和脂肪酸は母乳に多い。
④糖質は両者とも大部分が乳糖であるが，含有量は母乳のほうが多い。
⑤カルシウムやリンは牛乳のほうが多い。牛乳はカルシウムが3倍，リンが6倍程度で，カルシウム/リン比が適正を欠くので，牛乳栄養では低カルシウム血症をきたしやすい。
⑥乳ではビタミン K が少なく，ビタミン C と E が多い。

正解　C
○A　母乳，とくに初乳には IgA が多く含まれている。
○B　母乳は牛乳より乳糖が多い。
×C　母乳は牛乳よりビタミン K が少ない。
○D　成熟乳より初乳のほうがタンパク質が多い。
○E　成熟乳より初乳のほうが脂質が多い。

C point 13.6　小児期の体液調節機能

> **問題**　新生児について，成人と比較した場合，正しいのはどれか。
> A　体重当たりの水分量は成人と同じである。
> B　体重当たりの細胞外液量は成人より多い。
> C　糸球体ろ過量は成人と同じである。
> D　体重当たりの不感蒸散量は成人と同じである。
> E　体重当たりの尿量は成人と同じである。

　新生児や乳児の腎機能においては，ナトリウム再吸収や抗利尿ホルモン antidiuretic hormone（ADH）に対する感受性が低く，尿濃縮力が弱い。新生児と乳児では糸球体ろ過率と尿排泄量は漸増するが，成人と等しくなるのには出生してから数年かかる。したがって，新生児は効率よく尿濃縮ができないために脱水を起こしやすい。新生児や乳児では下痢や嘔吐に対して注意が必要である。

　正解　B
×A　成人男性では全体液は体重の60%で，細胞内液が40%，細胞外液が20%を占める。細胞外液はさらに細胞間隙に存在する組織液（15%）と，血漿やリンパ液のような脈管中にある管内液（5%）に区分される。成人女性では脂肪が多いので，全体液は体重の50%で，細胞内液が35%，細胞外液が15%を占める。乳児では全体液が体重の75%で，細胞内液が45%，細胞外液が30%を占める。したがって，年齢が低いほど体重（kg）当たりの全体水分量と細胞外液が増える。
○B　年齢が低いほど細胞外液，とくに組織液が占める割合が増える。乳児の細胞外液は体重の30%で，内訳は組織液が26%で，管内液が4%である。
×C　新生児の糸球体ろ過量は成人に比べて小さい。
×D　不感蒸散量は成人よりも多く，外気温の上昇や発熱で脱水状態になりやすい（表13-2）。
×E　乳児期初期の最大濃縮力は成人のおよそ1/2で，同一量の溶質を排出するのに成人の2倍の尿量が必要になる（表13-2）。不感蒸散も多く，外気温の上昇や発熱で脱水状態になりやすいため，水分必要量が大きい（表13-2）。

〈表13-2〉　水分所要量

	水分必要量 (ml/kg/day)	不感蒸散量 (ml/kg/day)	尿量 (ml/kg/day)
乳児	150	60	90
幼児	100	40	60
学童	80	30	40
成人	50	20	30

C point 13.7　成長期の生理学と骨年齢

> **問題**　乳児が成人よりも高い血中濃度を示すのはどれか。
> A　アルカリホスファターゼ
> B　γ-GTP
> C　γ-グロブリン
> D　尿　酸
> E　グルコース

　血液中の濃度が成長に伴い増加して成人値に達するものとして，血清総タンパク質量，γグロブリン，クレアチニン，尿酸値および血糖値が挙げられる。一方，成長に伴い減少して成人値に達するものとして，アルカリホスファターゼ（ALP），乳酸脱水素酵素（LDH），無機リン値，GOT および GTP 値が挙げられる。

　ALP はリン酸化合物分解酵素で，血液中には肝臓，骨，小腸由来のものが含まれる。成人では肝臓を経て胆汁中に分泌されるために，肝機能障害や胆管の狭窄および閉塞で上昇する。一方，骨の新生・成長部位にも多く含まれるので，成長過程や悪性腫瘍の骨転移などで上昇する。成人の正常値は 100〜325 IU/l で，女性は男性よりもやや低値である。

> **正解　A**
> ○A　骨成長が持続している小児の ALP 血中濃度は成人の約3倍である。骨成長が止まれば成人の値になる。また，妊娠でも母体血液中の濃度が増加する。
> ×B　胆汁うっ滞に際して血中に増加するため，ALP や γ-GTP は胆道系酵素と呼ばれる。そのために黄疸の鑑別や肝・胆道系疾患の診断，経過観察などによく用いられる。新生児期はやや高めだが，乳幼児期や小児期は成人よりも低めである。いずれにしろ年齢による極端な血中濃度の変化はみられない。
> ×C　成人の血清総タンパク質量（6.5〜8.0 g/dl）よりも乳幼児の血清総タンパク質量は 1.5 g/dl 程度低い。γグロブリン値は抗体産生能が未発達な乳児期に低値を示す。IgG は新生児期は母体からの移行で保たれ，1000 mg/dl ぐらいだが，生後4〜8か月では 400 mg/dl 前後になり，その後加齢とともに増加する。IgM や IgA，IgE は胎盤通過性がなく，新生児期は最低値で，乳児期まで低い。分泌型の IgA は，新生児期で低いが，母乳からの摂取が可能である。通常，胎内では抗原から隔離されているため，新生児で IgM や IgA が高い場合は胎内感染を考える。
> ×D　尿酸の血中濃度は男性で高く 3.8〜7.5 mg/dl，女性でやや低く 2.4〜5.8 mg/dl である。乳幼児期はこれよりもやや低めである。核酸の構成成分であるプリン体の終末代謝産物で，主に肝臓で産生され腎臓より尿中に排泄される。血中尿酸濃度の上昇は，尿酸の生成の亢進，または排泄の低下である。生成亢進の原因としては食事由来（高プリン体食）のほか，抗癌剤投与などによる核タンパク質の崩壊亢進，プリンヌクレオチド代謝関連酵素異常症による合成促進などがある。一方，排泄の低下の原因には，尿細管での分泌障害および再吸収の亢進などがある。
> 　尿酸は水への溶解度が低いため，通常は血中で Na 塩になり，アルブミンなどのタンパク質と結合している。一方，高尿酸血症になると関節や組織に結晶として析出し，これが白血球により貪食される。その過程でさまざまなサイトカインが放出され，炎症が起こる。痛風 gout では母趾基関節部の発作的な疼痛，腫脹が出現する。尿酸は尿中に排泄されるが，尿中に溶解している有機・無機塩類が尿路で析出すると結石を生じる。とくに，尿が酸性化していると尿酸塩として析出しやすくなる。
> ×E　胎児期の血糖値は母体の 70〜80％（70〜90 mg/dl）である。出産により母体からのグルコースの供給が途絶して，生後2〜3時間には蓄積していたグリコーゲンが消費され，血糖値が 50〜60 mg/dl まで低下する。その後，哺乳の確立とともに徐々に上昇して，60〜70 mg/dl で安定する。血糖値が成人値に近くなるのは乳児期以後である。

> 新生児の低血糖状態とは，全血測定で生後 72 時間以内までは，正期産児で 30 mg/dl 以下，低出生体重児・早産児で 20 mg/dl 以下を，72 時間以降ではいずれの場合でも 40 mg/dl 以下をいう。

C point 13.8　骨年齢

問題　小児の骨年齢の推定において重要な部位はどれか。
- A　頭蓋骨
- B　上顎骨
- C　手根骨
- D　上腕骨
- E　大腿骨

小児の骨年齢の推定には，手根骨の X 線所見を用いる（図 13-6）。
小児の暦年齢と手根骨の骨端核数との関係は

$$暦年齢＋1＝骨端核数（最大 11）$$

である。
先天性甲状腺機能低下症（クレチン病）の場合，骨年齢が暦年齢に比べて遅れる。

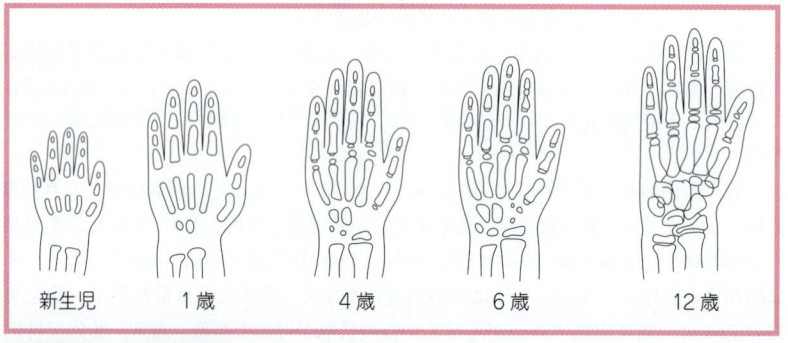

〈図 13-6〉　骨年齢の評価
手 X 線写真の模式図による手根骨の変化。通常，女児は 6 か月から 1 歳ほど男児よりも骨年齢が高い傾向にある。

正解　C

14. 加齢と老化の生理学

> 一般目標：老化に伴う生理学的変化を学ぶ

　21世紀を迎えたわが国は高齢化社会に突入し，65歳以上の老齢人口が増え続けている。老化は時間とともに身体に生じる生理学的変化の集積で，医学・医療において老年病学 gerontology は重要な分野である。老齢者の疾病には，内的・外的ストレスに対する反応性の低下と恒常性維持機能の変化が根底に存在していることが多く，診断・治療において老齢者の生理的変化を考慮に入れなければならない。本章では，老化の根底にある身体臓器の生理学的変化について述べる。

◆チェック事項◆

加齢に伴う臓器の構造と機能の変化を説明できる

　臓器や組織の個々の変化だけではなく，全身性の変化が問題になる。例えば，皮膚が薄く弾力を失う，筋力が低下して骨格筋が萎縮する，関節が変形して硬くなるなどで容貌が萎縮する，運動神経機能が低下して歩行が遅くなる，小脳・前庭機能が低下してバランスが悪くなる，などが起こる。

　歯がなくなるだけではなく，唾液の分泌が低下して嚥下が困難になり，味蕾が萎縮して味覚が鈍くなり，食欲全体が低下して徐々に栄養状態が低下する。さらに，内分泌機能が低下して，カルシウム吸収の低下が合併すると骨粗鬆症を発症するようになる。

　運動能力の低下，平衡機能の減弱および骨粗鬆が背景になり，軽い負荷や転倒で重大な骨折を起こしやすくなる。骨折というひとつの障害の背景に，老化に伴うさまざまな臓器・組織機能の低下が複雑に関与する。なお，加齢による身体の変化には個体差が大きい。

臓器組織の生理学的変化

　以下，臓器別に加齢による変化を挙げる。

　①肺組織の線維化で呼吸機能が低下する。とくに，コンプライアンスの低下で肺活量が低下し，1回換気量が減少する。有効肺活量は25歳をピークとすると，45歳でピーク値の85％，65歳で60％，85歳では約50％になる。その結果，PaO_2の低下がみられ，これは運動負荷時に顕著になる。

　②腎機能が低下する。ネフロンにおいて動脈硬化や血管狭窄が起こるため，糸球体ろ過量（GFR）は30歳をピークとすると，45歳でピーク値の90％，80歳で約50％に低下する。その結果，酸塩基平衡の維持や薬剤排泄能力（クリアランス）が低下する。老人への薬物投与はクリアランスの低下を考慮に入れる必要がある。

　③知覚および運動神経の機能低下がみられる。痛みに対して鈍感になる，俊敏性が減少して運動機能が低下する，などである。その他，高音域聴力や近見視調節力，味覚，嗅覚，短期記憶・記銘力が低下

14. 加齢と老化の生理学　**247**

し，睡眠パターンをはじめとする概日周期にも変化がみられる。

④環境の変化に対する適応能力が低下する。

⑤心血管系の機能が変化する。心拍数は 25 歳をピークとすると，45 歳でピーク値の 94％，80 歳で約 80％ に低下する。これは，同房結節が結合組織に置き換わることによる。

⑥75 歳までの老年前期では，収縮期および拡張期血圧が上昇する。とくに収縮期血圧の上昇が著しいが，これは大動脈の弾力性の低下によるものである。拡張期血圧の上昇は末梢血管抵抗の増大を反映しているが，これも上昇する。

⑦75 歳以上の老年後期では心筋収縮力が次第に低下し，血圧も低下傾向になる。高齢者は圧受容体反射が低下しており，起立性低血圧を起こしやすい。そのため，仰臥位から急に立ち上がろうとすると軽い眩暈を訴えることがある。

演習篇

C point 14.1　加齢および老化

> **問題**　加齢・老化に伴って増加するのはどれか。
> A　安静時心拍数
> B　血管抵抗
> C　分時呼吸数
> D　神経伝導速度
> E　基礎代謝量

加齢・老化による機能低下が著しい項目として下記がある。
①肺活量，1秒量，最大換気量
②腎血漿流量，糸球体ろ過量

加齢により機能低下が認められるが，それほど著しくないものとして下記がある。
①神経伝達速度
②基礎代謝量
③安静時のホメオスタシス（恒常性）

　　正解　B
　×A　安静時心拍数は加齢によりほとんど変化しないが，洞房結節の線維化により自律神経刺激がない場合の内因性心拍数や運動負荷時の最大心拍数は減少する。
　○B　末梢血管抵抗が増大して拡張期血圧が上昇する。
　×C　呼吸数は女性のほうが男性よりもやや多く，加齢とともに減少する。
　×D　神経伝導速度はやや低下する。
　×E　基礎代謝量は高齢者で低い。女性は男性より6〜10%程度低い。ただし，妊娠後半では高くなる。乳幼児期から思春期に高く，加齢により減少する。

C point 14.2　加齢による呼吸・循環系の変化

> **問題**　加齢・老化に伴って上昇あるいは増加するのはどれか。
> A　肺コンプライアンス
> B　動脈血酸素分圧
> C　腎糸球体ろ過量
> D　収縮期血圧
> E　最大心拍数

正解　D

×A 胸郭内圧の変化に対する肺の容積の変化割合をコンプライアンス compliance といい，肺の膨らみやすさの指標になる。老化により肺は線維化して硬くなるため，肺コンプライアンスは低下する。
×B 肺胞の一部組織が線維化してガス交換能が低下し，動脈血酸素分圧（PaO_2）が低下する。
×C 動脈硬化や血管狭窄が起こるため，糸球体ろ過量 GFR は 30 歳をピークとすると，45 歳でピーク値の 90％，80 歳で約 50％ に低下する。
○D 大動脈の弾力性の低下により，収縮期血圧が上昇する。
×E 洞房結節が結合組織に置き換わることにより，負荷時の最大心拍数は低下する。最大心拍数は 25 歳をピークとすると，45 歳でピーク値の 94％，80 歳で約 80％ に減少する。

15. 体温調節とエネルギー代謝

到達目標：体温の恒常性維持の重要性とその機序を説明できる

　変温動物 poikilothermic animal は代謝および熱産生が低いので，外部から熱を摂取する。一方，恒温動物 homeothermic animal は，体内温度を一定にするために代謝率が高く，熱産生量が多い。口腔，胸腔，腹腔，直腸など人体内部の温度を核心温度 core temperature という。他方，手足や皮膚など体表に近い部位の温度を外殻温度 shell temperature と呼ぶ。外殻温度は外気温に左右されるが，核心温度は変化が少ない（図 15-1）。

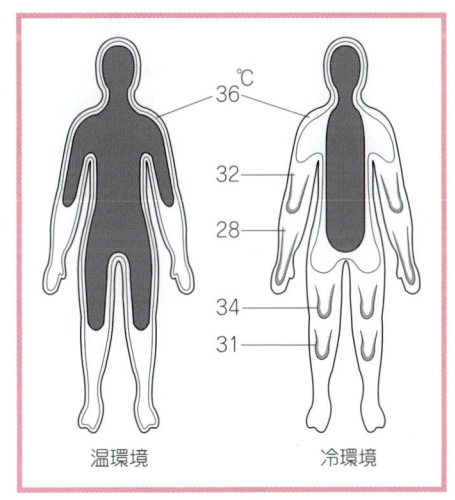

〈図 15-1〉 外気温が 35℃（左）と 20℃（右）の場合の核心温度と外殻温度
(Ashoff and Weber, 1985)

◆チェック事項◆

1）熱産生と仕事

a．エネルギー代謝

(1) 基礎代謝量

　ヒトが単位時間（hr）に体表面積（m²）当たりに利用するエネルギー量のうち，生命を維持するために必要な最小エネルギー量を基礎代謝量 basal metabolic rate（BMR；kcal/m²/hr）という（図 15-2）。
　ヒトの代謝量は，単位時間当たりの酸素消費量，呼気への二酸化炭素排出量，および尿中への窒素排泄量を求めて計算し算出する。基礎代謝量を求める際は，絶対安静の被検者が筋緊張を必要最小限に維持した状態で測定する。臓器別の基礎代謝は，中枢神経系：20％，循環呼吸系：16％，肝臓・消化管：30％，骨格筋：25％ である。ヒトの代謝量は睡眠状態になると基礎代謝量に比べて 6〜10％ 低下する。

(2) 影響因子

①**体重**：ただし筋肉質では代謝が高く，肥満者では体重の割合に代謝が低い。
②**体表面積**：体表面積が大きいほど熱量が失われる。

　成人男性：$S = 0.007246 \times W^{0.424} \times H^{0.725}$
　成人女性：$S = 0.007449 \times W^{0.427} \times H^{0.718}$

S：体表面積（m²），W：体重（kg），H：身長（cm）

③年齢と性別：女性は男性より 6〜10% 程度低い。ただし，妊娠後半では高くなる。乳幼児期から思春期に高く，加齢により減少する（図 15-2）。
新生児から乳児期は褐色脂肪細胞で熱を産生している（図 15-3）。

④ホルモン：甲状腺ホルモンおよびカテコールアミンに依存する。

⑤体温：体温が 1℃ 上昇すると基礎代謝量は約 13% 上昇する。

温度係数 temperature coefficient（Q_{10}）は，温度が 10℃ 上昇したときに生物現象の速度が何倍になるかを表すものであり，触媒によらない化学反応では 2.2〜5.0，生化学反応では 2〜3 となる。

熱中症 heat stroke の場合，体温調節機能が失調し，Q_{10} 効果により代謝が活発化して体温がさらに上昇する，という悪循環に陥る。

⑥寒冷順化：順化すると基礎代謝量は減少する。

⑦食物摂取：食後は特異動的作用 specific dynamic action により熱産生が約 10% 亢進する。

⑧精神的緊張：交感神経緊張による血中カテコールアミン値の上昇で，代謝や筋緊張が亢進して熱産生が起こる。

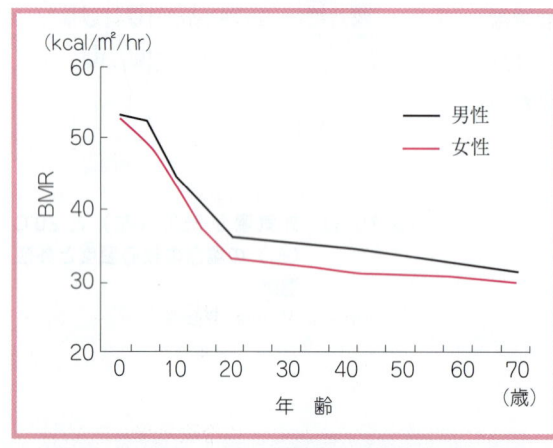

〈図 15-2〉 日本人男女の基礎代謝量と年齢との関係

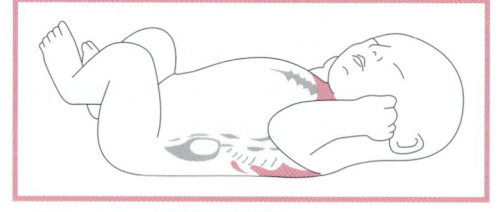

〈図 15-3〉 褐色脂肪細胞
新生児期に存在する非ふるえ熱産生組織。アドレナリン $β_2$ 受容体を介して熱産生する。肩甲間軟部（赤い部分）や胸郭および腹腔（灰色の部分）に蓄積される。

b. 身体活動に伴う代謝亢進

酸素消費量は安静時は 0.3 l/min にすぎないが，運動時には 2〜3 l/min に増加する。運動時酸素消費量は呼吸循環機能に依存し，運動トレーニング効果により 3〜4 l/min に増強させることが可能である。酸素必要量が供給量を超えると筋肉に乳酸が蓄積し，筋細胞内が酸性化して収縮力が得られなくなる（疲労）。蓄積された乳酸を処理するために，運動後もしばらく酸素消費量が増加する（酸素負債）。

労働作業や運動の強度をエネルギー代謝率 relative metabolic ratio（RMR）で表す。

$$RMR =（身体活動時代謝量 - 安静時代謝量）/BMR$$

（安静時代謝量は BMR の約 10% 増しで計算）

日常生活の RMR は，読書 0.1，食事 0.4，入浴 0.7，洗濯 1.5，布団敷き 5.3 である。スポーツでは，歩行 1.6，バスケットボール 12.0，硬式テニス 8.6，マラソン 14.3，1000 m 走 17，100 m 自由形水泳 41.4，100 m 全力疾走 205 である。労働強度上での分類では，RMR が 0〜1 を軽作業，1〜2 を中作業，2〜4 を強作業，4〜7 を重作業，7 以上を激作業としている。RMR は作業や運動の習熟により減少する。

2）体温の平衡

a．熱の放散

成人のエネルギー消費＝熱エネルギー産生（約80％）＋仕事（約20％）である。
食物摂取で産生したエネルギーの多くが熱に変換され体温の維持に利用されている。成人の1日の熱産生（100％＝2700 kcal）の臓器別割合は，骨格筋：58.1％，呼吸筋：8.9％，肝臓：22.2％，心臓：4.1％，腎臓：4.5％，その他：2.2％，となっている。

産生された熱が体外に移動しなければ，体温は50℃近くに上昇して危険な状態になる。産生された熱は以下に述べるように，輻射，伝導，蒸散で放散される（比率は輻射：伝導：蒸散＝10：8：5である）。

①輻射による熱交換は，体表面と直接接触していない物体との間で起こる熱移動である。移動熱量は体表面と物体の表面温度の差に比例する。

②伝導による熱交換は接触により移動する熱量である。移動熱量は衣服を着用している場合は小さいが，水中ではかなり大きい。空気の熱伝導度は $0.000057\ cal/cm^2/sec/℃$ で，羊毛は6倍，水は30倍の値である。

③蒸散性熱放散では，$1\ l$ あたり約588 kcalの気化熱が奪われる。皮膚や呼吸気道からたえず水分が蒸発しており，不感蒸泄 insensible perspiration と呼ばれる。不感蒸泄により，皮膚から600 g，呼気から400 gが失われる。

熱産生量が放熱量を上回る場合，熱はさらに発汗 swaeting により放出される。また，寒冷環境などで放熱量が熱産生量を上回る場合は，熱産生反応が起こる。

b．寒冷環境における熱産生反応

①ふるえ shivering：体温を維持・上昇させるために，骨格筋が不随意的・周期的に収縮する。拮抗筋も同時に収縮するために，外部には仕事をせず，収縮エネルギーがすべて熱エネルギーに変換する。顎・四肢・胸部・背部には出現するが，顔面・眼筋・会陰筋にはみられない。

②非ふるえ熱産生：主にノルアドレナリン，アドレナリンにより調節される。寒冷環境では交感神経活動が高まり，皮膚血管を収縮させて体温の放散を防ぐ。また，甲状腺ホルモンの血中濃度も増大して，BMRが上昇する。

③食物摂取による特異動的作用：食物を摂取すると，その直後は約10％，BMRが上昇する。

c．温熱環境における熱放散反応

①皮膚血管反応（非蒸散性熱放出）：皮膚温を調節することで熱の移動量を調節し，体温をコントロールする。外界温度の上昇とともに皮膚血管が拡張し，深部（熱産生部）から体表面（放熱面）に血流が移行する。寒冷時には皮膚血管が収縮して深部動脈に併走した静脈系に血液が移行し，動脈血から静脈血に熱が直接渡される（対向流熱交換）。手足では動静脈吻合が発達しており，これが拡張することで容易に皮膚血流が増す。手足は熱交換器としての役割も担っている。

②発汗 sweating：エクリン腺 eccrine gland よりの発汗は，蒸発性熱放散にきわめて重要である。汗腺はアセチルコリン作動性の交感神経支配を受ける。汗腺がノルアドレナリン作動性であると，近傍の皮膚血管が収縮して皮膚血流量を減少させてしまうので，それを避けるためであろうと考えられている。

●Memo　汗腺の発達と環境●

　汗腺にはエクリン腺 eccrine gland（全身に分布し体温調節発汗に関与）とアポクリン腺 apocrine gland（乳輪，外陰部，腋下に分布）がある（図15-4）。エクリン汗腺の総数は日本人で約230万，ロシア人180万，フィリピン人280万で，幼児時の居住環境に依存して増減するといわれている。エクリン汗腺からの分泌は99％が水分であり，溶質もNaClが主体で生体の分泌液としては最も希薄である（表15-1）。一方，アポクリン腺はタンパク質，糖類をはじめ，アンモニア，鉄分，蛍光物質，脂質などを含む粘液を分泌する。皮膚の細菌により分解されると，いわゆる腋臭といわれる独特の臭気を発し，その臭気には人種差がある。

〈表15-1〉　汗の組成

成　分	含有量（％）
NaCl	0.648 ～0.987
尿　素	0.086 ～0.173
乳　酸	0.034 ～0.107
アンモニア	0.010 ～0.018
尿　酸	0.0006～0.0015
クレアチニン	0.0005～0.002
アミノ酸	0.013 ～0.020
硫化物	0.006 ～0.025

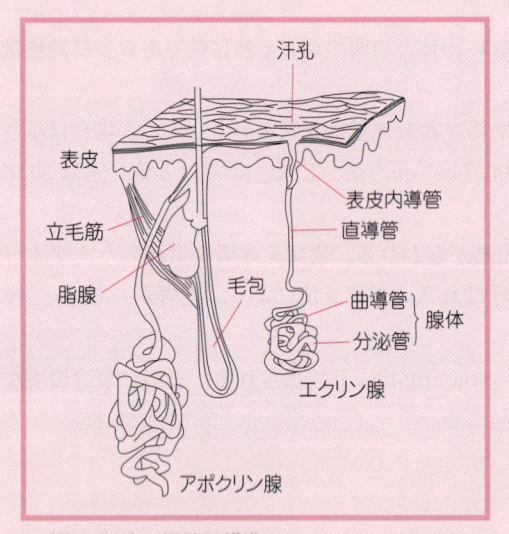

〈図15-4〉　汗腺の構造

●Memo　汗腺の分布と発汗の種類●

　温熱性発汗は，手掌および足底を除く全身の体表面に起こる。前額，頸部，胸部，背部で多く，上肢は下肢よりも多い。精神性発汗は，精神的緊張や痛み，情動により手掌・足底・腋下・前額・鼻で起こる。俗に「手に汗を握る」とはこの発汗である。嘘発見器では関電極を手掌に，不感電極を前腕に置き，電流増加や抵抗減少（電流性皮膚反射 galvanic skin reaction）を計測する。味覚性発汗は刺激性食品を食べることで起こり，顔面に強い。

　食事のたびに大量の発汗がみられる味覚性多汗症は，通常の味覚性発汗に精神性発汗が加わったものと考えられる。会食時に顔に大量の汗をかき恥ずかしい思いをしたことで，食事をすることへの「恐怖心」が加わる場合がある。

　精神性および味覚性多汗症に対しては抗コリン薬が第1選択で，副作用として口渇，発疹，嘔吐，頭痛，排尿障害，嚥下障害が見られる。薬剤が無効な重症の手掌性発汗に対しては，第2，3胸部の交感神経切除を行うと効果があるが，術後に高い頻度で胸部や背部で代償性発汗が出現する，といわれている。

3）末梢温度受容器による温度情報処理

温度感覚には温覚と冷覚がある。冷覚はAδ有髄線維および無髄C線維の自由神経終末が受容器として働いている。温覚は無髄C線維の自由神経終末が受容器として働いている（表15-2）。求心性線維は，顔面は三叉神経，四肢・体幹は脊髄神経である。これら温度受容器の分布は一様でなく，顔面，とくに口唇粘膜や眼瞼に多く，手掌や指には少ない。

〈表15-2〉 末梢温度受容器 peripheral thermoreceptor

受容器の型	皮膚・粘膜にあるタイプ	適当刺激	求心線維	伝導速度 (m/sec)
冷受容器	表皮基底層にある球状自由終末 cold spot	温度降下>0.1℃ 40～15℃	無髄C線維 有髄Aδ線維	0.7～1.2 5～15
温受容器	不明 warm spot	温度上昇>0.1℃ 30～45℃	無髄C線維	0.7～1.2

末梢温度受容器の応答様式には動的応答と静的応答がある。

a. 動的応答 dynamic response

末梢温度受容器は，皮膚温がおおよそ0.1℃以上温度が変化する際に，放電（応答の発射）頻度が増加する。温受容器は温度上昇を30～45℃の範囲で感知し，冷受容器は温度降下を40℃～15℃の範囲で感知する（表15-2）。10～15℃以下の低温や45℃以上の高温では，痛覚受容器などの侵害受容器で発射活動がみられる。

b. 静的応答 static response

末梢温度受容器は，皮膚温が一過性に変化して動的に応答したのちは，定常状態に落ち着く。この定常状態での放電頻度は，皮膚温に依存する。冷受容器の放電は皮膚温が25℃で最大の放電頻度を示す。温受容器は40℃付近で最大頻度での放電がみられる（図15-5）。

c. 冷受容器の逆説放電 paradoxical discharge

約45℃以上の極端な熱が皮膚温として感知された場合，冷受容器の放電頻度が増加して，冷感として感知される（表15-5）。熱い風呂に飛び込んだときに，一瞬「冷感」を感じ「鳥肌」が立った経験はないだろうか。

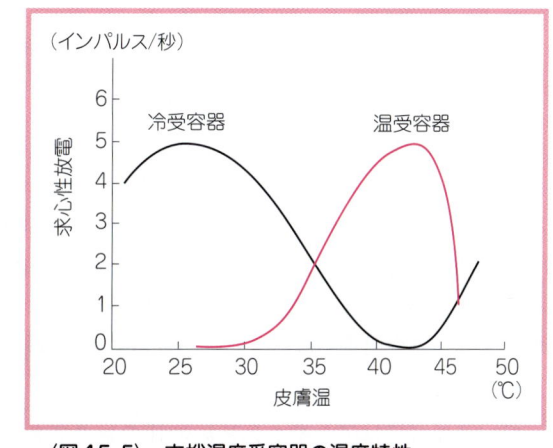

〈図15-5〉 末梢温度受容器の温度特性

4）中枢温度受容器と体温調節

視床下部，とくに視索前核や前視床下部（図15-6）には，中枢温度受容器 central thermoreceptor

が存在する。同部のニューロンには温ニューロンと冷ニューロンがあり，温ニューロンは局所温度の上昇を反映してニューロン応答の発射数を増加し，冷ニューロンは局所温度の下降を反映して発射数を増加する（図15-7）。

前視床下部および後視床下部に体温調節中枢が存在すると考えられている。末梢および中枢温度受容器からの温度情報は，この体温調節中枢に送られる。身体各部位の温度情報が統合されて，内分泌系および自律神経系に熱産生・ふるえや熱放散の調節信号が発せられる。核心温度は脳血流の温度に反映され，皮膚温よりも熱産生や熱放散に対して相対的に強い影響を持つ。

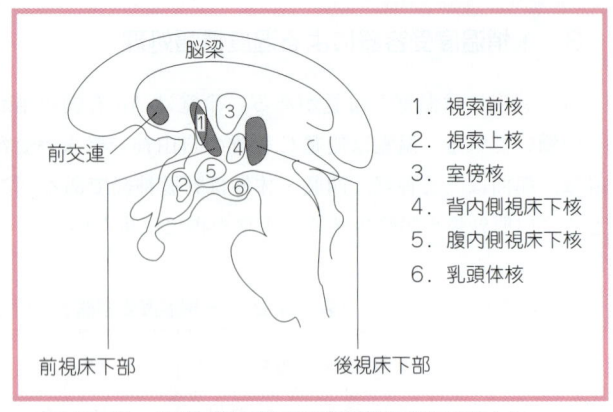

〈図15-6〉 視床下部の温度受容部位と体温調節中枢

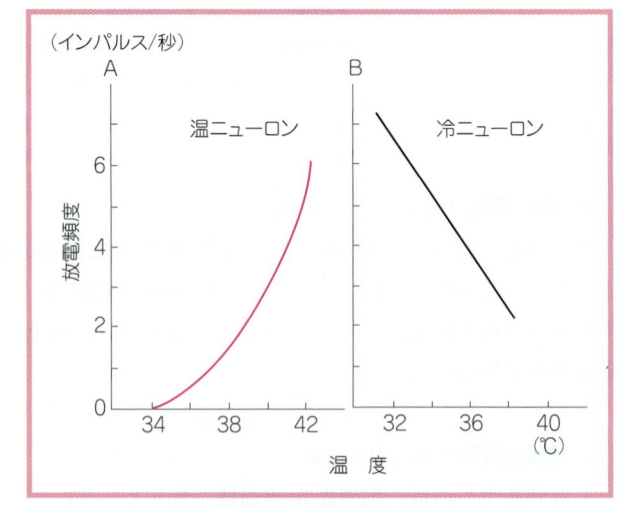

〈図15-7〉 中枢温度受容器の温度特性

5）発　熱

発熱 fever は微生物やウイルスの進入や悪性腫瘍の増殖に対する多彩な生体防御反応である（図15-8）。マクロファージや単球などが内因性発熱物質（インターロイキン1，インターロイキン6，インターフェロン INFα，腫瘍壊死因子などのサイトカイン）を産生し，これが脳の終板器官に達するとプロスタグランディン（とくに PGE_2）が産生される。

プロスタグランディンは視床下部の温度受容ニューロンに作用して活動性を変え，熱放散の抑制と熱産生の促進を起こす。解熱薬には PGE_2 産生を抑制するものが多い。

発熱に伴い脱水が起こると，循環血液量が減少する。また，血液浸透圧が上昇する。循環血液量の減少で血液中のアンギオテンシンⅡの濃度が上昇する。第3脳室周囲には血液脳関門が欠如している部位があり，終板器官や脳弓下器官が存在する。脱水による体液の変化に関する情報は，これらの部位で感知されることになる。

脳弓下器官にはアンギオテンシンⅡのレセプターがあり，血液中のアンギオテンシンⅡ濃度の上昇が情報としてとらえられると，視床下部の大細胞性神経分泌細胞に働いてバソプレシンが分泌され，また，視床下部外側ニューロン群を興奮させて飲水行動が誘引される。血液の浸透圧上昇は終板器官にあるニューロンで検知される。終板ニューロンの興奮は，直接バソプレシン分泌細胞や視床下部外側ニューロン群を興奮させて，バソプレシン分泌や飲水行動を刺激する。

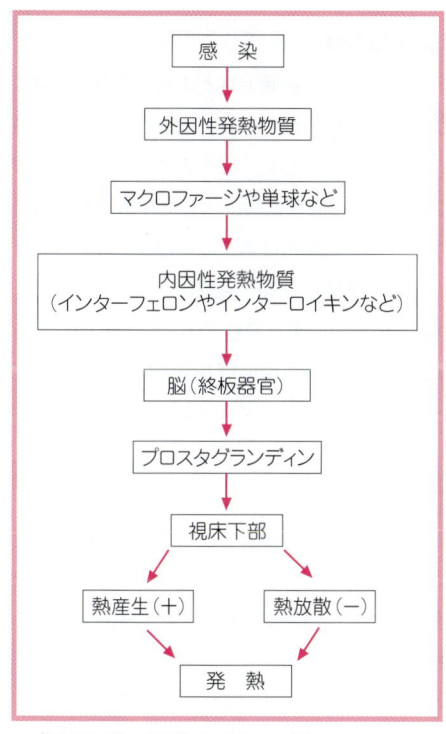

〈図15-8〉 発熱のメカニズム

〈図15-9〉 体温異常による障害
高齢者は温度感受性や体温調節反応が鈍麻し、暑熱や寒冷に対する変化に弱い。

6) 体温調節障害（図15-9）

視床下部が関与する発熱は41～42℃ までである。42℃ を超える熱は脳にダメージを与えるために、体温調節機構が障害される。例えば、熱射病（熱中症）heat stroke では視床下部の体温調節機能が失調する。解熱剤は無効で、うつ熱に対して体を冷却する以外に手立てがない。深部体温が43℃ 以上の場合の死亡率は約80％ と高い。

a. 低体温 hypothermia（核心温度で35℃ 以下）

～34℃ では精神錯乱から意識消失する。
～30℃ では中枢の体温調節機能が喪失する。
～28℃ では心拍低下と致死的な不整脈がみられる。

低体温状態の患者を急激に暖めると、末梢の血流増加により中枢が虚血状態になり、脳をはじめとする重要臓器の障害を悪化させる。蘇生を図る際にはゆっくりと内部から暖める。

b. 高体温 hyperthermia（核心温度で40℃ 以上）

42℃ ～で中枢の体温調節機能が喪失する。
45℃ ～ではごく短時間しか生きられない。

長時間の温熱曝露により体温調節中枢が麻痺すると、熱放出の促進と熱産生の抑制が障害され、さらに体温が上昇するという悪循環に陥る。その結果、播種性血管内凝固、アシドーシスなど2次的な変化が生じて多臓器不全状態になり、死に至る。

●Memo　高温障害●

　高温条件下で激しい運動や労働を行うと，体温調節機能が正常でも直腸温などの核心温度が上昇する。気温40℃では2時間で2℃，気温38℃でも1時間半で1.2℃上昇する。そのまま激しいスポーツや労働を続けると体温が40℃まで上昇し，発汗による塩分および水分喪失が激しく，以下のような障害が出現する。
　熱虚脱 heat collapse：水分喪失による循環不全に加えて末梢血管拡張による血圧降下が生じ，脳血流が維持されず発症する。吐き気，めまい，チアノーゼが生じ，重症の場合は意識障害が起こる。一方で，発汗は維持されており，体温は42℃を超えない。補液により適切な循環管理を行えばよい。
　熱痙攣 heat cramp：急激な発汗による脱水および塩分の喪失により発症する。随意筋の有痛性痙攣が使用筋群から始まり，全身に痙攣が波及する。作業や運動を終了してから数時間を経て発症することもある。このような場合でも，発汗は維持されており，皮膚は湿っている。リンゲル液などで補液を行い，喪失した水分および塩分を補えばよい。
　熱中症 heat stroke：中枢の体温調節機能が失調するために発汗が停止し，さらに高体温になり，中枢神経が機能不全に陥る，という悪循環が原因である。直腸温などの核心温度が43℃以上の場合の死亡率は80％以上である。突然の虚脱，意識障害，全身痙攣がみられる。発汗は停止しており，皮膚は乾燥している。播種性血管内凝固やアシドーシスにより多臓器不全に陥りやすく，解熱剤は無効である場合が多い。氷水などを用いてできるだけ速やかに体外から冷却する必要がある。

演習篇

C point 15.1　熱産生

> **問題**　成人の熱産生について誤っているのはどれか。
> A　骨格筋は主要な熱産生器官である。
> B　熱産生に肝臓の寄与は大きい。
> C　熱産生に褐色脂肪組織の寄与が大きい。
> D　ふるえは顔面筋には出現しない。
> E　食物摂取後一時的に熱産生が増加する。

食物を代謝して産生したエネルギーは，熱エネルギー産生に約80％，仕事に約20％が用いられている。すなわち，多くが熱に変換され体温の維持に利用されている。熱産生の臓器別割合としては，骨格筋：58.1％，呼吸筋：8.9％，肝臓：22.2％，心臓：4.1％，腎臓：4.5％，その他：2.2％となっており，骨格筋が占める割合が高い。

正解　C
○A　骨格筋は主要な熱産生器官である。
○B　肝臓は骨格筋についで熱産生量が大きい。
×C　新生児期の非ふるえ熱産生では褐色脂肪組織の寄与割合が非常に高いが，成人では通常はほとんど寄与しない。
○D　顎・四肢・胸部・背部には出現するが，顔面・眼筋・会陰筋にはみられない。
○E　食後は特異動的作用により熱産生が約10％亢進する。

重要関連事項　→　1）熱産生と仕事

C point 15.2　熱放散

> **問題**　次のうち誤っているのはどれか。
> A　体熱喪失は輻射によるものが最も多い。
> B　体温は空気中よりも水中のほうが失われやすい。
> C　皮膚血管が収縮すると熱放散が抑えられる。
> D　汗腺は副交感神経線維の支配を受ける。
> E　エクリン腺よりの発汗は熱放散にきわめて重要である。

産生された熱が体外に移動しなければ，体温は50℃近くに上昇して危険な状態になる。産生された熱は体表より輻射，伝導，蒸散で放散されるが，体内の熱産生量が放熱量を上回る場合，熱はさらに発汗 swaeting により放出される。

正解　D
- ○A　熱損失の比率は輻射：伝導：蒸散＝10：8：5である．体熱喪失は輻射によるものが最も多い．
- ○B　移動熱量は衣服を着用している場合は小さいが，水中ではかなり大きい．水の熱伝導度値は空気の30倍である．寒冷な環境では体温は空気中よりも水中のほうが失われやすい．
- ○C　皮膚血管が収縮すると熱放散が抑えられる．
- ×D　汗腺は"アセチルコリン作動性"交感神経線維の支配を受ける．副交感神経の支配は受けていない．
- ○E　汗腺はアポクリン腺 apocrine gland とエクリン腺 eccrine gland に大別できる．エクリン腺よりの発汗が熱放散にきわめて重要である．

重要関連事項　→　1）熱産生と仕事

C point 15.3　体温調節中枢と機能喪失

問題　体温調節について正しいのはどれか．
- A　皮膚温は一般的に腹腔内温度よりも高い．
- B　視床下部は体温を統御している．
- C　熱虚脱では発汗が停止する．
- D　熱中症では発汗が維持されている．
- E　熱中症では解熱剤が有効である．

視床下部が関与する発熱は41〜42℃までである．42℃を超える熱が脳にダメージを与えるために，体温調節機構が障害される．熱射病（熱中症）heat stroke では視床下部の体温調節機能が失調する．解熱剤は無効で，うつ熱に対して体を冷却する以外に手立てがない．深部体温が43℃以上の場合の死亡率は約80％と高い．

正解　B
- ×A　直腸，口腔，腹腔などの核心体温は37℃付近で保たれているが，皮膚温は外部環境の変化に応じて正常核心体温の±20℃変動する．
- ○B　視床下部，とくに視索前核や前視床下部には中枢温度受容器が存在する．また，前視床下部および後視床下部に体温調節中枢が存在すると考えられている．末梢および中枢温度受容器からの温度情報は，この体温調節中枢に送られる．身体各部位の温度情報が統合されて，内分泌系および自律神経系に熱産生・ふるえや熱放散の調節信号が発せられる．核心温度は脳血流の温度に反映され，皮膚温よりも熱産生や熱放散に対して相対的に強い影響を持つ．
- ×C　熱虚脱 heat collapse は，発汗による水分喪失で循環不全が生じるうえに末梢血管が拡張するために血圧が降下し，脳血流が維持されず発症する．吐き気，めまい，チアノーゼを訴え，重症の場合は意識障害が起こる．体温調節中枢は活動しており，発汗は維持されて体温は42℃を超えない．補液により適切な循環管理を行えばよい．
- ×D　熱中症においては，中枢の体温調節機能が失調するために発汗が停止し，さらに高体温になり中枢神経が機能不全に陥る，という悪循環に陥る体温調節中枢が障害され，発汗は停止しており皮膚は乾燥している．
- ×E　体温調節中枢が麻痺しているので解熱剤は無効である場合が多い．氷水などを用いてできるだけ速やかに体外から冷却する必要がある．

重要関連事項　→　6）体温調節障害

16. 生体とリズム

到達目標：生体機能や体内環境のリズム性変化を説明できる

地球の自転周期は平均23時間56分4秒で，潮の満ち干きは24.8時間（12.4×2時間）周期で生じる．これらの自然現象に対応して生物は24±5時間の周期を持つ．

カビは1日のうち分生子を形成する時間と形成しない時間がある．ヒトでは，内因性リズム endogenous rhythm があり，血圧，体温や血液中のホルモン濃度が変化する（図16-1）．

内因性リズムが保たれている限りは，外因性リズムを除いたとしても生体機能は一定周期を保つ．ヒトを恒常的に暗環境においたときの内因性リズムの周期（フリーラン周期）は約25時間（24.48時間）である．ちなみにマウスのフリーラン周期は23.36時間である．このようなフリーラン周期は1日に近いので，概日周期 circadian rhythm という．

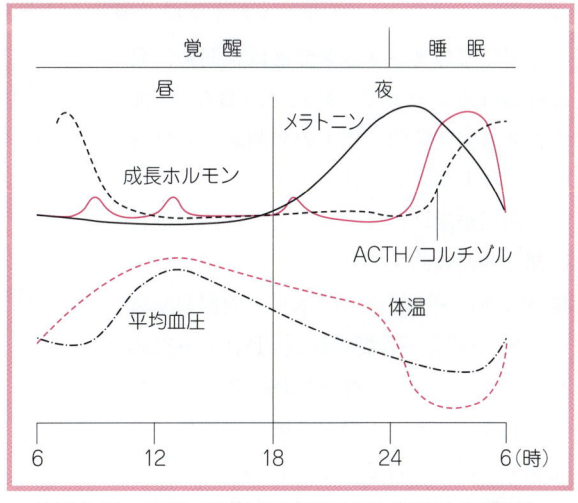

〈図16-1〉 血圧，体温およびホルモン濃度の24時間リズム

◆チェック事項◆

1）概日周期の細胞メカニズム（視交叉上核ニューロン）

哺乳動物の日周リズムは，およそ8000個の神経細胞からなる視交叉上核 nucleus suprachiasmaticus によって作られている．そして，視交叉上核の個々のニューロンに独自の振動機構（生物時計）が備わっている．

視交叉上核ニューロンのアルギニンバソプレシンや血管作動性腸ペプチド（VIP）の分泌活動に概日周期が認められる．視交叉上核の単一ニューロン活動を，フグ毒のテトロドトキシン（Na^+チャネル阻害薬）で抑制しても概日リズムが持続していることから，振動源は細胞内であることが明らかになった．

現在，視交叉上核ニューロン内に時計遺伝子があり，時計遺伝子の産物が自身の転写を抑制することでネガティブフィードバックがかかり，概日周期が形成されることが明らかにされている（図16-2）．

2）概日周期と光受容機構

網膜からの光情報は，網膜視床下部路（RHT）を経て視交叉上核に送られる。視交叉上核からは視床下部や脳幹への遠心性経路があり，概日周期の表現を行っている。実際，網膜あるいは網膜視床下部路が障害されると，概日周期はフリーラン周期になる。

松果体でのメラトニン分泌は夜間に活発に行われる。一方で，網膜がおおむね500ルクス（家庭照明）以上の光刺激を受けると，メラトニン分泌は減少する。光と松果体の関係が深いのは，光の入力経路が概日周期と共通経路をとり，その後，視交叉上核（SCN）→室傍核（PVN）→内側前脳束（MFB）→脳幹→脊髄中間質（IML）→交感神経幹→上頸部交感神経節（SCG）→交感神経→松果体，という経路で概日周期信号の支配を受けるからである（図16-3）。ちなみに，爬虫類などの下等脊椎動物では，松果体に当たる部位が第3の目と呼ばれており，目と同じように光受容能を持つ。

ヒトにおいてメラトニンは，概日周期の調節に関与するとともに，軽い催眠作用と体温低下作用および皮膚色素の退色効果を持つ。交感神経が刺激されると節後神経終末からノルアドレナリンが分泌され，松果体細胞のβアドレナリン受容体を刺激する。その結果，細胞内 cAMP が上昇してN-アセチルトランスフェラーゼ（NAT）を刺激し，セロトニンからメラトニンに転換される（図16-4）。

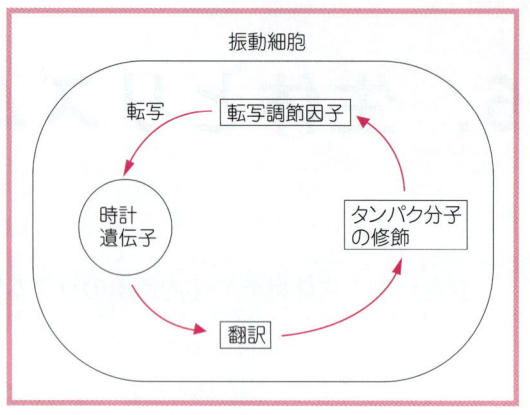

〈図16-2〉 時計遺伝子によるネガティブフィードバックモデル

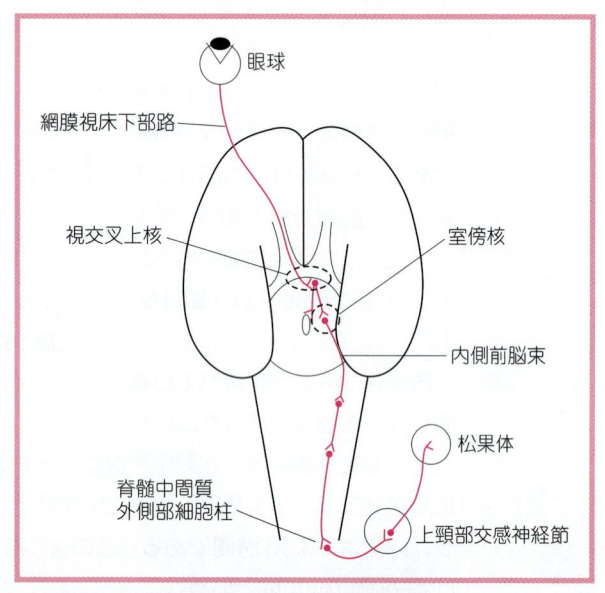

〈図16-3〉 松果体を支配する光同調経路

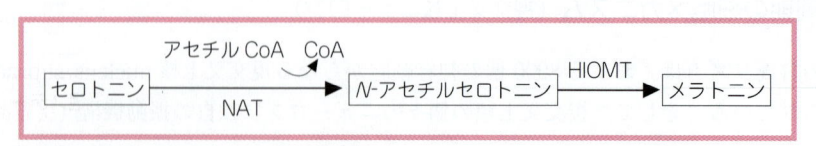

〈図16-4〉 メラトニンの合成経路
NAT：セロトニン-N-アセチルトランスフェラーゼ
HIOMT：ヒドロキシインドール-O-メチルトランスフェラーゼ

3）睡眠について

睡眠には**ノンレム睡眠**と**レム睡眠**がある。レム睡眠は，その期間中にみられる急速眼球運動 rapid eye movement（REM）から命名され，脳波上は覚醒状態に近い波形を示すことから"逆説睡眠"とも呼ばれている。ノンレム睡眠では脳波で徐波がみられ，徐波睡眠とも呼ばれている。

脳波には連続する波形と一時的に出現する波形があり，両者の組み合わせで脳波パターンが形成される。連続的に出現する波形は，周波数により，δ波（4 Hz 未満），θ波（4 Hz 以上 8 Hz 未満），α波（8 Hz 以上 13 Hz 未満），β波（13 Hz 以上）に分けられ，一時的に出現する波形には入眠時に出現する紡錘波などがある（表16-1）。

〈表16-1〉　睡眠深度と脳波

EEG（脳波）	持続時間	深度	脳波の波形
α波（安静時），β波（注意集中精神活動時）		覚醒	覚醒状態（レム睡眠時）
α波，β波	5～10分→20～40分	REM睡眠	落ち着き状態（α波）
低振幅徐波（θ波）頭蓋頂鋭波	数分	stage 1	まどろみ
睡眠紡錘波 K複合	数分	stage 2	浅い眠り／紡錘波
δ波（判定区間の20～50％）	数分～数十分	stage 3	深い眠り（stage 3,4）
δ波（判定区間の50％以上）	数十分	stage 4	1秒

正常ではノンレム睡眠のあとレム睡眠が出現し，明け方まで交互に3～4回繰り返される（図16-5）。ノンレム睡眠では睡眠深度が深くなるにつれて脳波の徐波化と全身骨格筋の弛緩が進み，深い睡眠（stage 4）に至る。その後，突如としてレム睡眠が開始される。ノンレム睡眠とレム睡眠は90分間隔で出現するが，入眠直後はノンレム睡眠による深い睡眠（ぐっすりとした睡眠）がみられ，夜明けになるにつれてレム睡眠（ぐったりとした睡眠）が増えてくる（図16-5）。

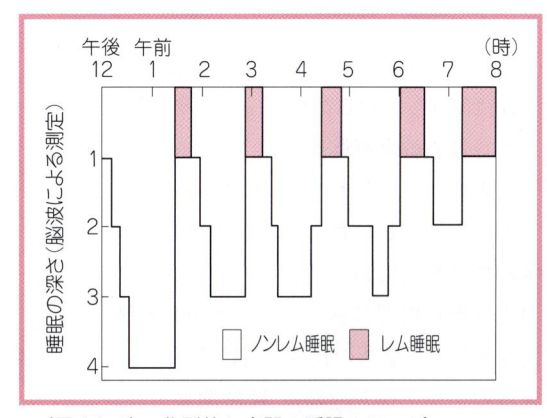

〈図16-5〉　典型的な夜間の睡眠ステージ

a．レム睡眠

レム睡眠は脳幹で調節される古いタイプの眠りで，概日周期に影響される。新生児の睡眠では高い割合を占めるが，年齢を経るごとに減少し，思春期以後は一定の割合に落ち着く。レム睡眠では身体が休息状態に置かれるが，脳の活動は完全には抑えられていない。レム睡眠には以下のような特徴がある。

①急速眼球運動（rapid eye movement）がみられる。

②四肢筋，頸筋や下顎筋で筋緊張が著しく低下する。
③覚醒時と同様の低振幅の不規則な脳波を呈する。
④自律神経活動に乱れが生じ，心拍数および呼吸が不規則である。
⑤具体的で色付きの夢を見ることが多い。
⑥一晩の睡眠で3～6回反復する
⑦入眠直後では5～10分，早朝のものは20～40分続く。
⑧深部体温が上昇する位相で睡眠が開始されると，睡眠初期から多く出現する。

b．ノンレム睡眠

ノンレム睡眠は新しいタイプの睡眠で，発達した大脳を休息させる睡眠である。その発生には上位脳幹，間脳，前脳基底部が関与し，生体の疲労度や疾病罹患など内部環境に依存して増減する。年齢による変化は比較的小さく，小児期は合計8時間程度であったものが老年期に5時間程度に減少するにすぎない。ノンレム睡眠には以下のような特徴がある。
①四肢の筋緊張は覚醒時よりは低下する。
②睡眠深度は脳波により4 stageに分類できる（表16-1）。
③副交感神経活動が亢進し，交感神経活動は減弱する。
④夢を見ることは少なく，内容も断片的で具体性に乏しい場合が多い。
⑤深部体温が低下する位相で睡眠が開始される場合に出現する。

4）睡眠覚醒リズム

脳の睡眠・覚醒発生機構は広く皮質下の諸構造の機能を合わせたものであり，その中で脳幹の占める割合が大きいと考えられている。そのうち睡眠と覚醒のリズムに関与しているのは，①視交叉上核，②上行性脳幹網様体賦活系，③上行アミン賦活系であろうと考えられている。

①視交叉上核は睡眠の概日周期を形成するのに重要であり，とくにレム睡眠の出現は概日周期に依存する（ノンレム睡眠は先行する覚醒の長さや質に依存する）。睡眠のフリーラン周期は34時間と長く，まれに72時間まで延長する。

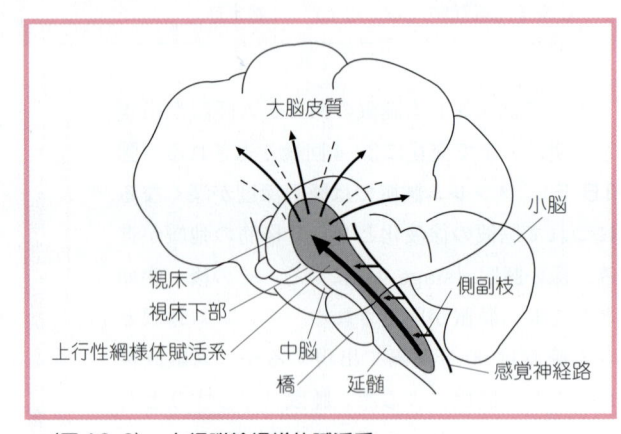

〈図16-6〉 上行脳幹網様体賦活系

②上行性脳幹網様体賦活系は中脳から橋に至る脳幹に存在し（図16-6），睡眠と覚醒の変化に重要な役割を果たしているという説がある（Magoun, 1954）。脳幹網様体は，感覚系の側枝より入力を受けて，上行性に視床にインパルスを送り，大脳皮質の活動を亢進させて覚醒を生ずる。実験で中脳と橋の間を離断すると動物は眠り込んでしまうなど，脳幹網様体の賦活の強弱で睡眠深度が決定されると考えられている。

③上行アミン系（図16-7）。睡眠・覚醒調節にノルアドレナリンなどモノアミンとセロトニンが関

与すると考えられている．橋青斑核のノルアドレナリンニューロンや脳幹網様体縫線核のセロトニンニューロンは脳内に広く投射し，これらの系の賦活はそれぞれレム睡眠およびノンレム睡眠の発生に寄与していると考えられている．

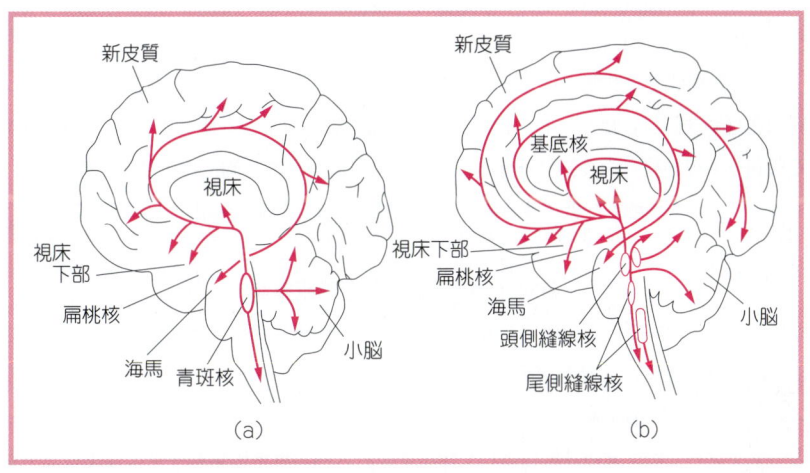

〈図16-7〉　ノルアドレナリンニューロン（a）およびセロトニンニューロン（b）の分布

●Memo　睡眠障害について●

不眠 insomnia の訴えを持つヒトは，一般成人の 21.4% に及ぶという調査結果がある．不眠者は 20〜30 歳台から出現し，中年以降から急激に増加する．女性に多い．不眠には一過性のものと，1か月以上続く慢性のものがある．不眠の症状は次の4つに大別できる．

①入眠障害は不眠の訴えで最も多い．床に入ってから寝つくまで（入眠）に 30 分以上かかり，本人が苦痛と感じる場合である．速効性がある短時間作用型の薬剤（就眠薬）が処方される．

②中途覚醒では，いったん入眠したあと，翌朝起床するまでに何度も目覚め，再入眠が困難になる．睡眠作用の強い中間型〜長時間作用型の薬剤が処方される．

③早朝覚醒では，本人が望む起床時刻より2時間以上早く覚醒してしまい，その後再入眠できない状態をいう．遅効性で持続性の薬剤が選択される．

④熟眠障害では，睡眠時間は十分であるにもかかわらず，深く眠った感覚が得られず，疲労回復感がない状態なる．うつ病や糖尿病など合併症がないか注意を要する．

うつ病患者の多くは不眠を伴っており，中途覚醒や早朝覚醒を訴えることが多い．こうした場合，うつ病そのものの治療が必要であり，睡眠薬だけでは解決しないので注意を要する．また，降圧薬のうちβブロッカーや副腎皮質ステロイド薬，インターフェロン投与などでうつ病ないし不眠を発症させる場合があり，現病歴とともに服薬内容の検討が必要になる．

●Memo　交替性勤務と睡眠障害●

　現代社会では夜間勤務者や交替性勤務者が増加し，それに伴って生体リズムが障害され睡眠障害を訴える勤務者も増え続けている。夜間勤務や交替勤務を続けていると，体温，血圧，内分泌系，自律神経系のリズムが脱同調に陥る。このため，睡眠障害，めまい，たちくらみ，月経不順，吐き気，下痢などシフト・ラグ shift lag に悩まされる者も少なくない。

　ヒトのフリーラン周期は 24 時間よりも長いので，交替性勤務では生体リズムを遅らせるほうが，生体リズムを勤務に同調させやすい。したがって，交替制勤務のローテーションを組む際には，4 組ないし 5 組を 3 交替制にして日勤→準夜勤務→深夜勤務→休み，というように順行性方向に始業時間を遅らせる。ちなみに，加齢により生体リズムの同調能力が低下するので，中年期以降は交替勤務に適応しにくくなる。

●Memo　睡眠障害と睡眠薬●

　睡眠薬には睡眠作用，鎮静・抗不安作用，麻酔作用，抗痙攣作用があり，大別してベンゾジアゼピン系睡眠薬とバルビツール酸系睡眠薬の 2 種類がある。

（1）　ベンゾジアゼピン系睡眠薬

　大脳皮質のベンゾジアゼピン受容体に結合して作用する。大脳辺縁系の情動中枢に作用して不安を緩和して鎮静する効果を発揮するが，脳幹網様体や視床下部にはあまり作用せず，意識や高次神経機能への影響が少ない。睡眠作用の薬理学的背景についてはまだ明らかでないが，その効果には以下の特徴がある。

①入眠潜時を短縮させる。
②入眠後の覚醒回数と覚醒時間を減少させる。
③全睡眠時間を延長させる。
④レム睡眠の抑制が少ない。

　副作用，耐性，薬物依存，薬物相互作用，致死毒性などの点で安全なことも特徴で，超短時間作用型から長時間作用型のものまで，不眠のタイプに応じて，治療の第 1 選択で用いられている。反面，とくに超短時間作用型の薬剤，例えばトリアゾラム（商品名ハルシオン）などは健忘を起こしやすい。また連用を中止すると，反跳性不眠を引き起こすので，退薬はゆっくり行うことが必要である。

（2）　バルビツール酸系睡眠薬

　視床や上行網様体などの中枢抑制がある。レム睡眠の抑制がみられるために，深い睡眠深度が得られる特徴がある。

①超短時間型：ヘキソバルビタール（作用発現が早く作用持続が短い）→ 入眠薬
②中間型：アモバルビタール，ペントバルビタール → 入眠薬および熟眠薬
③長時間型：フェノバルビタール（眠りを深くする）→ 熟眠薬

　副作用のひとつとして，呼吸抑制が挙げられるため，呼吸機能の低下しやすい老人や小児には使いにくい。安全性が低く耐性や依存性を起こしやすいので，急性で一過性の不眠に限って用いられている。

●Memo　寝酒は不眠に効果的か？●

　睡眠薬代わりに大量のアルコールを飲むと，アルコールの効果でノンレム睡眠とレム睡眠の両者，とくにノンレム睡眠が抑制される。その結果，適切な睡眠深度と睡眠周期が乱されるので，睡眠が質的に悪化する。具体的には，アルコールによる麻酔効果で寝つきはよくなるものの，睡眠後半の眠りが浅くなり，中途覚醒や早朝覚醒をしやすく，熟眠感を得にくくなる。また，上気道の呼吸筋が弛緩していびきや無呼吸を増悪させる点でも問題が多い。睡眠薬代わりの寝酒は通常の飲酒と比較して量的に増えやすく，アルコール依存症に陥る危険も無視できない。寝酒よりも睡眠薬を適切に服用するほうが，不眠には確実な効果が得られ，安全性が高いといえる。ちなみに，睡眠薬とアルコールには相乗効果があり，併用を避けるべきである。

演習篇

C point 16.1　概日周期と内分泌

問題　入眠時に血中濃度がピークを迎えるホルモンはどれか。

　　A　成長ホルモン
　　B　プロラクチン
　　C　コルチゾール
　　D　チロキシン
　　E　メラトニン

　ヒトでは内因性リズム endogenous rhythm があり，血圧，体温や血液中のホルモン濃度が変化する。内因性リズムが保たれている限りは，外因性リズムを除いたとしても生体機能は約25時間のフリーラン周期（概日周期 circadian rhythm）に保たれる。網膜からの光情報は，網膜視床下部路を経て視交叉上核に送られる。視交叉上核からは視床下部や脳幹への遠心性経路があり，概日周期の表現を行っている。

　多くのホルモン分泌で24時間の分泌リズムが認められる（図16-1）。ACTHやメラトニンの分泌は生物時計による概日周期に依存し，睡眠にはほとんど影響されない。一方，成長ホルモン分泌は睡眠によって影響される。

　メラトニンは概日周期の調節に関与するとともに，軽い催眠作用と体温低下作用および皮膚色素の退色効果を持つ。日没後から次第に血中濃度が上昇し，入眠時に高レベルになる。睡眠前半には成長ホルモンが上昇し，睡眠後半から早朝起床時にはACTHおよびコルチゾルの血中濃度が上昇する（図16-1）。

> **正解　E**
> ×A　成長ホルモン（GH）の分泌は血糖上昇とともに睡眠に強く依存する。入眠後の徐波睡眠が分泌刺激になり，睡眠前半に分泌のピークがある。
> ×B　プロラクチンも睡眠が分泌刺激となり睡眠中に血中濃度が上昇するが，GHと異なり特定の睡眠層と血中濃度の上昇との間に関連はない。
> ×C　副腎皮質刺激ホルモン（ACTH）分泌と，その結果のコルチゾル血中濃度は概日周期に依存する。睡眠後半から早朝起床時にピークになる。
> ×D　甲状腺刺激ホルモン（TSH）の分泌は生物時計に依存した概日周期がみられ，血中濃度は午後10時ごろから午前2時ごろが最も高い。
> ○E　メラトニンの血中濃度は日没後から上昇し，入眠時前後にピークになる。

C point 16.2　睡眠リズム

> **問題**　睡眠について正しいのはどれか。
> A　ノンレム睡眠は朝方に増加する。
> B　ノンレム睡眠に夢を見ることが多い。
> C　レム睡眠は乳幼児では少ない。
> D　レム睡眠では寝返りを打たない。
> E　総睡眠時間は青年期以降一定である。

レム睡眠には以下のような特徴がある。
①急速眼球運動 rapid eye movement がみられる。
②四肢筋，頸筋や下顎筋は筋緊張が低下して，ぐったりとする。
③覚醒時と同様の低振幅の不規則な脳波を呈する。
④自律神経活動に乱れが生じ，心拍数および呼吸が不規則である。
⑤具体的で色付きの夢を見ることが多い。
⑥一晩の睡眠で3～6回反復する
⑦入眠直後では5～10分，早朝のものは20～40分続く。
⑧深部体温が上昇する位相で睡眠が開始されると睡眠初期から多く出現する。

ノンレム睡眠には以下のような特徴がある。
①四肢の筋緊張は覚醒時よりは低下する。
②睡眠深度は脳波により4 stage に分類できる（表16-1）。
③副交感神経活動が亢進し，交感神経活動は減弱する。
④夢を見ることは少なく，内容も断片的で具体性に乏しい場合が多い。
⑤深部体温が低下する位相で睡眠が開始される場合に出現する。

正解　D
×A　レム睡眠が朝方に増加する。
×B　レム睡眠で夢を見ることが多い。
×C　レム睡眠は乳幼児に多い。新生児の睡眠では高い割合を占めるが，年齢を経るごとに減少し，思春期以後は一定の割合に落ち着く。
○D　レム睡眠では四肢の筋緊張が著しく低下するので，寝返りを打たなくなる。
×E　総睡眠時間は高齢者で減少する。高齢者ではノンレム睡眠の中の深い眠りが減少し，昼寝をとるなど多相型の睡眠パターンになる。

重要関連事項　→　3）睡眠について

索 引

1次統合野　62
2点弁別閾値　100

γアミノ酪酸　26

A帯　38
ABO型　223
ABO型抗原　233
ACTH放出刺激ホルモン　134

Bリンパ球　220

CA　116
cAMP　15
cGMP　15
CREB　132
CRH　134

ECG　183
EPSP　25, 31

FSH　142

Gタンパク質共役型受容体　21
GABA　26
GCS　65〜67
GFR　122
GHRH　134
Glasgow Coma Scale　65, 66
GnRH　134, 142
GTO　102

HbA　219
HbF　219, 235
hCG　145
hCS　146
HDL　168
hGH　134
HLA型　224
hPL　146
Ht　217

I帯　37
IGF　135
IPSP　25, 31

Japan Coma Scale　65
JCS　65, 67

LDL　168
LH　142
LHRH　134, 142
LTP　33

Mayo Clinic 意識分類　64

NO　17

PRL　135

Q_{10}　252

Rh型　224
RMR　252

SIDS　239

T_3　136
T_4　136
T管　39
Tリンパ球　220
TRH　134, 136
TSH　136
TSH放出ホルモン　134, 136

Z線　38
Z帯　38

□ あ行 □

アウエルバッハ神経叢　47
アクチンフィラメント　38
アシュナー反射　185
アストロサイト　24, 29
アスピリン　231
アセチルコリン受容体　44
圧覚　100
アテトーゼ　83
アトロピン　70
アナフィラキシーショック　230
アミノペプチダーゼ　165
アルドステロン　125, 137
　　──の分泌　139
アンドロゲン　145

胃　160
イオンコンダクタンス　181
イオンチャネル　1, 4

胃-結腸反射　166
胃酸分泌機序　161
胃酸分泌促進因子　171
意識　64
意識障害の分類　64
一酸化窒素　17
イノシトール3リン酸受容体　22
インスリン　139
インスリン様成長因子　135

ウェーバー試験　107
ウロビリノゲン　164
運動性失語　62
運動野小人　62
運動野地図　63

永久歯　159
エクソサイトーシス　2, 9
エクリン腺　253
エストロゲン　143
エストロゲンサージ　143
エネルギー代謝　251
エネルギー代謝率　252
エリスロポエチン　227
遠位尿細管　114, 117
延髄　49
エンテロキナーゼ　165

横行小管　39
黄体　143
オキシトシン　134, 135
オリゴデンドロサイト　24, 29
折りたたみナイフ現象　71, 102
オルニチン回路　176
温度感覚　100
温度係数　252
温度受容器　255

□ か行 □

外因性凝固過程　221
開口放出　2, 9, 34
概日周期　261
海馬　60
海馬回ヘルニア　52
下丘　52
蝸牛　93
角膜反射　77
下垂体前葉　148

ガストリン　161
活動電位　24, 30
　　――の伝導　30
　　――の発生機構　30
滑面小胞体　4
カテコールアミン　130
カリウムイオン　126
　　――の分泌　124
顆粒細胞　55
カルシウムイオン　15, 22, 126, 157
カルシトニン　126, 136
加齢　247
感音性難聴　106
感覚　89
　　――の分類　89
感覚性失語　62
感覚野地図　63
換気機能障害　203
換気血流比　204
冠循環の特性　190
汗腺　254
肝臓　167
　　――の小葉構造　168
杆体　89
関連痛　103

基礎代謝量　251
企図振戦　57
キネシン　27
機能的合胞体　40, 181
逆輸送　11
キャッスル内因子　160
ギャップ結合　40, 41
嗅覚　97
嗅細胞　97
嗅脳　60
嗅皮質　98
橋　51
共同運動障害　57
共役輸送　11
キラーTリンパ球　220
ギラン・バレー症候群　31
近位尿細管　115
筋収縮　37
筋収縮機構　45
筋肉　37
筋紡錘　101

屈筋反射　27
クッシング現象　189
クッシング徴候　52
クプラ　95
グリア細胞　23, 29
グルカゴン　139
グルコースの再吸収　123
グルコース担体　5

頸動脈体　205
血圧　191
血圧調節機構　187
血液　217
血液型　223, 224
血液凝固　221, 222
血液浸透圧　119
血液-脳関門　29
月経周期　142, 151
血漿カルシウム値の補正　157
血漿浸透圧　7
楔状束　48
血小板　221
血小板凝集阻害薬　231
ケトアシドーシス　140
ケルクリング皺襞　165
ゲルストマン症候群　63
限外ろ過　115
腱紡錘　102

高温障害　258
高カリウム血症　190
交感神経系　47
高血圧　192
構語障害　57
抗コリン薬　119
高コレステロール血症　169
後索　48
交差適合試験　223
好酸球　220
高山病　216
高脂血症　170
恒常性　14
甲状腺刺激ホルモン　136
甲状腺ホルモン　130, 136, 149
甲状腺ホルモン代謝活性　150
高体温　257
好中球　220
高度症　209
後腹膜臓器　120
高プロラクチン血症　149
　　――をきたす薬物　149
興奮-収縮連関　39
興奮性シナプス後電位　25
抗利尿ホルモン　119
呼吸運動　201
呼吸器　201
呼吸筋　201, 210
呼吸調節　205
呼吸リズム　214
黒質　58
骨格筋　37, 41, 42
　　――の収縮機構　39
骨軟化症　128
骨年齢　246
コルサコフ症候群　178

ゴルジ腱器官　102
コルチ器官　93
コルチゾル　137, 138
コレステロールの代謝　168

□ さ行 □

サイクリックAMP　15
サイクリックGMP　15
細胞　1
細胞外液　1, 112
　　――の電解質組成　5
細胞内液　1, 112
　　――の電解質組成　5
細胞内受容体　20
細胞膜　1, 3, 4
細胞膜受容体　20
細胞膜脱分極　40
サイロキシン　136
サイログロブリン　136
サーファクタント　204, 237
サプレッサーTリンパ球　220
左右大脳半球の特殊性　86
酸素欠乏症　209
酸素負債　252
酸素ヘモグロビン解離曲線　207
酸素飽和曲線　207
酸素飽和度　207

視覚　63
視覚情報　89
視覚神経路　104
糸球体　114
糸球体近接装置　118
糸球体ろ過量　122
軸索　23
軸索輸送　2, 27, 34
視細胞　89
脂質二重層膜　1, 4, 13
思春期発来　153
視床　57
視床下核　58
視床下部　59
視神経回路　104
ジストニー　83
耳石器　96
膝蓋腱反射　35
失認症　63
シナプス　23, 25
シナプス可塑性　33
視物質　91
シャント血流　205
終板　42
樹状突起　23
受動輸送　2
純音聴力検査　107
循環器　179

消化　159
消化管ホルモン　172
消化酵素　173
上丘　52
上行性網様体賦活系　53, 64
小腸　162
小児 GCS　67
小児 JCS　67
小児の血圧　242
小脳
　——からの出力　56
　——の機能　56, 80
　——の構造　54, 80
　——への入力　55
小脳障害　81
小脳性失調　81
小脳虫部症状　81
小脳内のニューロン回路　55
小脳半球症状　81
小脳扁桃ヘルニア　52
小胞体　4
情報伝達　23
植物状態　64, 86
触覚　100
初乳　243
除脳硬直　53
自律神経　69
自律神経系　47
心音　194
心音図　183
心機能曲線　183
心筋　37, 180, 193
　——のムスカリン性受容体　21
心筋細胞の収縮機構　40
心筋収縮の調節機構　182
神経　23
神経筋接合部　42
神経系　46
神経性食欲不振　145
神経伝達物質　20, 34
神経分泌　134
心周期　195
腎髄質　113
新生児の生理機能　238
振戦　83
心臓　179
腎臓
　——と電解質・酸塩基平衡　126
　——の構造　112
心臓反射　185
伸張反射　27
心電図　183, 194
腎尿路系　112
新皮質　60
腎皮質　113
深部感覚　101

随意運動の中枢　62
随意筋　37
膵液の分泌　162
髄鞘　23
錐体　89
錐体外路　48, 58
錐体外路症状　82
錐体路　48
錐体路障害と錐体外路障害の鑑別　72
水分所要量　244
睡眠覚醒リズム　264
睡眠障害　265
睡眠薬　266
スクラーゼ　165
ステロイドホルモン　18, 129
静止膜電位　1, 7
星状神経膠細胞　24, 29
性ステロイド　137
性ステロイドホルモン　141
性腺刺激ホルモン放出ホルモン　134
成長ホルモン　134
成長ホルモン放出ホルモン　134
赤核　58
脊髄神経　46
脊髄性失調　81
脊髄の構造　48
脊髄反射　27
赤血球　218
セロトニン　54
「全か無か」の法則　24
前頭葉前頭前野　63

騒音性難聴　96
造血器　217
相反神経支配　28
側頭葉ヘルニア　52
組織プラスミノゲンアクチベーター　222
ソマトスタチン　134, 139
粗面小胞体　4

□ た行 □

体温調節障害　257
体幹失調　56
対光反射　91
胎児呼吸器系　237
胎児循環　235, 240
胎児ヘモグロビン　219, 235
体性感覚の中枢　62
体性神経系　46
大腸　166
大動脈体　205
ダイニン　27

大脳基底核　58, 82
大脳皮質　60
　——の機能局在　62
胎便吸引症候群　239
脱分極　8
単球　220
炭酸脱水酵素　116, 208
胆汁　163
胆汁酸の腸肝循環　163
淡蒼球　58
担体　4
胆囊　164
タンパク質分解酵素　162
単輸送　11
中心静脈圧　185
中枢温度受容器　255
中枢神経　46
中脳　52
腸-胃反射　160
腸液の分泌　165
聴覚感度　95
聴覚器官　92
聴覚検査法　106
聴覚伝導路　94, 106
腸管免疫　167
長期増強　33
長期抑圧　80
腸神経系　47
聴性脳幹反応　108
チロシンキナーゼ型受容体　20

痛覚　100

低血糖障害　200
低体温　257
デルマトーム　72, 73
伝音性難聴　106
伝導速度　31
テント（切痕）ヘルニア　79

洞房結節　179
動脈管　238, 240
同名半盲　105
特異的受容体　18
特殊心筋　179
時計遺伝子　261
閉じ込め症候群　52, 78
トリヨードサイロニン　136
貪食作用　2

□ な行 □

内因性凝固過程　221
内臓痛　103
ナトリウムポンプ　1, 10

索引　273

匂い 99
乳歯 159
乳幼児突然死症候群 239
ニューロン 23, 29

熱虚脱 258
熱痙攣 258
熱産生 251, 259
熱中症 258
ネフロン 114, 122

脳幹 49
　——の機能 52
脳血流代謝カップリング 207
脳死 87
脳神経 46, 52
　——の機能 53
　——の名称 53
能動輸送 1, 2, 11
　一次性—— 2
　二次性—— 2, 11
脳の循環調節 189
ノンレム睡眠 263, 264

□は行□

肺気量分画 202
肺コンプライアンス 203, 210, 241
肺サーファクタント 211
肺循環の特性 190
排便反射 167
肺胞換気量 204
排卵 143
ハウストラ 166
パーキンソン病 58, 84
　——の治療薬 85
薄束 48
バソプレシン 134, 135
発汗 253
白血球 219
発熱 256
バビンスキー徴候 72
バリズム 83
パリノー徴候 52
反射 27, 91

被殻 58
光受容 91
尾状核 58
ヒス束 179
ヒスタミン受容体 171
ビタミンB 177
ビタミンD 128
ヒト絨毛性ゴナドトロピン 145
ヒト絨毛性ソマトマンモトロピン 146
ヒト絨毛性ラクトゲン 146

表在感覚 100
ビリルビン 164
貧血の分類 225

フィードバック調節機構 133
不感蒸泄 253
副交感神経系 47
副甲状腺ホルモン 126, 137
副腎髄質ホルモン 154
輻輳反射 92
不随意運動 83
不随意筋 37
舞踏病 83
不眠 265
ブラウン・セカール症候群 74, 75
フランク・スターリングの法則 184, 196
プルキンエ細胞 55
プルキンエ線維 180
プロゲステロン 143
　——の作用 144
プロスタグランディン 17
プロテアーゼ 162
ブロードマンの脳地図 62
プロラクチン 135, 149
分泌 9
分娩開始機構 147

平滑筋 37
　——の収縮機構 40
平均血圧 187
平衡覚器官 92
平衡感覚 95
ペースメーカー電位 182
ペプシン 160
ペプチド・タンパク質ホルモン 129
ヘマトクリット 217
ヘモグロビン 218
ヘリング・ブロイエル反射 206
ヘルパーTリンパ球 220
ベル・マジェンディの法則 48
辺縁系 63
ヘンダーソンの分類 209
ヘンレ係蹄 114, 116

ボーア効果 207
乏突起神経膠細胞 24, 29
ボウマン嚢腔 115
補充現象 107
ホスホリパーゼC 15
歩調とり細胞 40, 181
ボツリヌス毒素 34
母乳栄養 243
ホムンクルス 62
ホメオスタシス 14

ホルネル症候群 78
ホルモン 129
　——と乳房 152
ホルモン受容体 20
　——の種類 130

□ま行□

マイスナー神経叢 47
膜電位 7
マクロファージ 228
末梢温度受容器 255
末梢神経 46

ミエリン 23
ミオシンフィラメント 38
味覚 99
ミクログリア 24

メタボリックシンドローム 192
メラトニン 262
免疫グロブリン 229

毛細血管 187
網膜 89
モータータンパク質 2

□や・ら・わ行□

輸送体 4

抑制性シナプス後電位 25

卵円孔 238

リガンド 2, 14
リズム 261
リパーゼ 161, 165
リン酸イオン 126
リンネ試験 107
リンパ球 220
リンパ系 217

類宦官症 145

レム睡眠 263
連合野 63
レンニン 161

老化 247
ロンベルグ徴候 75

ワーファリン 232
ワーラー変性 27
ワレンベルグ症候群 50

	コアカリ生理学	
2008年8月28日		第1版第1刷発行

著　者	ふじ　い　さとし 藤井　聡 やまざき　よしひこ 山崎　良彦
発行所	株式会社　医学評論社 〒169-0073 東京都新宿区百人町1-22-23 新宿ノモスビル4F TEL 03(5330)2441（代表） FAX 03(5389)6452 URL http://www.igakuhyoronsha.co.jp/
印刷所	大日本法令印刷株式会社

ISBN 978-4-87211-889-6　C3047